偏头痛的基础与临床

主　编　李修彬

副主编　杨瑞瑞　徐　鹏　李思颉　耿　彪

编　委（以姓氏笔画为序）

于焕君	东阿县人民医院	亓　双	山东第一医科大学第二附属医院
石　娟	山东第一医科大学	田　茜	临沂市人民医院
刘　红	聊城市人民医院	刘运涌	临沂市人民医院
李思颉	首都医科大学宣武医院	李修彬	山东第一医科大学第二附属医院
杨瑞瑞	山东第一医科大学附属省立医院	张　亮	青岛大学附属医院
张国玲	山东第一医科大学第二附属医院	张群英	清河县中心医院
郑晓燕	山东中医药大学	赵春霞	济宁医学院附属医院
郝　芳	聊城市人民医院	胡冬梅	山东第一医科大学第二附属医院
耿　彪	山东第一医科大学第二附属医院	徐　鹏	济宁医学院附属医院
高　敏	山东第一医科大学第二附属医院	高晓玉	烟台毓璜顶医院
魏焕坤	山东中医药大学		

U0389185

科学出版社

北　京

内 容 简 介

本书共分为九章，包括偏头痛的流行病学、偏头痛的实验动物模型、偏头痛上行传导和调节通路的解剖学、偏头痛的病因及发病机制、偏头痛的临床表现、偏头痛的鉴别诊断、偏头痛的实验室检查、偏头痛的治疗药物及慢性偏头痛。本书内容丰富、科学严谨，立足偏头痛的基础知识和临床实践，对技术原理、难点和要点进行了详细阐述，并对偏头痛的预防和治疗从不同角度做出了解读，弥补了国内该领域的不足。

本书可作为神经病学本科生、研究生的教学用书，也可作为临床医师诊疗的参考用书，亦可帮助广大偏头痛患者明确认识该疾病。

图书在版编目（CIP）数据

偏头痛的基础与临床 / 李修彬主编. -- 北京：科学出版社，2024. 11.
ISBN 978-7-03-079920-3

Ⅰ. R747. 205

中国国家版本馆 CIP 数据核字第 2024UV3820 号

责任编辑：周　园/责任校对：周思梦
责任印制：赵　博/封面设计：陈　敬

科 学 出 版 社 出版
北京东黄城根北街 16 号
邮政编码：100717
http://www.sciencep.com

北京市金木堂数码科技有限公司印刷
科学出版社发行　各地新华书店经销

*

2024 年 11 月第 一 版　开本：787×1092　1/16
2024 年 11 月第一次印刷　印张：12
字数：347 000

定价：98.00 元
（如有印装质量问题，我社负责调换）

前　　言

众所周知，偏头痛是一种常见的慢性神经血管性疾病，全球约有 10 亿患者，我国患病率约为 9.3%，男女比例为 1:2，其临床特点为长期反复的中-重度头痛，伴或不伴有先兆症状，疼痛呈搏动性，同时可出现畏光、恶心、畏声等神经功能紊乱症状。偏头痛致残率高，2017 年全球疾病负担研究显示头痛是中国第八位致残性疾病，在伤残损失健康生命年（YLD）中偏头痛占 82.5%。

为规范各级医疗机构医务人员在偏头痛诊疗中的行为，提高偏头痛疾病的诊断水平和医疗质量，我们从全国多家医院邀请了学识较高、造诣较深、有较高知名度的偏头痛领域的专家学者组成编写委员会。我们充分认识到这是极为严肃、重要的工作，因此，全体编委在借鉴了国内外多个权威性的相关文本的基础上，结合国内临床实践的具体情况拟稿，内容包括偏头痛的流行病学、偏头痛的实验动物模型、偏头痛上行传导和调节通路的解剖学、偏头痛的病因及发病机制、偏头痛的临床表现、偏头痛的鉴别诊断、偏头痛的实验室检查、偏头痛的治疗药物及慢性偏头痛。本书经过多次集体审阅、讨论和修改，力求在学术水平和实用性等方面都能达到较高水平。本书编排合理、内容丰富，重视临床实用性和可操作性，具有较高的参考价值。

在本书编写过程中，各位编者于繁忙的医疗、科研及教学工作之余，翻阅了大量国内外最新著作、医学研究数据和相关文献，结合临床工作和科研工作中积累的大量宝贵经验和临床实践，最终将成果无私奉献给广大读者，在此对所有编者致以诚挚的谢意！由于时间仓促，编者专业水平有限，书中可能存在不妥之处，敬请读者和广大同行专家批评指正！

编　者
2023 年 4 月

目　录

第一章 偏头痛的流行病学

第一节 偏头痛的患病情况

一、偏头痛在全球的患病情况

偏头痛是一种常见的致残性原发性头痛疾病，很多流行病学研究揭示了偏头痛的高患病率以及它对社会经济和个人的影响。多次全球疾病负担研究（Global Burden of Disease，GBD）显示，偏头痛是导致公共健康不良的主要因素之一，也是世界上致残率较高的疾病之一。世界卫生组织估计，目前偏头痛患者高达 9.588 亿人，其全球一年患病率约为 11%。1990 年全球疾病负担研究（GBD1990）显示，偏头痛导致了 2980 万伤残损失健康生命年（years lived with disability，YLD），在病因级别所有疾病中伤残调整生命年（disability-adjusted life year，DALY）排名第 17 位，在女性中排名第 13 位，在男性中排名第 28 位。2000 年全球疾病负担研究（GBD2000）是第 1 个包括头痛障碍的 GBD 迭代研究，偏头痛被列为全球第十九大致残原因。2006 年欧洲成人偏头痛患病率为 14%，它是 20～50 岁年龄阶段中最常见的疾病。在 2010 年全球疾病负担研究（GBD2010）中，偏头痛被列为世界第三大流行疾病，尽管它对死亡率没有影响，但在世界范围内，头痛疾病造成的 DALY 超过了其他所有神经系统疾病造成的 DALY。头痛疾病在全球致残年数的主要原因中排名第 6。偏头痛在 15～49 岁男性和女性的致残原因中分别排在第 7 位和第 3 位。2013 年全球疾病负担研究（GBD2013）数据显示，偏头痛是全球第六大致残原因，影响了全球 10% 以上的人口。2015 年全球疾病负担研究（GBD2015）显示，偏头痛在全球范围内影响了 9.59 亿人，影响了 10% 以上的世界人口，是人群中最严重的致残性头痛疾病。2015 年在世界所有国家和地区的主要致残原因中，偏头痛排在第 5～8 位。偏头痛是造成全球 DALY 的第 21 位主要原因，在西欧的 DALY 是第 10 位，在全球 25～39 岁的年龄组中的 DALY 是第 6 位。目前 GBD 研究只考虑与头痛疾病发作状态相关的残疾负担，而有证据表明，相当比例的偏头痛患者存在发作间期负担。发作间期负担的意义在于，虽然它的发病情况可能处于相对较低的水平，但它的存在时间比发作期的时间要长。2016 年，全球估计有近 10.4 亿人罹患偏头痛，全球年龄标准化患病率为 14.4%，女性为 18.9%，男性为 9.8%，但其在各个国家存在差异。在 2016 年全球疾病负担研究（GBD2016）估计的 328 种疾病和伤害中偏头痛排名第 6。2016 年全球每 10 万人中偏头痛的 YLD 标准化率为 598.7%，导致了 4510 万 YLD，引起的 YLD 百分比为 5.6%：女性为 6.8%，男性为 4.3%。对病因级别进行分析时，偏头痛是仅次于腰痛的第二大致残原因，在 195 个国家中跻身于导致 YLD（按年龄标准化）的前十大原因之列，其中在女性中排名第 5 位，在男性中排名第 20 位。在 GBD 的病因排名中，偏头痛从 2015 年的第 7 位攀升至 2016 的第 2 位，主要原因是药物过度使用性头痛，其在以前被视为一个独立的疾病实体，但在 GBD2016 中，它被认为是偏头痛或紧张性头痛的后遗症，因此超过 70% 的药物过度使用性头痛负担被重新归因于偏头痛。2017 年全球疾病负担研究（GBD2017）显示，头痛疾病是中国第 8 位致残性疾病，偏头痛所致 YLD 占头痛疾病所致 YLD 的 82.5%，其疾病负担在 40～44 岁达到高峰。YLD 方面，在 2017 年，腰痛、头痛障碍和抑郁症是致残的主要原因。2017 年，在全球范围内，就所有年龄的流行病例而言，GBD 病因等级 3 级中最常见的 3 个原因分别是口腔疾病、头痛疾病和结核（包括潜伏结核感染）。2019 年全球疾病负担研究（GBD2019）通过对时点患病率、年发病率和 YLD 数据的系统分析，报告了 1990～2019 年 204 个国家和地区的偏头痛负担。2019 年，偏头痛的全球年龄标准化时点患病率和年发病率分别为 14.1% 和 1.14%，全球每 10 万人中偏头痛 YLD 标化率为 525.5%，自 1990 年以来增长了 1.5%。2019 年全球偏头痛时点患病率在女性中更高，40～44 岁年龄组达到高峰，其后随着年龄的增长而下降。在 GBD2019 中，偏头痛是导致残疾的第二大原因，但在 50 岁以下的女性中排名第 1 位。在全球范围内，有 14.0% 的研究对象存在偏头痛，其中男性为 8.6%，女性为 17.0%，而且偏头痛患病率随年龄变化而变化。偏头痛的患病率为 10.5%，男性比例为 6.2%，女性比例为 14.5%。

二、偏头痛在各地区的患病情况

成人偏头痛的全球患病率超过 10%，但是由于遗传背景、气候和社会经济条件、生活方式、其他疾病谱和一般健康状况的不同，世界上各个地区之间头痛负担可能存在较大差异。根据 GBD2016，1990～2016 年世界 21 个地区的头痛负担估计值随时间变化不大，但在地区间差异显著，这种差异可能主要归因于各个地区之间的基因差异，虽然文化差异等因素可能也是影响因素，但是影响作用非常小。国家的社会人口学指数（SDI）水平、经济差异并不是决定头痛负担大小的主要因素。

（一）偏头痛在各大洲的患病情况

各大洲的偏头痛患病率不同，北美洲最高，其次是南美洲、欧洲、非洲，而亚洲的发病率通常最低。在 GBD2016 中，意大利和尼泊尔的年龄标准化患病率最高，中国最低。流行病学研究显示，在亚洲国家约有 10%（8.4%～12.7%）人口罹患偏头痛。在无法就医和没有诊断设施的地区，问题会变得更加复杂。然而，最近来自巴西、智利和厄瓜多尔的研究表明，头痛在这些国家非常普遍，给这些国家已经达到极限的医疗系统带来了巨大负担。与发达国家一样，偏头痛是南美洲最常见的头痛类型。由于非洲国家的预期寿命较低，因此研究的是相对年轻的人群中的偏头痛流行情况。在尼日利亚、埃塞俄比亚、坦桑尼亚和津巴布韦进行的流行病学调查显示，成人偏头痛患病率为 3%～6.9%，男女比例为 1∶2.8～1∶1.3。偏头痛的患病率存在种族或地域差异，这种差异可能是由不同的文化、基因或环境背景，或者使用不同的诊断标准或统计方法所致。在一项荟萃分析中发现，年龄、性别和诊断标准的差异解释了在不同人群中 70% 的偏头痛患病率差异。然而，在这项荟萃分析的模型中，无法研究种族多样性问题。根据早期在亚洲进行的数项偏头痛调查，显示亚洲人尤其是中国人的偏头痛患病率非常低，仅为 0.63%～1.5%。然而在亚洲进行了几次大规模的偏头痛流行病学调查，除了一些特殊研究的差异性，亚洲各个国家偏头痛的患病率相当一致，一般在 8.4%～12.7%。偏头痛患病率的性别特异性，女性为 11.3%～14.4%，男性为 3.6%～6.7%。这些数据与西方国家的偏头痛患病率（女性为 11.2%～25%，男性为 4.0%～7.5%）接近，但仍处于较低的范围内。

（二）偏头痛在一些国家的患病情况

1. 美国 多年以来，美国偏头痛的年龄调整患病率一直保持稳定。美国第一项偏头痛流行病学研究是基于在 1989 年收集的数据，男性患病率为 6%，女性患病率为 17%。1999 年的一项后续研究——American Migraine Study Ⅱ，使用了几乎相同的方法，得到了非常相似的结果。2018 年，美国所有成人的年龄调整患病率为 15.9%，性别比例也保持稳定，有 21% 的女性和 10.7% 的男性受到了偏头痛的影响。一项 1998 年美国的偏头痛流行病学调查发现，有 6% 的男性和 18% 的女性罹患有偏头痛。一项 2015 年美国的流行病学系统综述显示，在美国成年人中，自我报告的偏头痛的患病率和疾病负担很高，在研究的 3 个月时间内，大约每 6 个美国人中就有 1 人受到影响，每 5 名女性中就有 1 人受到影响（总体为 15.3%，男性为 9.7%，女性为 20.7%）。在 1997～2015 年这 19 年的时间里，美国偏头痛患病率一直非常稳定。美国密歇根州底特律地区一项研究发现，偏头痛的终身患病率为12.8%，其中男性为7%，女性为16.3%。无先兆偏头痛比有先兆偏头痛更常见。

2. 中国　1983年，中国6个城市进行了流行病学调查，它们分别为0.63%和0.28%发现396例偏头痛病例，患病率仅为0.63%，其中女性患病率是男性的3.5倍。1985年中国另一项流行病学调查中，纳入了21个省（自治区、直辖市）的22个农村和少数民族社区，共246 812人，有1703例偏头痛病例，偏头痛的患病率为0.69%，其中女性患病率为1.1%，男性患病率为0.24%。以上这两项研究所纳入的研究样本规模非常大，但得到的偏头痛患病率都非常低，而且数据相似。研究中偏头痛的低患病率可能是由于对头痛患者进行了错误分类，排除了在过去一年中经历过一次或更少发作的头痛患者或头痛诊断。在1986年中国东南部进行的一项流行病学研究中发现，偏头痛的患病率为0.987%，这大大低于其他地区的调查结果，因为该调查早于国际头痛疾病分类（ICHD）的发布，所以这项流行病学调查数据不具有可比性。在中国的一项对头痛的流行病学调查显示，2008年中国有7950万成年偏头痛患者（18～65岁），女性比男性更常见。1990年中国有近1.124亿人患有头痛疾病，到了2017年这一数字上升到4.827亿。1990～2017年，全年龄YLD增长了36.2%。中国的偏头痛病例数和YLD在1990～2017年增加了30%以上。2017年，偏头痛和紧张性头痛（tension-type headache，TTH）方面，331例偏头痛患者的YLD标化率（每10万人）高于70例。研究显示，中国偏头痛年龄标准化患病率和YLD标化率均低于全球平均水平。中国偏头痛患病率在2005年之前稳步上升，并在2005年之后保持在较高水平。2017年，偏头痛发病率在年轻年龄组上升，在40～44岁达到峰值。中国东部地区（最发达且多为城市地区）的偏头痛患病率往往高于西部地区（最不发达且多为农村地区），这可能与城市居民压力大、睡眠不规律、饮食不规律、缺乏运动等不良生活方式有关。每个省份的头痛疾病年龄标准化发病率存在差异，在2017年头痛患病率为每10万人中27 636～33 458人，YLD标化率为每10万人中341～527人。2017年，中国东部的头痛患病率高于中国西部，黑龙江、福建和上海的头痛疾病年龄标准化患病率最高，黑龙江、上海和澳门特别行政区的头痛YLD标化率最高。在中国一项以人群为基础的调查中，估计1年内偏头痛的患病率为9.3%，其中有38%的偏头痛患者说他们的生活和工作受到了中度或严重的影响。2019年的一项综述报告了1988～2019年中国的偏头痛患病率，结果显示成人偏头痛的1年患病率为6.0%～14.3%，女性患病率的峰值为11%～20%，男性患病率峰值为3%～8%，均以30～49岁人群最典型。对于儿童来说，偏头痛的患病率随着年龄的增长而增加。

3. 其他国家　根据流行病学研究综述，在欧洲各国最常见的神经系统疾病是偏头痛，偏头痛在欧洲成年人中患病率为14%，即成年欧洲人中有4100万患有活动期偏头痛。2006年1项挪威的流行病学调查显示，偏头痛的患病率在9.6%～24.6%，男性为2.7%～13%，平均为7.5%；女性为6.9%～25.0%，平均为16.6%。在立陶宛、摩尔多瓦和俄罗斯进行的研究中发现了大致相似的结果：1年内所有头痛疾病的患病率在53%～75%，偏头痛的患病率在16%～20%。欧洲之光项目对包括奥地利、法国、德国、意大利、立陶宛、卢森堡、荷兰、西班牙和英国9个国家的8000多名居民的横断面研究发现，头痛终身发生率超过90%，1年头痛发生率为79%，其中偏头痛占到了35%。在1992年丹麦的流行病学社区卫生调查显示，在25～64岁的随机人群中，一生中偏头痛患病率为16%，这与欧洲以前的报告一致，但是由于文化和社会背景的不同，甚至由于全科医师的可获得性的差异，这项研究结果与其他地区的研究结果有所不同。在一项早期的流行病学调查结果显示，瑞典1年偏头痛患病率为13.2%，其中女性为16.7%，男性为9.5%，在瑞典北部、中部和南部，城市和农村地区或不同收入群体之间，偏头痛的患病率没有差异。在欧洲国家之间偏头痛患病率相对一致，男性为4%～9.5%，女性为11.2%～25%。在哥本哈根的研究中，男性偏头痛终身患病率为8%，女性偏头痛终身患病率为25%；1年偏头痛患病率，男性为6%，女性为16%。在法国，有研究报道了偏头痛发病率男性为4%，女性为11.9%。2011年一项俄罗斯的流行病学调查表明，俄罗斯的偏头痛患病率为 20.8%，偏头痛 1 年患病率为 20.3%，但是其中只有 1/4 的偏头痛受访者因头痛而看过医师。在 GBD2019 中，比利时、意大利和德国是 2019 年偏头痛年龄标准化时点患病率最高的 3 个国家。在撒哈拉以南非洲进行了两项基于人群的研究，显示埃塞俄比亚和赞比亚 1 年偏头痛发病率分别为 18% 和 23%。来自 2013 年印度卡纳塔克邦的一项基于人群研究的初步数据表明，印度人的偏头痛患病率高达 23%。研究显示，偏头痛负担在各个国家间差异很大。

三、各种亚型偏头痛的患病情况

按照第 3 版国际头痛疾病分类（ICHD-3）诊断标准，偏头痛可分为无先兆偏头痛、有先兆偏头痛（典型先兆伴偏头痛：典型先兆伴头痛、典型先兆不伴头痛；有脑干先兆偏头痛；偏瘫型偏头痛：家族性偏瘫型偏头痛、散发性偏瘫型偏头痛；视网膜性偏头痛）、慢性偏头痛、偏头痛并发症（偏头痛持续状态、不伴脑梗死的持续先兆、偏头痛性脑梗死、偏头痛先兆诱发的癫痫）、很可能的偏头痛（很可能的有先兆偏头痛、很可能的无先兆偏头痛）、可能与偏头痛相关的周期综合征（反复胃肠功能障碍：周期性呕吐综合征、腹型偏头痛；良性阵发性眩晕；良性阵发性斜颈）6 个亚类。

（一）有先兆偏头痛和无先兆偏头痛

法国的一项偏头痛调查报告称，如果只统计无先兆偏头痛和有先兆偏头痛，偏头痛的患病率为 7.9%，然而，当包括其他亚型偏头痛时，患病率可高达 17.0%。有先兆偏头痛约占偏头痛患者的 30%，表现为在头痛急性发作之前或期间出现的一过性视觉、感觉、失语、运动障碍等先兆症状。偏头痛可以极大地导致患者功能丧失，并在发作期、发作之后和发作之间影响患者的功能和生活质量。在英国一项对偏头痛患者进行的采访中，显示有先兆偏头痛或无先兆偏头痛的 1 年患病率为 14.3%，其中男性占 7.6%，女性占 18.3%，男女比例为 1∶2.4。根据英国人口统计特征加权，估计英国的偏头痛患病率为 15%。根据英国 16～65 岁的人口推算，估计有 580 万人罹患偏头痛，其中有先兆偏头痛的 1 年患病率为 5.8%，男性为 2.6%，女性为 7.7%。有先兆偏头痛的各种亚型患病率分别为：视觉先兆 3.3%（男性 1.8%、女性 4.2%），感觉运动先兆 1.2%（男性 0.3%、女性 1.7%），视觉和感觉运动先兆合并 1.3%（男性 0.4%、女性 1.9%）。研究显示，有先兆偏头痛在非洲人群中相对少见。在亚洲，中国、马来西亚和日本的研究中有先兆偏头痛患病率较低，但有许多在土耳其、沙特阿拉伯和伊朗的研究发现，有先兆偏头痛患病率较高，其数值与西方国家接近。在亚洲偏头痛调查中，有几项研究报告了所有偏头痛受试者中有先兆偏头痛的比例。在中国台湾的研究中，有先兆偏头痛患者占所有偏头痛患者的 12.5%。男性偏头痛患者的发病率高于女性偏头痛患者（24%∶9%）。在马来西亚的研究中，所有偏头痛受试者中有先兆偏头痛的比例为 10.7%，这个比例与中国台湾的研究相似。相比之下，日本的研究显示，在所有的偏头痛患者中，有先兆偏头痛的比例更高（31%），而且男性偏头痛比例（39%）高于女性偏头痛比例（28%）。在韩国的研究中，有先兆偏头痛占所有偏头痛患者的比例高达 46.6%，女性和男性有先兆偏头痛的患病比例相似。

（二）慢性偏头痛

慢性偏头痛是指头痛每月发作 15d 以上及持续 3 个月以上，且每月至少有 8d 头痛发作符合偏头痛的特征。全球慢性偏头痛的患病率估计在 1.4%～2.2%。由于标准医疗实践以及环境和社会风险因素的差异，可能导致慢性偏头痛患病率的差异随病例定义而变化。在德国的一项调查中，估计德国的慢性偏头痛患病率为 2.0%。一项在巴西农村地区进行的以人群为基础的横断面研究中，估计慢性偏头痛患病率为 1.3%。在慢性偏头痛的诊断处理中，可能部分患者已经合并了药物过度使用性头痛，高频率的头痛发作往往会模糊诊断所需的特征，造成在基于问卷的横断面流行病学研究中，慢性偏头痛更加难以确定诊断，特别是当这些问卷是自我管理问卷或由非专业面试者应用时。这些头痛通常被归类为患者自我描述性的头痛类别，而不计入 GBD。因此，可能会有额外的、相当可观的头痛相关发病率没有被 GBD 使用的诊断所包含。在一项超过 16 万人的大型美国人口研究中，1.29% 的女性患有慢性偏头痛，而只有 0.48% 的男性患有此病。慢性偏头痛的患病率在 40 岁时达到高峰，女性为 1.89%，男性为 0.79%，这支持了女性偏头痛患病更普遍/发作更频繁的临床观点。

（三）很可能的偏头痛

很可能的偏头痛，其诊断与偏头痛非常相似，并有较高的致残率。以前对很可能的偏头痛研究较少，在 2000 年之前，大多数研究只报道了明确的偏头痛，而缺乏很可能的偏头痛的诊断。在 2000 年后，更多的研究报道了这种亚型的偏头痛。这些研究表明，很可能的偏头痛的患病率几乎与确定偏头痛的患病率一样高。2010 年全球疾病负担研究（GBD2010）将偏头痛列为全球第三种最常见的疾病，这项调查中包含的许多数据来自近 30 年来使用各种方法进行的各种研究。在一项超过 16 万人的大型美国人口研究中，很可能的偏头痛患病率为 1.22%～1.53%。

（四）可能与偏头痛有关的周期综合征

前庭性偏头痛是偏头痛的一种亚型。2012 年国际头痛学会和 Barany 协会共同制定并发表了前庭性偏头痛统一的概念及其诊断标准，并纳入 2018 年第 3 版国际头痛疾病分类诊断标准（ICHD-3）的附录和中国的《前庭性偏头痛诊治专家共识（2018）》中。在一般人群中，前庭性偏头痛的终身患病率约为 1%，年患病率为 0.9%。在偏头痛患者中，前庭性偏头痛的患病率为 10.3%～21%，患者以女性为主，男女比例为 1∶（1.5～5），可于任何年龄发病，女性平均发病年龄为 37.7 岁，男性为 42.4 岁。

第二节 可能影响偏头痛的因素

一、性别与偏头痛的关系

女性的偏头痛患病率明显高于男性，而且其患病率随着年龄的变化而变化。GBD2016 报告，在中青年妇女中偏头痛的疾病负担尤其沉重。女性偏头痛的发病率是男性的 2～4 倍，尤其在育龄期更为明显。女性偏头痛的高患病率在很大程度上与卵巢类固醇激素水平的波动有关，在青春期、围绝经期或月经来潮期，当血清雌二醇和孕酮水平迅速下降时，偏头痛的发病频率升高。在全球偏头痛患者中，男女占比分别为 37% 和 52%。偏头痛发病率的性别比例随着年龄的增长而发生变化。GBD2016 中，偏头痛造成的 DALY 占 1.9%，其中女性为 2.7%，男性为 1.2%。男孩比女孩患偏头痛的年龄早，在 7～9 岁时，男女患病率比例大致相同，分别为 2.5% 和 2.4%；在 10～12 岁时，男女患病率比例差距逐渐增大，分别为 3.9% 和 5.4%；在 13～15 岁时，男女患病率分别为 4.0% 和 6.4%。10%～20% 女性的第一次偏头痛发生在月经初潮之后，从青春期开始，女性罹患偏头痛的概率明显增加，在 30～40 岁时达到高峰，至 50 岁开始逐渐下降；成年男性偏头痛患病率随年龄增长逐渐上升，在 45～47 岁达到高峰，此后逐渐下降。

研究显示，在生育周期结束时，约 40% 女性会经历偏头痛的困扰。这种病症在女性的特定时期更为常见，与雌激素水平的急剧变化紧密相关。具体来说，偏头痛在月经初潮、月经期、产后及围绝经期更易发生，但在妊娠中期、晚期以及绝经后的几年内发病率则相对较低。一项流行病学调查揭示，40.9% 偏头痛女性在生育周期结束时会出现偏头痛发作，且月经期的偏头痛症状相较于平时更为严重，严重程度甚至可高达 4 倍，并常伴随恶心和呕吐。妊娠期，特别是针对无先兆偏头痛的女性，偏头痛症状通常会有所缓解，这归因于雌二醇水平在妊娠前 3 个月至妊娠后 3 个月内的稳定上升。然而分娩后，随着雌二醇水平迅速下降，偏头痛症状可能再次出现，且程度更为剧烈。

多项基于人群的研究均证实女性偏头痛患病率显著高于男性。女性的偏头痛年发病率几乎是男性的 3 倍（18%∶6%），而终身累积发病率约为男性的 2.4 倍（43%∶18%）。特别是转化型偏头痛（即有偏头痛病史或当前偏头痛特征）的患者中，女性与男性的患病比例更是高达 5.6∶1。此外，与男性偏头痛患者相比，女性患者更倾向于接受急性药物和预防性药物治疗，这也表明女性患者在发作时更容易受到严重影响，因偏头痛寻求医疗咨询的可能性更高。

二、年龄与偏头痛的关系

偏头痛对 15～49 岁的人群影响最大。GBD2017 显示，偏头痛疾病负担在 40～44 岁达高峰。偏头痛是影响年轻人的主要疾病之一，在 YLD 方面，偏头痛在 15～49 岁人群的病因中排名第 3。在 GBD2016 报告中，偏头痛患病率和 YLD 标化率的峰值出现在 35～39 岁，其中男性和女性均以 15～49 岁组最高。2016 年偏头痛患病率为 8.2%，其中 5～14 岁偏头痛患儿占 4.5%，50～69 岁偏头痛患者占 4.2%，年龄超过 70 岁的老年患者占 1.3%。2016 年，在 15～49 岁的女性中，偏头痛导致了 2000 万 YLD。在 GBD2019 的报告中，女性偏头痛的全球标化患病率较之前升高，并且随年龄增长而变化，总体呈上升趋势，在 40～44 岁达到高峰，然后随着年龄的增长而下降。美国一项包含 4 万多名偏头痛患者的调研发现，男女偏头痛患病率呈双峰分布，第一次高峰出现在 20 岁左右，第二次高峰出现在 50 岁左右，其中女性的发病高峰分别为 25 岁和 50 岁左右，男性的发病高峰分别为 18 岁和 47 岁左右，男性的发病高峰比女性更早，而且男性的两个发病高峰幅值相同。在英国一项对偏头痛患者进行的采访中，显示偏头痛的发病率随年龄的变化而变化，在成年早期上升，在 30～40 岁达到顶峰，然后在 41～50 岁下降，男性和女性都是如此。

在英国的一项研究中，研究者就一年内偏头痛发病患者的人种分布进行了调查，结果显示英国偏头痛患者在青春期前，男孩的患病率高于女孩，随着青春期的临近，女孩的发病率和患病率比男孩增长更快，偏头痛患病率在成年早期持续增加，大约 40 岁之后下降。儿童至青春期的高峰发病率，这和中年的高峰患病率之间的差距表明偏头痛是一种持续性的长期疾病。女性与男性偏头痛患病率随年龄变化而变化，这种变化的主要原因可能与月经相关的激素变化有关，但这只是其中一个原因，因为在已经不受或受激素影响较小的年龄组中男女患病率仍存在差异，这种差异持续到 70 岁及以后。

三、种族与偏头痛的关系

种族与偏头痛的流行病学有一定关系，对非洲人群和亚洲人群偏头痛患病率的估计低于欧洲和北美人群。虽然社会经济地位、饮食和症状报告的差异可能会导致偏头痛患病率估计的差异，但是也有可能与偏头痛的遗传易感性中种族的差异有关。在对亚洲原住民的研究中，偏头痛的患病率仅为高加索人的 20%～50%。美国在种族对偏头痛的影响方面做了大量的研究，这些研究多年以来一直保持着相对稳定的结果。在 1999 年美国一项对种族与偏头痛关系的调查中，结果显示在美国人群中，偏头痛的患病率在白种人中最高，其次是非裔美国人和亚裔美国人。在女性中，白种人的偏头痛患病率为 20.48%，显著高于非裔美国人的 16.2% 和亚裔美国人的 9.2%，在男性中也观察到了类似的情况。但非裔美国人出现因头痛发作而导致恶心或呕吐的情况比较少，他们出现的头痛可能程度更严重。相比之下，非裔美国人比白种人更不会因为受到头痛发作而致残。在统计学上，亚裔美国人和白种人的偏头痛相关特征没有显著差异。在一项美国马里兰州巴尔的摩市的关于偏头痛患病率的电话调查中，显示偏头痛的患病率在白种人中最高，其中女性为20.4%，男性为8.6%，其次是黑种人（女性为16.2%，男性为7.2%）和亚裔美国人（女性为9.2%，男性为4.8%）。在2015年美国的一项流行病学研究中发现，美国印第安人和阿拉斯加州原住民（18.4%）比白种人、黑种人或西班牙裔的偏头痛患者更为常见。亚洲人偏头痛或严重头痛的患病率最低，为11.3%。来自美国偏头痛流行和预防研究的数据显示，在2013年美国现居民中，与非裔美国人相比，非西班牙裔白种人的偏头痛患病率更高。在英国一项对偏头痛患者进行的采访中，显示非白种人的偏头痛患病率（男性为5.1%，女性为9.3%）低于白种人的偏头痛患病率（男性为7.7%，女性为19.0%）。在调整了年龄和教育水平后，非白种人的偏头痛患病率比白种人的偏头痛患病率低约50%，但是只有女性的差异具有统计学意义。

四、家庭收入及社会经济地位与偏头痛的关系

对于偏头痛患病率与受教育程度、经济收入及社会地位的关系，目前缺乏统一的标准。有研究表明，发现偏头痛与智力或社会阶层无关，但是另外一些研究则恰恰相反。在GBD2015中，通过对低收入国家和高收入国家的比较，消除了偏头痛是一种优先影响富裕工业化国家的疾病的错误概念。随着偏头痛的治疗从基于症状的非特异性治疗转向更具体、更个性化和更昂贵的治疗，如使用新的抗降钙素基因相关肽（CGRP）抗体，研究家庭收入的多少及社会经济地位的高低与偏头痛患病率的关系变得越来越重要。印度卡纳塔克邦的一项头痛研究表明，农村人口较城市人口的偏头痛患病率更高，这种差异被认为是农村不利的社会经济条件（饮食、压力和相对贫穷）造成的，农村地区较差的医疗条件和卫生保健设施的低利用率可能导致更频繁的头痛发作。在挪威的一项大型研究（亨特研究）中，偏头痛一般都与较低的社会经济地位有关，这种现象在北美洲也有存在。在一项包含22 718位挪威成年人的流行病学研究中，评估了偏头痛患病率与社会经济地位的关系，发现随着个人收入的增加，发生频繁和慢性头痛的风险降低，但是这种现象仅限于男性。受教育程度和社会经济地位的高低与偏头痛的患病率有关，低教育程度和低社会经济地位的人群偏头痛患病率较高。虽然有临床研究报道认为，在受过高等教育的个人中偏头痛更为常见，但是基于人群的横断面研究尚未证实这些结果。相比之下，低收入（19～22岁）和低教育（22～25岁）人群偏头痛的患病率增加。在2015年美国流行病学研究中发现，偏头痛的患病人群中失业者占21.4%，家庭年收入低于3.5万美元的人占19.9%，老年人和残疾人占16.4%。在兼职或失业、社会经济地位低的人群中，偏头痛的负担更重。上述人群除了会更多地暴露在可能加剧或产生头痛的诱因和其他因素之外，他们获得医疗保健和治疗头痛的机会也明显减少。在美国密歇根州底特律市的一项研究发现，高中以下教育程度的人群患偏头痛的概率较高，而受过大学教育的人群患偏头痛的概率较低。

在英国一项对偏头痛患者进行的采访中，显示偏头痛患病率与教育水平、收入或家庭规模没有关系，这种情况与受教育程度或收入越高，偏头痛患病率越低的趋势并不一致。一项流行病学调查研究了受教育程度与偏头痛患病率的关系，结果显示受教育时间长短与男性偏头痛患病率之间没有明显关系，农村人群与城市人群偏头痛的患病率没有明显差异。在中国一项流行病学调查显示，城市居民、女性和年龄与偏头痛的患病率相关，而受教育程度及家庭收入水平与偏头痛的患病率无相关性。在频繁头痛的患者中，无论男女，受教育程度低的人群患病率更高。在频繁头痛的患者中，近1/3（33%的女性，25%的男性）患者符合伴有偏头痛特征的频繁头痛的标准，这种情况在白种人和高中以下教育程度的人群中更普遍。一项调查研究表明，偏头痛的发病率与收入无明显关系，在高收入和低收入群体中偏头痛发病率的分布相当平均，其中收入较低的女性占13.8%，从事高技能工作、收入较高的女性占10.7%；男性收入较低和收入较高人群偏头痛的发病率则分别为6.1%及5.3%。在芬兰北部一项对农村和城市头痛的研究发现，城市偏头痛患病

率略高于农村，但在整个群体范围内，偏头痛的患病率在城市和农村地区仍然相似，唯一的区别是城市个体经营者和雇员的偏头痛患病率略高；在农村地区报告的频繁偏头痛的妇女比城市地区多，可能是由工作的性质（照料牲畜、体力劳动）所致，这使得即使是轻微的头痛发作也更容易被发现。

五、遗传因素与偏头痛的关系

偏头痛具有明显的家族聚集性，是遗传因素与环境因素共同作用的多基因多因素疾病。偏头痛患者通常报告其一些家庭成员也会出现类似的头痛。长期以来，偏头痛综合征一直被认为是家族性的，作为该病具有遗传特征的证据，一些研究报道了家族成员都患有偏头痛的情况。美国一项流行病学研究发现，60% 的偏头痛受访者，包括其父母、兄弟姐妹和子女在内的直系亲属都有偏头痛病史。在美国波士顿市医院的一组 425 名偏头痛患者的研究中发现，其中 61% 的偏头痛患者能够回忆起父母也患有类似性质的"病态头痛"。偏头痛患者的亲属经常发生偏头痛，有调查观察到这种疾病经常是由父母遗传给孩子，头痛症状与父母相似。另一项研究包括了 500 例偏头痛病例，发现这些患者都遗传了偏头痛特质。已有研究提出偏头痛患者具有对各种刺激产生头痛反应的体质倾向，而在非偏头痛成员中这些刺激不会产生类似的效果。有学者研究了一大群偏头痛患者，其中 65% 的患者有偏头痛家族史。偏头痛的遗传因素是毋庸置疑的，一般会影响三代人。偏头痛患病率在种族与地区间的差异可能与遗传因素有关。

第三节　偏头痛的影响

一、偏头痛对患者的影响

偏头痛在全球普遍存在，造成了沉重的社会经济负担：疼痛、残疾、生活质量（quality of life，QoL）降低、工作和社会活动的显著障碍，以及沉重的经济负担。虽然适当的医疗保健可以减轻这些负担，但是偏头痛仍对患者及社会具有重大的影响。在世界卫生组织（WHO）2000 年的一份报告中，偏头痛在导致男女残疾的疾病中排名第 19 位（在女性中排名第 9 位），严重偏头痛发作时的残疾程度被认为与活动性精神病、四肢瘫痪和痴呆的程度相当。偏头痛是一种短暂性神经系统疾病，通常随着女性绝经期而改善，有超过 50% 被诊断为慢性偏头痛的患者在 3 年内可自行缓解，转化为发作性偏头痛。偏头痛和紧张性头痛不会导致永久性身体残疾或出现后遗症。偏头痛发作时短暂的症状可导致评估偏头痛对个人生活的影响变得困难。偏头痛会导致高度残疾，许多患者被迫离开工作和休闲活动，而且偏头痛患者的生活质量会明显下降。此外，偏头痛对家庭生活也有显著影响，会给患者的伴侣和孩子带来相当大的压力。根据世界卫生组织的说法，在 GBD 研究中，疾病负担是以 DALY 估计的，DALY 是过早死亡造成的寿命损失年（years of life lost，YLL）和 YLD 的总和。由于 GBD 没有估计因为任何头痛疾病而导致的死亡，所以头痛的 DALY 等同于 YLD。每种头痛疾病的 YLD 是根据其患病率和患者患该类型头痛的时间乘以相关的残疾程度来计算的。偏头痛的残疾权重为 0.434，这意味着在发作期间，患者的健康损失比完全健康的人要高 43.4%。虽然偏头痛不会增加死亡率（即 YLL=0），但在 15～44 岁女性 DALY 的主要原因中排名第 19 位，在 YLD 方面，无论年龄高低，男性为第 19 位，女性为第 12 位。在欧洲，根据世界卫生组织的数据计算，偏头痛的负担低于精神障碍、痴呆、脑卒中和外伤，但高于癫痫、多发性硬化症和帕金森病。多项研究和调查描述了偏头痛负担的各种表现，如美国偏头痛患病率和预防研究、国际偏头痛负担研究（IBMS）、慢性偏头痛流行病学和结果研究（CaMEO）、欧洲之光（Eurolight）项目和全球疾病负担（GBD）研究。在目前针对偏头痛疾病负担的研究中，通常使用回溯性问卷来评估头痛对工作缺勤和生产率下降的影响。这些回溯性问卷大部分只考虑到了偏头痛对患者本身工作等的影响，忽略了疾病负担的其他很多方面，而且回溯性问卷容易引起回忆偏差，因为受访者普遍倾向于对自己有更好的期望，所以会系统性地少报自己缺勤的次数。人类作为社会性活动的动物，有着复杂的人际关系，尤其在中国这种家庭式体系国家中更是如此。然而，这些调查往往不包括"无形资产"，如痛苦和生活乐趣减少的精神价值，也不包括失去家务时间和社交享受的间接成本，或者照顾偏头痛家庭成员所失去时间或作为家庭工作人员的偏头痛患者在家务、家庭、社交和休闲活动上损失时间的价值，因此对偏头痛致残指数的计算目前是被低估的。偏头痛患者罹患情感障碍、焦虑症、尼古丁依赖、乙醇或非法药物滥用或依赖的风险增加。头痛会对工作效率产生重大影响，这些影响会给经济和社会发展带来不良后果。偏头痛最容易影响 15～49 岁的人群，这时人们的家庭和事业已经建立起来，并且建立了对未来生活的憧憬。头痛障碍是该年龄组 YLD 的首要原因，人口年龄整体较年轻的国家受到的影响可能格外严重。

美国偏头痛研究和加拿大人口调查的结果都表明，大约 1/3 的偏头痛患者在发作时经历了严重的残疾或需要卧床休息，另有 50% 的偏头痛患者报告了轻度或中度残疾。在中国一项以人群为基础的调查中，估计 1 年内偏头痛的患病率为 9.3%，其中有 38% 的偏头痛患者报告了中度或严重的发作，导致残疾，损害工作、学习和日常活动，降低生活质量，并带来沉重的社会经济负担。在瑞典一项基于人群的研究中，偏头痛患者报告头痛造成活动负面影响的比例为：上班 76%，家庭状况 67%，休闲 59%，学习 48%，性生活 46%，社会地位 37%，爱情 31%，经济状况 30%，择业 27%，交友 11%。在对 9 个西欧国家的年轻女性进行的一项研究中，86% 的偏头痛患者表示，如果没有偏头痛，她们的生活会更好。在一些研究中，偏头痛的残疾程度已经用偏头痛残疾程度评估问卷（MIDAS）进行了评估。使用这一工具，需要在 3 个月内计算缺勤天数（工作或家务）、生产率下降 50% 的天数和无法参与社会活动的天数。在法国，在发作期偏头痛患者中，有 22%（占总人口的 1.5%）的偏头痛患者达到Ⅲ或Ⅳ级残疾（中度或重度残疾，表示在过去 3 个月内，头痛影响工作/家务效率下降 50% 或更多，或影响休闲活动的时间为 11d 或更长）。在美国的一项研究中，偏头痛患者中 MIDAS Ⅲ或Ⅳ级残疾的比例约为 54%，而在拉丁美洲多国研究中这个比例约为 50%。2016 年一项对法国、德国、意大利、西班牙和英国的调查研究表明，偏头痛患者的生活质量明显降低，工作效率损失增大，医疗资源消耗更高。

在一项针对慢性偏头痛患者的综合护理流行病学调查中指出，与发作性偏头痛相比，慢性偏头痛可能使人丧失工作能力，并与亚健康相关生活质量和高经济负担有关。慢性偏头痛患者也更有可能遭受严重的残疾，如无法工作、无法参加社交活动和无法进行日常家务。美国的偏头痛患病率和预防研究还揭示了慢性偏头痛的负担：慢性偏头痛患者因头痛而错过的家庭活动数量几乎是发作性偏头痛患者的 3 倍。近 60% 的慢性偏头痛患者报告称，在 3 个月内，他们的家务劳动效率降低了 5d 甚至更长时间。近 75% 的慢性偏头痛患者报告说，头痛症状对他们的工作产生了负面影响。此外，慢性偏头痛患者报告称，在出现头痛症状时，他们的工作效率约为其全部效率的一半；偏头痛也会对出勤率产生不利影响并增加缺勤率。与发作性偏头痛患者相比，慢性偏头痛患者因头痛而缺勤的天数和生产力下降的天数更多。从偏头痛患者的角度来看，偏头痛对生活各个领域的影响增加了调查其真正广泛负担的复杂性，特别对那些经历相对较高的偏头痛发作频率和未满足治疗需求的患者更是如此。一项针对预防性治疗失败的偏头痛患者疾病负担的全球研究指出，87% 的受访者报告了偏头痛对其专业、私人或社交领域的影响。

（一）对患者生活质量的影响

偏头痛影响患者的生活质量，影响患者的情绪。SF-36 是一个经过验证的测量生活质量（QoL）的工具，包含 8 个维度：生理功能、生理职能、躯体疼痛、总体健康状况、生命活力、社会功能、情感功能和心理健康等。耻辱描述了一种特征或诊断，是社会科学中的一个既定概念，通常被人们用来描述自身受到的诋毁、偏见、歧视和地位丧失。偏头痛患者遭受的耻辱是巨大的，这种耻辱会导致偏头痛患者的生活质量下降，进而导致社会的经济损失。从长期来看，偏头痛会引起患者深刻的情绪变化，干扰工作、社会和家庭生活以及许多正常活动。美国的一项药物试验显示，偏头痛患者的生活质量低于非偏头痛者，主要表现为身体疼痛、身体角色限制和社交功能障碍。在荷兰的一项以人群为基础的研究发现，与对照组相比，偏头痛对SF-36的8个维度都有负面影响，对生活质量的负面影响大于哮喘，并且这些负面影响随着头痛频率的增加而增加。在瑞典的一项研究比较了不同性别偏头痛参与者和不同疼痛状况参与者的SF-36的结果，显示偏头痛对男性和女性的影响存在差异，男性中偏头痛对生理功能、生理职能和躯体疼痛影响最大，而在女性中对生命活力、社会功能、情感功能和心理健康影响最大。在德国的一项研究表明，平均而言，偏头痛患者每年约有1个月会受到头痛的影响。在瑞典的一项研究中，许多偏头痛患者报告说，偏头痛导致的残疾不仅出现在头痛发作期，同样也可出现在头痛发作间期。有9%偏头痛患者报告说，因为在两次发作之间他们的功能没有完全恢复，所以存在一些残留的残疾。此外，许多偏头痛患者生活在对下一次发作的持续担忧中。有偏头痛患者报告称，他们非常缺乏应对偏头痛对工作造成的负面影响的方法，并对由于自身存在的头痛损害了人际关系、让老板和同事承担因自身头痛带来的负担而感到内疚。一项比较美国和英国偏头痛患者的研究使用了一种较短的QoL量表（SF-12），这个量表包含身体健康和心理健康两个成分，在控制了性别、年龄、社会经济地位和是否存在抑郁共病这些因素后，偏头痛患者在身体健康和心理健康这两个部分上的得分都低于非偏头痛者。头痛患者的总负担可能不仅与头痛本身有关，还与共病等因素有关，即偏头痛患者中抑郁或焦虑的发生率是普通人群的2～3倍。与那些偏头痛但不合并抑郁症的患者相比，偏头痛和抑郁症共病的患者的生活质量降低更显著。这种共病可能对非偏头痛的头痛患者同样重要，但目前尚不清楚这种共病如何影响其他头痛患者的生活质量。一项来自美国的调查"My Migraine Voice"研究了偏头痛患者的疾病负担，显示先兆偏头痛患者在包括先兆、头痛发作和后遗症的所有阶段，完成日常活动的能力都受到限制。受访者中，有高达69%偏头痛患者在日常工作中需要依赖家人、朋友或其他人的帮助，并且报告其在过去3个月内需得到这种帮助的时间约为9d。慢性偏头痛患者在过去3个月中接受帮助的天数更多。87%慢性偏头痛患者都经历过睡眠困难，并且非常担心或恐惧下一次的偏头痛发作。在美国的一项偏头痛疾病负担研究中，偏头痛患者在急性发作期间经常卧床。约33.3%偏头痛患者在发作时经历了严重的残疾或需要卧床休息，有约50%的偏头痛患者报告有轻度或中度残疾。在美国偏头痛患者中，男性患者每年需要3.8d的卧床休息时间，女性患者每年需要5.6d的卧床休息时间，总共导致1.12亿个卧床天数。在芬兰北部的一项流行病学调查发现，有16%女性偏头痛患者和10%男性偏头痛患者认为，在工作的地方躺下休息是不适宜的，所以他们通常"被迫休息"，这导致了缺勤，或者患者坚持工作一天到结束，然后在下班后躺下休息，这样也造成了较大的身心负担。在瑞典的一项偏头痛流行病学研究表明，约1/3的调查参与者表示偏头痛对他们的财务状况有负面影响。关于偏头痛和收入之间的关系，头痛患者报告说他们因为偏头痛没有开发出最佳的职业潜力，在他们一生中可能会累积大量的经济损失。在世界卫生组织进行的一项基于相对高学历和典型就业人群服务的偏头痛调查中，显示疼痛会影响身体能力，如抬、走、坐等动作，影响完成工作任务所需的动作，从而影响工作表现。疼痛还会通过影响认知、情绪和人际交往能力（如注意力、动机、精力和与他人积极互动的能力）来影响工作表现。此外，偏头痛还会通过一些特殊的症状，如恶心和呕吐，影响工作表现。在社会地位较差的人群中，头痛症状较严重的偏头痛患者劳动参与率降低的程度可能更大。

（二）对患者工作、学习的影响

偏头痛患者在偏头痛发作期间，一般会影响工作和学习，可能会造成缺勤或效率下降，这在慢性偏头痛患者中会有更持续、更大的影响。

在瑞典对偏头痛患者的一项研究显示，偏头痛患者每年头痛发作 1.5～4.2d，35% 偏头痛患者从未因偏头痛而缺席工作，54% 偏头痛患者每年缺席 1～2d。在丹麦的哥本哈根研究中，因偏头痛发作每年每 1000 人缺勤 820 个工作日。在 1999 年法国公布的一项基于日记的旷工记录显示，偏头痛患者每年因头痛而平均休假 2.18d。在瑞典的一项研究中，1/2 的偏头痛患者报告偏头痛对他们继续学习的能力产生了负面影响，1/3 的患者报告偏头痛对他们的财务产生了负面影响。在英国一项对偏头痛患者进行的采访中，显示大多数偏头痛患者的头痛发作频率≥1 次/月，大多数患者有≥50% 的日常活动在发作中受到干扰。据估计，偏头痛患者中每名上班族或者学生平均每年损失 5.7 个工作/学习日。1995～1997 年，在挪威一项包含了 92 566 名成年人的健康调查显示，随着偏头痛的发病频率增加，请病假的风气也在增加。在过去的一年中，每月头痛天数＞14d 的头痛患者（20%）休 8 周病假的比例比没有头痛的患者（6%）要高出 3 倍以上。偏头痛可能导致工作能力下降，从而造成了社会间接成本。与工作效率下降相比，偏头痛导致的病假可能更容易评估，一些基于人群的研究报告称，7%～15% 的工作人员在前一年因头痛缺席工作。大多数研究评估了偏头痛患者的病假，偏头痛患者每年的缺勤天数在 2～6d，平均为每年 2.5 个工作日（7～9d）。在整个人群中，偏头痛患者 1 年内的缺勤率为 5%，就损失的工作日而言，1 年中每 1000 人因偏头痛损失了 270 个工作日。在丹麦的一项流行病学调查显示，在过去的一年中，偏头痛患者中有 43% 的人因头痛缺勤 1d 或更多，最常见的情况是休假 1～7d。据估计，在偏头痛患者中，每年因偏头痛造成的总工作日损失为每 1000 人 270d。一项针对预防性治疗失败的偏头痛患者疾病负担的全球研究结果表明，在所有受访者中，有 70% 的人报告说偏头痛影响了他们的职业生涯。受访者报告的偏头痛对其工作的三大影响是无法专注于工作（52%）、错过太多天的工作（32%）以及同事对他们的病情缺乏了解或认真对待（27%）。在 58% 的全职或兼职带薪工作的受访者中，有 63% 的人报告说他们的雇主知道他们患有偏头痛，但其中只有 18% 的人报告说他们得到了雇主的充分理解。在所有受访者中，9% 的人报告说他们因为患有偏头痛而获得了残疾相关的津贴。大多数在职受访者（60%）报告说，偏头痛导致他们的工作时间减少了 13%，工作时的生产力下降了 48%；52% 的人报告说，由于偏头痛，整体工作效率和日常活动都会受到损害。

8 份世界卫生组织的生活质量调查问卷显示，偏头痛会降低患者的生活质量，偏头痛对工作、家务和休闲活动有显著的影响。中国的一项流行病学调查显示在 3 个月内，偏头痛患者缺勤天数为 2.7d，受损工作日平均为 4.0d，无法做家务的天数为 3.3d，家务劳动受损天数为 4.7d，错过的休闲时间平均为 3.4d。在瑞典的一项偏头痛流行病学研究中，大多数偏头痛患者报告了一定程度的缺课或缺勤，偏头痛对他们生活中的各个方面都产生了负面影响，以及他们对偏头痛/类偏头痛的其他治疗方法的兴趣超过了他们已经尝试的治疗方法。尽管偏头痛患者的工作效率会受到影响，大部分患者在发作期间仍然会去上班或上学，这会导致患者有内疚感、低自尊、缺乏乐趣或工作满意度低，以及无法为自己所做的工作感到自豪。

（三）对患者社交关系和活动的影响

偏头痛会影响患者的社会关系，如家庭关系、伴侣关系及朋友关系等，阻碍患者进行社会活动。一项针对预防性治疗失败的偏头痛患者疾病负担的全球研究结果表明，有 64% 的受访者报告说偏头痛影响了他们的私人生活，包括他们与朋友、亲戚和伴侣的关系，平均而言，每个受访者提到了错过重要事件（生日、婚礼）（52%）、避免做出承诺（50%）、对性生活的影响（49%），以及对因为偏头痛给其家庭生活带来影响感到内疚（44%）的 4 个负面影响。有 78% 的受访者的社交活动也受到影响，平均每个受访者提到了 3 个负面影响，其中最多的是没有办法参加他们过去的所有活动/爱好（59%），被阻止参加社交活动（57%），以及被阻止参加体育活动或锻炼（34%）。在调查开始的前 3 个月中，有 61% 的偏头痛患者依靠家人、朋友或其他人的外部支持来处理日常任务。在家庭方面，一项在美国和英国的两个人口样本中的研究衡量了偏头痛对家庭的影响，超过 60% 的偏头痛患者报告说，在过去的 3 个月里，由于偏头痛，他们做家务的能力受到了显著的影响，有 20% 的偏头痛患者的伴侣做家务的能力也明显减少了。近 46% 的偏头痛患者和 24% 的偏头痛患者伴侣由于患者的偏头痛发作而错过了家庭或社交活动的日子，有 16% 的偏头痛患者和 12% 的偏头痛患者伴侣由于患者的偏头痛而无法制订家庭或社会活动的计划。在对患者子女的影响方面，超过 60% 的偏头痛患者表示偏头痛对自己与孩子的关系有中等到显著的影响，有 40% 的偏头痛患者表示如果没有偏头痛，他们会成为更好的监护人或父母，超过 10% 的偏头痛患者因为疏于对孩子的管教，导致他们的孩子逃学。在伴侣关系方面，有 46% 的患者表示，如果没有头痛，他们会成为更好的伴侣，有 5% 的患者表示他们因为头痛而少生孩子，有 0.4% 的患者表示他们会避免生孩子。偏头痛患者的伴侣对患者施加给他们的要求、责任和义务等明显不满意，偏头痛影响了伴侣间的关系。

二、偏头痛对经济的影响

（一）生产力损失

偏头痛作为一个主要的公共卫生问题，如果我们能够意识到它对生产力造成的严重损失，这将成为我们提高对偏头痛重视程度的原动力。与偏头痛相关的健康状况不佳，以及由此导致的残疾，不可避免地导致患者的生产力下降。在以劳动力为基础的证据中，偏头痛对 15～49 岁的人影响最大，这是人生富有成就的年龄段，即家庭和事业建立及人生前景确立的时期。欧洲之光项目在 10 个欧洲国家进行了一项调查，估计每年因所有头痛疾病造成的社会损失远远超过 1000 亿欧元，其中有 90% 以上可归因于生产力损失。偏头痛作为头痛疾病中的一个重要部分，造成的社会损失是巨大的。生产力损失意味着经济损失，在这些国家的国内生产总值中反映出来的生产力损失规模较大意味着有非常重大的经济损失。虽然偏头痛的总体成本属性很难衡量，但大致可以分为由缺勤等导致的直接成本和因偏头痛发作期间工作状态降低造成的间接成本。与直接成本相比，偏头痛造成的间接成本损失占偏头痛造成的经济损失的比例更大。关于因偏头痛造成生产力损失的成本来源，在意大利、卢森堡、荷兰和西班牙的相关调查中也得出了结论，间接损失成本占 80%～95%，构成了更大的损失部分。有研究表明，在偏头痛发作的情况下工作，造成的工作效率降低通常比旷工所造成的生产率损失更多。

生产力损失在概念上是很容易定义的，然而复杂的、可分离的影响因素使其变成了一个复杂的结构。生产力的实施者决定了生产力损失的性质及程度，如它可以是来自创收工作的损失，也可以来自必要的家务及其他维持生活和生活方式的家务的损失，以及来自社会生活的损失。对生产力损失最好的描述是生产力实施者面对偏头痛做出的选择和行为反应。当偏头痛发作时，缺勤、假性出勤或工作状态较差出勤都是一种选择，选择所依赖的因素可能与多种因素有关，可能与疾病有关，即与偏头痛造成损伤的明显性、程度及发作的时机、频率等有关；可能与患者本身有关，即与生活方式、坚忍精神、总体健康，或患者的社会经济条件，如就业水平、潜在的工资损失和对失业的恐惧等有关；可能与工作有关，即与工作的性质、必要性和享受性有关；可能与所处环境有关，如文化教育等；甚至也可能是随机的。所有这些因素都影响着偏头痛和生产力丧失之间可能存在的任何关系，并可能掩盖它们之间的关系。这些因素将决定偏头痛患者的选择，造成旷工或工作效率降低。偏头痛的影响不仅限于先证者，还包括帮助偏头痛患者处理日常任务的照顾者及因员工缺勤、出勤导致生产效率下降的雇主，以及背负着生产力丧失、劳动生产率下降和医疗成本增高的社会。

美国的一项偏头痛与劳动力损失的早期研究估计，每年因偏头痛造成的劳动力损失在 56 亿～172 亿美元，偏头痛患者每年平均工作日缺席天数有 26d，工作时有 70d 伴有偏头痛，男性和女性偏头痛患者的年平均工作日缺席分别为 3.8d 和 8.3d，偏头痛受损工作日分别为 7.5d 和 7.6d。因为该研究较早，它使用了更低的患病率（男性为 1.8%，女性为 5.2%），与美国目前的偏头痛患病率存在差异。在 1982 年美国的偏头痛调查显示，偏头痛造成的每年社会经济成本至少为 9 亿美元。在美国的一项偏头痛疾病负担研究中，偏头痛每年给美国的雇主造成约 130 亿美元的损失，原因是罹患偏头痛的雇员无法正常工作和工作功能受损，其中近 80 亿美元的损失由旷工直接造成。美国的一项流行病学与预防调查显示，生产力损失时间随着头痛发作频率和平均疼痛强度的增加而增加。较高的生产力损失与女性性别、年龄较轻、非裔美国人种族、较低的收入和较低的教育程度有关。在"欧洲大脑紊乱的成本"项目中关于头痛的部分，有 8 项是从社会角度评估偏头痛的直接或间接成本，分别来自法国、德国、荷兰、西班牙、瑞典和英国这 6 个国家。在可获得数据的这 6 个欧洲国家中，各国偏头痛成本损失费用差异很大，每位患者每年的损失费用从瑞典的约 100 欧元到德国的近 900 欧元不等，但各个国家相同的情况是间接成本损失占大多数，为 72%～98%，原因是工作效率下降，主要是因为缺勤或者是偏头痛发作时工作效率降低。女性患者往往比男性患者损失更多的工作日，但是由于女性的工资和劳动力参与率较低，导致男女患者损失的间接成本总额相差不大。在中国一项对头痛的流行病学调查显示，偏头痛会造成工作效率下降，从而造成间接的社会经济损失。中国因偏头痛造成的间接经济损失金额约为每年 2737 亿元。根据欧洲的一些研究，偏头痛会导致平均 35% 的年生产力损失，然而这项研究是基于患者的自我报告，可能数值偏低。美国的一项研究发现，在有工作的受访者中，偏头痛会导致 22% 的缺勤、60% 的假性出勤、65% 的工作效率下降和 64% 的活动障碍。

　　尽管偏头痛的发病率和致残率很高，但是因为文化和压力的影响，许多患者可能会在工作中默默忍受，导致在一些经济不断增长的亚洲国家中患者失去了显著的生产力。在中国一项以人群为基础的调查中，估计包括偏头痛在内的原发性头痛疾病的损失的年总成本为 6727 亿元，其中直接成本为 1088 亿元，间接成本为 5639 亿元。据估计，偏头痛影响着 800 万日本人，每年给日本经济造成数十亿美元的生产力损失。日本的一家公司对员工进行了调查，结果显示在 2458 人中有 17% 的人患有偏头痛，其中男性患者为 205 人，女性患者为 213 人。与没有头痛或紧张性头痛的人相比，偏头痛患者的缺勤时间明显更多，更加影响工作效率、身心健康并增加雇主的经济成本。使用日本统计局的偏头痛经济损失和工作人口数据，每年因偏头痛造成的经济损失是巨大的，其中每年因假性出勤造成的经济损失为 33 亿美元，每年因旷工造成的经济损失总计为 27 亿美元。对于那些慢性偏头痛的患者，估计每年缺席工作的天数为 2d，而生产率下降（假性出勤）的天数为 46d，这种生产力的损失约占工作年度的 20%。此外，据报道，根据日本患者的工作效率及活动障碍调查问卷（work productivity and activity impairment questionnaire，WPAI）评分，慢性偏头痛患者经历了比发作性偏头痛患者更大的痛苦，且生产力更低。事实上，在北美基于人口的研究表明，生病时仍然坚持工作的患者比旷工可导致更多的工作时间损失。大约 1/3 的偏头痛发作发生在患者的工作日，其中 2/3 的发作会导致间接的生产力损失。与偏头痛发作频率较低的患者相比，慢性偏头痛患者损失的时间是前者的 4 倍。偏头痛造成每年累计 6.0 万～68.6 万个工作日生产时间的损失，估计年度间接成本总额为年度直接成本的 6.2～8.5 倍。根据 1998 年美国偏头痛研究的流行数据，美国和加拿大雇主每年由偏头痛造成的间接成本损失大多数是雇员缺勤工作日造成的，其中女性雇员所占比例更高。这项研究的结果表明，偏头痛的负担不成比例地落在患者和他们的雇主身上，给社会带来的总成本很大，与糖尿病的成本相当，高于哮喘的成本。欧洲之光项目对欧洲因头痛而损失的经济资源进行了全面的估计，从 2008 年 11 月到 2009 年 8 月，对成年人口总和占欧盟成年人口总和 55% 的 8 个国家进行了横断面调查，结果显示：偏头痛的人均年成本最高，为 1222 欧元，其中直接成本占 7%，最高为门诊（30 欧元），其次是调查（19 欧元）、急性药物（16 欧元）、住院（16 欧元）和预防（5 欧元）；间接成本占 93%，其中 2/3 是由于生产率下降（765 欧元），而不是缺勤（371 欧元）。在这些国家中，法国的成本最高，一方面因为法国的高患病率（4.2%）在欧洲排名第二，仅次于西班牙；另一方面因为法国偏头痛患者有非常高的缺勤率。

（二）卫生保健花费

偏头痛患者的就诊必然会造成医疗费用的增加。在 2022 年美国的一项回顾性队列研究中，使用了决策资源组数据库中的索赔和电子健康记录数据，以及 2016～2018 年的完整偏头痛残疾程度评估问卷（MIDAS），探索了使用 MIDAS 评估后 6 个月内 MIDAS 分数与医疗成本的关联。结果表明，偏头痛相关残疾水平越高，发作性偏头痛患者的医疗成本越高。在初级保健环境中，一级医疗保健就诊费用为 206 美元，非常严重的偏头痛患者为 631 美元，相应的购药费用为 203 美元和 719 美元。对于专科治疗（如神经内科医师），一级医疗保健就诊费用为 509 美元，非常严重的偏头痛患者的费用为 885 美元；相应的购药费用为 494 美元和 1020 美元。美国一项研究对临床确诊的 648 名偏头痛患者进行了调查，发现与偏头痛相关的直接医疗费用每人每年高达 817 美元。欧洲报告中偏头痛的医疗费用估计是基于英国、德国和法国等国家最具代表性的医疗费用估计的平均值。据估计，西欧国家每个偏头痛患者的年平均医疗费用为 585 欧元。偏头痛是脑部疾病中成本最低的疾病，然而，由于偏头痛的高患病率，在 2004 年全欧洲偏头痛的总医疗成本估计为 270 亿欧元，是神经疾病单一病种中医疗成本最高的。在欧洲，每个偏头痛患者的医疗成本为 133～1030 欧元，在所有神经系统疾病中费用较低，但因患者人数多，所以总成本高。美国的一项研究发现，偏头痛患者每月自付医疗费为 90 美元，医疗保险费为 124 美元，处方费为 40 美元，补充治疗费为 50 美元。那些预防性治疗失败 2 次或 2 次以上的偏头痛患者报告的月自付医疗费用较高，为 99 美元。在美国的一项偏头痛疾病负担研究中，医疗费用的结果表明，年龄在 30～49 岁的男女偏头痛患者的间接费用均高于年轻或年长的就业患者。每年治疗偏头痛的直接医疗费用约为 10 亿美元，其中女性患者花费约占费用的 80%，每位确诊患者的医疗费用约为 100 美元。患者就诊医师的费用约占所有费用的 60%，而偏头痛患者相关治疗或预防的处方药物费用约占所有费用的 30%，相比之下，急诊费用占直接费用的比例不到 1%。在英国，工资的巨大差异导致男性偏头痛患者的间接成本高于女性偏头痛患者。相比之下，在荷兰，男性偏头痛患者的费用只比女性偏头痛患者略高。这表明，平均而言，女性往往会因为偏头痛失去更多的工作时间；但是，由于女性患者薪金水平较低以及其与男性相比劳动参与率按比例减少，妇女偏头痛患者因此产生的间接成本与男子偏头痛相似，甚至低于男子。美国的一项利用管理医疗索赔数据库的研究中发现，偏头痛患者每个月的平均费用为 145 美元，而其他患者为 89 美元，然而由于与偏头痛有关的几种神经和精神疾病，包括抑郁、癫痫和脑卒中被归因于其他共存疾病，这个数据是被低估的。

为大量的偏头痛就诊患者在全球范围内提供护理，无疑会消耗大量的卫生保健资源，需要大量的前期投入，偏头痛患者就诊也需要花费许多费用。但若偏头痛患者不治疗或不寻求专业医疗帮助，虽然不会产生头痛医疗服务的直接成本，但从长期来看，会造成更严重的间接经济损失。因为与偏头痛医疗服务的直接成本相比，由偏头痛引起的间接成本在总成本中占据了压倒性的比例。如果医疗服务恢复了患者因头痛而失去的生产力，甚至只是一小部分生产力，那么有望节省更多的资金来抵消成本。2011 年世界卫生组织（WHO）表示，如果通过给偏头痛患者提供更好的治疗能够减少生产力的部分损失，那么投资于头痛医疗服务，不仅效益高，而且还有可能节省成本。目前只有少数的偏头痛患者就诊，大多数患者不去寻求专业帮助。有经济分析发现，许多治疗偏头痛的方法在提高总体经济效益方面是非常可观的。欧洲之光项目强调了偏头痛是给社会造成巨大经济损失的驱动因素，增加有效医疗保健的投资不仅可以改善公共健康，同时可以减少生产力的损失，节省的金额是医疗保健投资金额的数倍。

（三）药品滥用问题

尽管有多种药物可用于偏头痛急性期治疗和间歇期预防性治疗，但是，许多需要预防性药物治疗的偏头痛患者并未服用预防药物，导致急性镇痛药的滥用和头痛的慢性化。此外，相当多的患者对急性镇痛药物反应无效，或合并了药物的禁忌证，或无法耐受急性镇痛药的不良反应，或是对于急性镇痛药治疗依从性差。部分偏头痛患者，其头痛的发作频率、严重程度和持续时间已明显影响了患者的社会功能和生活质量，并且难以通过药物治疗有效缓解，这常常会导致药物滥用。之前，药物过度使用性头痛（medication-overuse headache，MOH）被视为一种单独的疾病，但在GBD2016中它被认为是偏头痛或紧张性头痛的后遗症，MOH的负担被添加到这些头痛类型的估计负担中，其中由偏头痛引起的比例为73.4%。转化型偏头痛患者大多数为女性，是偏头痛的一种不利演变，被认为与在十几岁至二十几岁时期有发作性偏头痛病史及过量服用药物有关，当然也与咖啡因过量使用或者肥胖、压力等因素有关，但后者的相对影响较小。MOH与偶发性偏头痛相比，疾病负担更重，生活质量下降程度更大。在美国的一项偏头痛研究中，被调查者中共有71%男性和59%女性根据自我报告的症状数据被确定患有偏头痛，但他们从未从医师那里得到诊断。虽然大多数偏头痛患者报告服用了治疗头痛的药物，但大多数人使用的是非处方药。即使在有中度或重度头痛相关功能障碍的偏头痛患者中，也只有不到一半的患者接受了处方药物的治疗。偏头痛患者带来的一个重要社会影响——药物滥用问题，损害了健康保健。

三、偏头痛造成影响的原因

尽管偏头痛的发病率如此之高，而且偏头痛发作具有致残风险，但作为一种公共卫生优先事项，偏头痛并没有得到足够的重视，它对社会的影响被低估了。

（一）群众对偏头痛的认识不足

1. 患者本身原因　患者不重视偏头痛，部分原因是大多数的偏头痛既不致命，也不具有传染性，不会导致永久性或客观的残疾，且在不发作时一如常人。有限的专业知识及受教育的水平，以及对偏头痛的理解匮乏，阻碍了人们认识其对本身生活、工作、学习的影响。

（1）患者不寻求治疗。大多数的偏头痛患者选择不寻求治疗，认为自己的头痛障碍不够严重，不需要咨询。当然，这也与个人性格有关。如中国的文化和传统要求男性更要忍受疼痛，这可能会导致他们忽视偏头痛，进而造成更大的心理负担和身体负担。有72%的偏头痛患者没有为自己的偏头痛寻求医学咨询，尽管其中有63%患者表示他们无法应对自己的疾病。中国的一项基于人群调查的研究表明，在5041名受试者中，有1060人符合偏头痛症状，其中只有不到1/2的患者在前一年与至少一位医师进行过头痛咨询。女性偏头痛患者比男性偏头痛患者更有可能去咨询，但差异不显著。农村居民就诊率更高，受教育程度与偏头痛的就诊率呈负相关，家庭收入则对其没有明显的影响。在偏头痛患者中，头痛的严重程度和发作频率与就诊率直接相关。一篇2019年的综述报告1988～2019年中国、日本和韩国偏头痛患者的临床管理情况，结果显示所有国家偏头痛患者的疾病意识/诊断水平都很低。在中国偏头痛患者中，52.9%～68.6%的患者以前曾咨询过医师，37.2%～52.7%被诊断为头痛的患者以前没有被诊断为偏头痛，13.5%～18%的患者在以前被诊断为偏头痛；在日本的偏头痛患者中，59.4%～71.8%的患者以前从未咨询过医师，1.3%～7.3%的患者经常因头痛而咨询医师，只有11.6%的偏头痛患者知道自己患有偏头痛。在2017年中国的一项流行病学调查表明，人们对头痛存在的自我意识普遍较低，即使是医务人员，也倾向于回避全科医师的评估。在以人群为基础的研究中已经发现，大多数因偏头痛咨询医师的个体之后不会再定期咨询医师，但偏头痛患者没有与医师接触的原因却很少被讨论，可能的解释是偏头痛患者认为医师不能诊断或治疗偏头痛。在瑞典的一项偏头痛流行病学研究表明，只有约 27% 的偏头痛患者目前在咨询医师（6% 定期；21% 偶尔），有约 73% 的患者因头痛而停止就医（29%）或从未就医（44%）。

（2）部分患者自行服用非处方镇痛药。部分患者自行服用非处方药，使头痛可以得到短期控制，但因未在医疗专业人员指导下用药，存在着非处方药使用的局限性、自我管理不善、心理产生依赖，甚至过度使用药物而造成药物过度使用性头痛等弊端，以及会出现从超市和其他未经许可的商店而不是从药剂师那里购买镇痛药的风险。世界卫生组织出版了《2011 年世界头痛疾病和资源地图集》，记录了全球范围内由头痛引起的健康问题，结果是偏头痛患者大多未得到治疗，这个问题至今仍没有得到解决。在俄罗斯，每 3 个接受偏头痛治疗的人中只有 1 个曾就诊过神经科医师；在西欧大多数国家，如西班牙，每 3 个偏头痛患者中只有 1 个人接受过治疗；而在卢森堡，每 4 个偏头痛患者中只有 1 个人为此去看过专家。欧洲之光在 10 个欧盟国家的研究中发现，在经常发作偏头痛且明确需要预防性药物治疗（每月头痛天数超过 5d）的参与者中，只有不到 20% 的偏头痛患者接受过不同程度的医疗护理。结合护理充分性的指数，这项研究确定了其中仅有 1/2 的偏头痛患者（即在大多数国家中，只有不到 10% 的患者）接受了急性期治疗，更少比例的偏头痛患者接受了预防性药物治疗。在俄罗斯，同样是在一项以人口为基础的调查中，发现全国范围内只有 15% 的头痛患者有过咨询行为，其中 1/3 的患者咨询专家，在咨询专家的偏头痛患者中有 16% 的患者咨询专科医师、有 8% 的患者咨询物理治疗师、有 7% 的患者咨询按摩师，女性患者的就诊率普遍高于男性。在 2019 年的一篇综述中，报告了 1988～2019 年在中国、日本和韩国偏头痛患者的临床管理情况，结果表明在这 3 个国家中，非处方药的使用率很高，处方药的使用率很低。

（3）错误就诊。部分偏头痛患者选择就诊，但他们不能正确地选择治疗科室，他们选择去全科、中医针灸科、治未病科等就诊，却未选择头痛专科门诊或神经内科就诊。在中国的一项头痛保健研究中显示，偏头痛患者因头痛而去看医师的比例虽明显高于其他头痛患者，但约有 1/2 的就诊是在卫生系统的诊所层面上进行的，在三级医院就诊的偏头痛患者相对较少，仅为 5.9%，而有 7.9% 的偏头痛患者到中医医院就诊。在卫生生服务发达的伊朗，许多患者错误地选择去看神经外科医师、耳鼻喉科医师、眼科医师或疼痛诊所医师。在爱沙尼亚，这是一个初级保健和转诊系统很发达的国家，在患者教育干预之前全科医师向神经科医师转诊的比例是 39.5%。在希腊，只有 1/5 的头痛患者寻求专业治疗，但其中大多数人都是从私人神经科医师那里寻求治疗。在英国，作为国家卫生服务的一个基本特征，全科医师保持着看门人的角色，神经科医师收到的大多数转诊报告中，多达 1/3 的患者是偏头痛患者，这比其他任何神经疾病都要多。在丹麦，一项流行病学研究调查了近一年的偏头痛患者就诊情况，结果显示近 1/2 的偏头痛患者从未因为自己的头痛联系过他们的全科医师。有 56% 的偏头痛患者曾经因为偏头痛而咨询过他们的全科医师，有 16% 的偏头痛患者曾咨询过一位或多位专家，有 4% 的紧张性头痛患者曾咨询过专家。在过去的一年中，有 50% 的偏头痛患者和 83% 的紧张性头痛患者在该年度至少使用过一种药物，其中乙酰水杨酸制剂和对乙酰氨基酚是最常用的镇痛药，只有 7% 的患者采取了预防偏头痛的治疗措施。药物消费者调查显示，女性患者比男性患者服用了更多的镇痛药。

2. 非患者原因 对于未患偏头痛的大众，因不能理解疼痛的感觉及其产生的一系列影响，他们可能会认为偏头痛的患者不过是受"矫情"等情绪因素的影响而逃避工作、责任。使用慢性偏头痛污名量表（SSCI），发现与慢性偏头痛相关的污名比其他包括脑卒中、癫痫、多发性硬化症、帕金森病、运动神经元病在内的神经系统疾病更多。在一项研究中，在认识至少 1 名偏头痛患者的人群中，有超过 40% 的人认为偏头痛患者是以疾病为借口逃避家庭、工作或学业承诺，和（或）夸大自己的症状。超过 1/3（36%）的人认为偏头痛发作是患者自己的不健康行为引起的，大约 1/3（29%）的人认为偏头痛患者给自己的同事带来了困扰。这些态度和信念可能存在于偏头痛患者周围的所有人中，包括患者的同事、朋友和家人。只有22%的人认为偏头痛是严重的疾病。

（二）国际卫生组织和政府规划的延迟

在世界范围内，人们对排队等待保健资源的偏头痛患者的重视程度偏低。偏头痛作为世界上的常见疾病之一，直到近些年人们才认识到它对公共卫生的重要性。GBD作为国际卫生组织、政府确定和规划卫生服务优先事项的权威性重要工具，直到GBD2000才添加了偏头痛。似乎很少有政府愿意采取协调一致的行动来解决偏头痛问题，这表明人们对偏头痛造成的巨大的人口健康不良负担或其对社会的重大但潜在可逆的经济负担缺乏认识；另外，由偏头痛造成的医疗保健成本是高昂的，直到近些年，才有证据表明有效的偏头痛治疗确实能部分减少其造成的生产力丧失，并有可能产生较高的经济效益。这种将头痛护理放在医疗服务中的优先地位的经济论点，将是推动偏头痛患者有效治疗的重要方法。

（三）医疗保健系统的不完善

虽然我们可以通过合理的护理降低影响偏头痛造成的巨大疾病负担，但偏头痛仍然随处可见，一部分原因是提供这种护理的卫生系统未能惠及更多需要它的人。在中国很多城镇级别的医院，没有专业头痛门诊、神经内科及专业治疗偏头痛的医师，甚至在乡级医院没有细致的分科，统称为内科、全科医学。在尼泊尔的一项以人口为基础的调查中，发现有58%的头痛被调查者咨询过专业的专科医师。这个比例显示尼泊尔的头痛患者似乎比许多较发达国家如日本、欧盟各国和北美各国的患者更容易获得医疗保健，但事实并非如此。尼泊尔的"医疗会诊"包括了范围非常广泛的初级保健医师，其中包括一些在其他国家不被认可的卫生专业人员。若这个调查不包括咨询药剂师（15%），咨询比例会降至43%，这与中国的咨询比例47%相似。在最显著的对比中，如果仅考虑医师就诊，则这一比例可进一步下降到19%，远低于其他地区。此外，由于尼泊尔没有头痛专家，也很少有神经科医师，头痛患者"专家"咨询主要是向眼科医师、耳鼻喉科医师或精神病学家咨询。换句话说，这些发现反映出需求很高，但并没有得到良好的护理，相反，在尼泊尔因患者头痛而造成的负担高得惊人。对于医师来说，即使是神经内科医师，偏头痛也只是一个优先级别低的疾病。在世界范围内，在正规本科医学培训的4～6年中，只有4h用于头痛障碍的学习，分给偏头痛的培训时间更少，这必将影响偏头痛的诊断和治疗。在美国和英国的一项基于人群的研究中，只有2/3的成年人偏头痛被正确诊断，有1/2的患者咨询了医疗保健提供者，但在那些没有咨询的患者中，超过60%的患者表现出严重的偏头痛相关残疾。这项研究中虽有可能存在偏差，但尽管如此，仍然表明这两个国家的护理途径都有缺陷。在中国的一项头痛保健研究中，偏头痛患者因头痛而去看医师的就诊者中，漏诊和误诊现象非常常见，咨询偏头痛的患者被诊断为"神经性头痛"的比例为13.8%。中国头痛医疗服务的覆盖范围有限，获得这些医疗服务的患者也存在着很高的漏诊率和误诊率。在2017年中国的一项流行病学调查表明，尽管偏头痛在中国有高患病率和高负担，但在卫生保健系统中，存在头痛疾病的诊断不足、治疗不足和优先考虑不足等问题，这与低收入和中等收入国家的情况相似。"血管性头痛""神经性头痛"等各种非标准的头痛诊断仍在全国被广泛应用，这可能导致不适当的治疗措施，如滥用镇痛药物；不必要的辅助检查，如使用磁共振检查；不合适的反复咨询，这些情况都有可能加重头痛障碍的疾病负担。在亚洲的8个国家中进行的一项研究显示，只有58.6%的偏头痛患者在研究前被医师诊断为偏头痛，而且其中许多患者并没有从他们目前的偏头痛治疗中受益。此外，许多未被识别的偏头痛患者由于缺乏有效的治疗，会经常向医师咨询头痛。在瑞典的一项偏头痛流行病学调查中，显示超过1/2的患者对他们已经尝试过但感觉没有疗效的治疗之外的偏头痛或类偏头痛治疗方法非常感兴趣。针灸和瑜伽等大量尝试性的补充疗法的出现，表明患者对医师提供的现有疗法的不满。

有先兆症状的偏头痛患者更愿意就诊，被医师诊断为偏头痛的患者中有 61% 经历过先兆症状，未被诊断为偏头痛的患者中有 29% 经历过先兆症状，就诊患者是未就诊患者的 2 倍多。在有先兆症状的女性患者中恶心或呕吐等症状占 79%，明显多于男性的 68%，女性也更愿意就诊。

（四）偏头痛本身的性质

因偏头痛病因和发病机制的复杂性，目前对偏头痛的治疗仍停留在药物控制阶段，大部分患者无法得到根治，这使患者对长期治疗过程缺乏信心，导致了不信任的医患关系，同时也导致了医师缺乏对偏头痛疾病的治疗兴趣。偏头痛有很多亚型，这会造成偏头痛患者的诊断存在推迟或偏差。在大多数情况下，偏头痛患者的确切诊断被推迟，据报道，大部分的偏头痛发作持续时间少于 4h（标准允许的最短时间）。有一种亚型叫作很可能的偏头痛，它的临床症状和诊断与普通偏头痛相似，但直到 2000 年才被各项研究提出，在临床上才逐渐地明确诊断为偏头痛的亚型。对于慢性偏头痛的处理，其中有一部分患者可能已经合并药物过度使用导致的头痛，但其高频率的发病往往会模糊诊断所需的特征，造成临床诊断的偏差。偏头痛作为亚型多、影响因素多且复杂的疾病，容易误诊和漏诊。前庭性偏头痛作为偏头痛亚型的一种，在耳鼻喉科门诊就诊的患者中占 4.2%～29.3%，在头晕门诊中占 6%～25.1%，在头痛门诊中占 9%～11.9%，其诊断率较低，容易漏诊、误诊。偏头痛发作的不可预测性和患者对未来可能发生头痛的焦虑会对发作间期产生影响。在瑞典的一项流行病学调查中发现，当参与者被问及"是否恢复正常功能"时，不到 1/2 的患者报告说他们在两次发作之间完全恢复功能了。许多偏头痛患者生活在对下一次发作的持续担忧中，导致焦虑和逃避行为，这导致在无头痛阶段的慢性残疾。偏头痛的不可预测性加上令患者不满意的治疗方案，不仅给患者，也给患者的家人带来了痛苦和沮丧情绪。

（五）社会发展

随着全球人口年龄结构发生变化，儿童和青少年在减少，中年人在增加。在 DALY 排名中，头痛在 2016 年比 1990 年更高，这是因为致命性疾病的 YLL 总体下降。一般而言，非传染性疾病的 DALY 随着年龄的增长而迅速增加，因此，在老龄化人口中，非传染性疾病的死亡率和 DALY 将增加。而老龄化对偏头痛的影响较小，因为偏头痛在年轻人和中年人中最常见，随着年龄的增长，偏头痛发病变得不那么常见，使得人们对其重视不足。

第四节　偏头痛与共患疾病

一、精神障碍

（一）焦虑和恐慌

焦虑和情绪障碍已被证明是与偏头痛最相关的精神疾病，影响疾病的患病率、预后、治疗和临床结果。有研究报告说，偏头痛患者的焦虑和情绪障碍是普通人群的 2～10 倍。此外，无论是否患有偏头痛，焦虑和情绪障碍均与较差的生活质量和自杀风险增加相关。此外，精神合并症是发作性偏头痛进展为慢性偏头痛的危险因素。偏头痛和焦虑的关联已在临床和社区环境中得到证明。例如，即使在调整了人口变量和疼痛状况后，偏头痛患者的广泛性焦虑症患病率也更高。一项研究分析了从加拿大社区健康人口调查中收集的二手数据，发现偏头痛患者占广泛性焦虑症的发生率比没有偏头痛的人高 2.5 倍。在 Antonaci 等进行的一项研究中，一般焦虑和社交恐惧症是与年轻人的偏头痛关系最密切的焦虑类型。在一项关于偏头痛与焦虑关系的系统评价中，结果显示偏头痛和焦虑之间存在强烈且一致的正相关。纳入研究的数据分析显示，两项队列研究的平均随机效应为 1.63（1.37～1.93），与非偏头痛患者或健康参与者相比，偏头痛患者焦虑合并症的患病率和横断面研究的平均 OR 为 2.33（2.20～2.47）。显然，偏头痛和焦虑是共病的，偏头痛患者焦虑的发生率几乎是非偏头痛患者的 4 倍。另外，偏头痛患者的焦虑症患病率是偏头痛抑郁症患者的 2 倍。从 Breslau 等的早期流行病学研究以来，年轻人的偏头痛与精神疾病之间的关系被认为是双向的，大多数偏头痛患者与双相情感障碍、惊恐发作或广泛性焦虑症及乙醇和药物滥用有关。同样，在 Swartz 等的一项研究中，即使在调整了年龄和性别之后，偏头痛和抑郁、恐慌、恐惧症以及自杀之间也存在显著关联。后来，Breslau 等的研究表明，偏头痛及其精神疾病的共病进一步增加了残疾、复杂的精神和神经系统护理的可能性，并显著增加了自杀的风险。事实上，通过对偏头痛与自杀之间联系的调查发现，即使在调整了精神状况后，偏头痛仍然是自杀未遂的危险因素。在另一项系统评价中，还强调了偏头痛、重度抑郁症和恐慌症之间的双向关系。一项对1990～2012 年高质量流行病学研究数据的荟萃分析表明，偏头痛患者发生恐慌症的概率是非偏头痛患者的 3.76 倍。即使在控制了人口统计变量和抑郁共病之后，这种相关性仍然是显著的。恐慌症的存在与偏头痛更频繁地发作、致残性增加、偏头痛慢性化和药物滥用相关。恐慌症在偶发性偏头痛患者中的终身患病率为 5%～17%，在转化和慢性偏头痛患者的样本中，恐慌症患病率为25%～30%。与其他精神疾病一样，恐慌症在有先兆偏头痛患者中的患病率明显高于无先兆偏头痛患者。恐慌症在寻求治疗的偏头痛患者和到专科诊所就诊的患者中也最常见。虽然恐慌症在普通人群中的终身患病率低于几乎所有其他焦虑症（强迫症是一个例外），但偏头痛患者的恐慌症患病率通常高于其他焦虑症患者。这表明在所有的焦虑症中，偏头痛与恐慌症的关系最为密切。评估有恐慌症和没有恐慌症的患者的偏头痛发病率时，除了绝经后的妇女，恐慌症的存在也给偏头痛的发病带来了显著的风险。超过 60% 的恐慌症门诊患者符合偏头痛的诊断标准。在社区招募的偏头痛样本中，恐慌症的发病率是社交恐惧症的 2 倍。

（二）抑郁

偏头痛患者和抑郁症患者在临床和社区环境中有较高的共病率，并且两者之间存在双向关系。在中国一项涉及 176 名偏头痛患者 [平均年龄（39.1±11.6）岁] 的研究发现，抑郁症的发生率为 17.6%。这一发现低于其他临床研究中观察到的比例：在英国一项包括 600 多名偏头痛患者的研究中发现抑郁症的发生率为 20%；在意大利一项涉及 158 名无先兆偏头痛的成人和 216 名紧张性头痛或偏头痛加紧张性头痛患者的精神疾病共病情况的研究中发现抑郁症的发生率为 23.1%；并且中国的比例也低于在美国基于人群的研究中的比例（28.5%～42%）。在中国台湾的一项老年头痛患者的抑郁症患病率的调查研究中，发现抑郁症患病率为 13.4%。一项针对韩国人群头痛和抑郁关系的全国性横断面调查的人口研究发现，有 1/6 的偏头痛患者有抑郁症。流行病学研究一致证实，有偏头痛病史的个体患抑郁症的风险增加。例如，一些研究报告说，偏头痛患者患抑郁症的可能性是健康人群的 2～3 倍，偏头痛患者的重度抑郁症患病率明显高于非偏头痛患者，尤其是 18～38 岁的偏头痛患者。此外，其他研究表明，一旦确定偏头痛与抑郁症共病，则两者存在双向剂量-反应关系，即其中一种疾病的恶化与另一种疾病症状的随后加重有关。偏头痛患者比非偏头痛患者首发抑郁的可能性高 1.4～6 倍，重度抑郁症患者比非抑郁症患者发生偏头痛尤其是有先兆偏头痛的可能性高 1.6～3.4 倍。在一项前瞻性队列研究中，偏头痛是抑郁症的危险因素，横断面研究也表明偏头痛与抑郁症相关。在基于人群的几项研究中发现，偏头痛患者的抑郁发生率是普通人群的 2～2.5 倍。大约 40% 的偏头痛患者报告偏头痛和抑郁症之间的关系是双向的。

（三）双相情感障碍

一项荟萃分析显示，在双相情感障碍患者的临床样本中，偏头痛的总体发病率为 34.8%。双相情感障碍病例中偏头痛的患病率为 15.7%～58%，加权平均患病率为 30.4%。在临床评估的精神病患者中，双相情感障碍患者偏头痛的患病率仅次于重度抑郁症，但比其他精神疾病更常见。在双相情感障碍Ⅰ型患者中，偏头痛的患病率为14%～28.6%。对于双相情感障碍Ⅱ型患者，偏头痛的患病率范围要大得多，为6.3%～82.1%。双相情感障碍Ⅰ型和双相情感障碍Ⅱ型患者偏头痛的加权平均患病率分别为21.1%和41.7%。一项研究显示，与双相情感障碍Ⅰ型患者相比，双相情感障碍Ⅱ型患者患偏头痛的比例明显更高。另一项研究显示，偏头痛的双相情感障碍Ⅱ型患者的比例明显高于不患有偏头痛的双相情感障碍Ⅱ型患者。有趣的是，一项研究揭示了相反的趋势，即偏头痛在双相情感障碍Ⅰ型患者中比双相情感障碍Ⅱ型患者中更常见。三项研究发现，与男性患者相比，患有双相情感障碍的女性更常见偏头痛。偏头痛研究参与者中双相情感障碍的加权平均患病率为9%，比一般人群中双相情感障碍的12个月患病率高出3.2倍。在社区流行病学研究中，偏头痛患者的双相情感障碍加权平均患病率为5.9%，比一般人群中双相情感障碍的12个月患病率高2.1倍。在流行病学研究中报道的偏头痛患者一生中双相情感障碍的患病率超过了一般人群中双相情感障碍的预期12个月患病率。与依赖于偏头痛患者临床样本的研究相比，来自社区流行病学研究的偏头痛患者双相情感障碍的加权平均流行率表明，偏头痛与双相情感障碍之间关系的估计更为保守，这可能反映了由于临床样本中的偏差而造成的高估。尽管如此，无论来自社区还是临床环境，偏头痛患者的双相情感障碍及其亚型的发病率似乎都高于一般人群。在双相情感障碍亚型中，偏头痛在双相情感障碍Ⅱ型患者中发生率最高。偏头痛在患双相情感障碍的女性中更为常见。

（四）创伤后应激障碍

越来越多的流行病学文献支持偏头痛与创伤后应激障碍之间存在关联。在包括三级疼痛和头痛诊所、退伍军人和一般人群调查的多个不同队列中，偏头痛患者创伤后应激障碍的患病率增加。在基于临床的三级研究中，22%～30%的偏头痛患者符合创伤后应激障碍诊断标准。在一项退伍军人队列调查中，偏头痛患者创伤后应激障碍的患病率甚至高于在三级医疗诊所发现的情况，几乎50%的偏头痛患者符合创伤后应激障碍标准。最后，在对超过5600名参与者进行的一般人群调查中，发现发作性偏头痛患者创伤后应激障碍的12个月和终身优势比大于发作性偏头痛患者的重度抑郁或广泛性焦虑的优势比。发作性偏头痛创伤后应激障碍患病率比没有头痛的患者高3～4倍。此外，与没有头痛的患者相比，发作性偏头痛患者的12个月创伤后应激障碍患病率为14.3%，终身创伤后应激障碍患病率为21.5%。在一项针对一般人群的研究报告中，无论创伤后应激障碍状态如何，发作性偏头痛患者的创伤性压力源比非偏头痛的患者更多。此外，在一项针对80名头痛患者的临床研究报告中揭示了最常见的创伤性生活事件，包括得知家人或密友受伤或死亡、突然受伤或遭遇车祸、看到某人受伤或死亡以及暴力袭击，这些发现也得到了对基于三级诊所的将近600名偏头痛患者的研究的支持，参与者目睹、知道或直接经历了类似的创伤事件，包括自然灾害、突然暴力死亡、战斗和交通事故。然而，在这项研究中，在符合创伤后应激障碍标准并将创伤性生活事件报告为"发生在我身上"的所有参与者中，最常报告的创伤包括交通事故、亲人突然意外死亡以及各种身体及精神伤害。此外，在同一项研究中，有60%创伤后应激障碍的发作性偏头痛患者将身体伤害或性虐待报告为创伤性生活事件。迄今为止，仅在一项研究中专门评估了创伤后应激障碍与偏头痛关联的性别差异。在一项包含5692名参与者的一般人群研究中，将发作性偏头痛患者的创伤后应激障碍性别特异性优势比与没有头痛的患者进行了比较，与没有头痛的女性和男性相比，患有偏头痛的女性和男性的创伤后应激障碍性别特异性优势比增加了，即与患有偏头痛的女性相比，患有偏头痛的男性出现创伤后应激障碍的概率明显更高。具体来说，男性偏头痛患者患创伤后应激障碍的概率比女性偏头痛患者高3～4倍。

（五）睡眠障碍

睡眠障碍是偏头痛患者的常见主诉。伴有睡眠障碍的偏头痛或头痛患者通常会出现更严重的头痛症状并导致生活质量降低。偏头痛和失眠表现出很强的相关性，在临床和基于人群的横断面研究中一直表明这两种疾病存在显著的相关性。使用单个数据集的两项纵向研究显示了偏头痛和失眠之间的双向关系，在失眠症发作 11 年后，个体患偏头痛的风险增加了，反之亦然。发作频率增加的偏头痛患者发生失眠的概率增加，并且患偏头痛的风险与严重失眠呈正相关。在韩国一项针对 19～69 岁成年人头痛和睡眠障碍的全国性横断面调查的研究报告显示，失眠症患者患偏头痛的风险增加。此外，失眠严重程度指数（ISI）总评分反映的失眠严重程度在失眠个体和头痛状态组之间没有差异。这些发现表明，头痛状态不会影响失眠的总体严重程度。相比之下，失眠对偏头痛患者的临床表现有显著影响。在 290 名失眠参与者中，与没有失眠症的参与者相比，失眠症参与者的偏头痛患病率明显更高。与没有失眠症的偏头痛患者相比，有失眠症的偏头痛患者的头痛强度和头痛影响更大。一些研究提出了偏头痛患者的睡眠质量比非偏头痛患者差的证据，患者自我报告的睡眠质量差与偏头痛发作频率增加或偏头痛慢性化有关，并且偏头痛预防性治疗可能会提高睡眠质量。多项流行病学研究评估了偏头痛与失眠之间的关联，与没有头痛的患者相比，偏头痛患者的失眠患病率显著升高。据报道，与没有头痛的患者相比，失眠患者的偏头痛患病率更高。根据 Nord-Trøndelag Health Study（HUNT）前瞻性人群研究的结果，偏头痛和失眠之间的关联可能是双向的。事实上，与没有失眠的无头痛受试者相比，患有失眠的无头痛个体在 11 年后发生偏头痛的风险更高。同样，与没有偏头痛的受试者相比，偏头痛患者在 11 年后患失眠症的风险增加了 2 倍，这种风险在每月至少有 7 天发作偏头痛的患者中更高。失眠的存在与偏头痛发作强度、频率增加以及头痛慢性化的风险有关。Kim 等发现，与非偏头痛患者相比，偏头痛患者的失眠患病率更高（15.1% vs 25.9%）。失眠个体发生偏头痛或非偏头痛头痛的风险相同。一项对在三级头痛中心就诊的 1283 名偏头痛患者的研究发现，至少有 1/2 的人报告说偶尔有睡眠障碍。睡眠中断是偏头痛的常见诱因之一，偏头痛患者的睡眠时间会缩短，这与头痛的严重程度有关。在挪威的一项基于人群的调查研究显示，在 297 名参与者中用 Karolinska 睡眠问卷（KSQ）和 Epworth 嗜睡量表（ESS）评估睡眠情况，偏头痛患者 ESS 得分为 10 分的可能性是无头痛者的 3 倍，偏头痛患者 KSQ 得分高的人数是无头痛者人数的 5 倍。关于阻塞性睡眠呼吸暂停在偏头痛患者中是否更常见的相关研究存在冲突，但与发作性偏头痛患者相比，它似乎在慢性偏头痛患者中更常见，而且发作性偏头痛患者中存在阻塞性睡眠呼吸暂停，是偏头痛慢性化的一个风险因素。

（六）癫痫

癫痫患者的偏头痛患病率为 26%～86%，有先兆偏头痛的发生率为 41.8%（正常人为 25.8%）。在偏头痛患者中癫痫的发生率为 5.9%（正常个体为 0.5%），在偏头痛先兆期间癫痫的发生率为 11.3%～16.5%。有研究报道，与他们没有癫痫发作的亲属相比，近 2000 名癫痫患者的偏头痛发生风险增加了 2.4 倍。通过对癫痫患者的研究证实，癫痫患者会出现各种类型的头痛，最常见的是癫痫发作后头痛，并且头痛的存在显著增加了癫痫患者的疾病负担。在韩国的一项流行病学研究中，癫痫患者首次就诊时偏头痛的患病率为 12.4%（597 人中有 74 人）。在观察个体发作时，头痛和癫痫之间存在很明显的时间依赖性关系。癫痫患者的头痛可表现为偏头痛发作间期、发作期或发作后的症状，临床特征多样，使得医师难以区分部分患者是偏头痛发作还是癫痫发作。韩国癫痫患者首次就诊时报告的癫痫前驱期、发作期和发作后偏头痛的发生率分别为 4.4%、1.5% 和 24.5%。在韩国，通过一项包括 800 多名难治性癫痫患者的研究发现，癫痫发作前、发作时和发作后头痛的发生率分别为 6.3%、0.7% 和 30.9%。尽管在不同研究报道中与癫痫发作相关的头痛发生率存在很大差异,但所有研究一致表明,癫痫发作后头痛是最常见的头痛类型,发生率为24%~60%。在一项研究中表明,头痛是癫痫患者最常见的发作后症状(38%),其次是头晕和意识模糊,癫痫发作后头痛的存在对于区分癫痫发作患者和非癫痫发作患者非常有用。与成人患者相比,儿童期头痛和癫痫合并症的报道较少。一项回顾性病例对照研究表明,与紧张性头痛相比,儿童偏头痛患者罹患癫痫的风险增加了3.2倍,而儿童癫痫患者罹患偏头痛的风险比紧张性头痛高4.5倍。一项在三级神经病诊所就诊的400名癫痫儿童的横断面研究显示,偏头痛总体患病率为25%。偏头痛更常见于10岁以上的儿童和伴有中央颞叶尖峰的良性癫痫的患者。在韩国的一项研究中发现,癫痫患者的偏头痛患病率甚至更高,因为在229名癫痫患者中就有86名(37.6%)患者被诊断为偏头痛。偏头痛和癫痫最显著的关联见于加斯托(Gastaut)型特发性儿童枕叶癫痫患者,这种癫痫综合征通常是自限性疾病,发病高峰在8~9岁。这是一种罕见的疾病,在新诊断的非热性惊厥儿童中的患病率估计为0.3%。视觉异常是发作时最常见的发作表现,通常也是唯一的发作症状,在几秒钟内发展,通常持续1~3min。最常见的非视觉症状是眼睛的水平震颤,其次是部分惊厥或全身性强直-阵挛性癫痫发作。与Gastaut型特发性儿童枕叶癫痫的幻视持续时间较短相比,由先兆偏头痛引起的视觉现象一般在数分钟内缓慢发展,持续时间较长。帕纳约托普洛斯(Panayiopoulos)型的良性儿童枕叶癫痫通常在3~5岁出现,伴有罕见的长时间和夜间癫痫发作,具有明显的自主神经特征,随后出现阵挛运动症状。尽管偏头痛在这种综合征中并不常见,但在这些癫痫患者中癫痫发作后偏头痛非常常见。在伴有中央颞叶棘波的良性癫痫综合征患者中,偏头痛的患病率也较高。

二、胃肠道疾病

迄今为止,多项研究表明,偏头痛与一些胃肠道疾病有关,如腹泻、便秘、消化不良和胃食管反流。此外,一些胃肠道疾病,包括幽门螺杆菌感染、肠易激综合征、乳糜泻和炎性肠病也与偏头痛有关。大脑能够调节胃肠道的运动和功能,胃肠道系统也被认为能够影响中枢神经系统。

(一)幽门螺杆菌感染

有证据支持根除幽门螺杆菌可能与偏头痛症状的缓解有关。一项纳入5项病例对照研究的荟萃分析结果显示,约45%的偏头痛患者有幽门螺杆菌感染,而健康对照组的患病率约为33%。值得注意的是,在探讨幽门螺杆菌感染在偏头痛发病中的作用时,应考虑到该细菌的不同菌株、被研究患者的种族、幽门螺杆菌在不同地区的变异以及在不同头痛亚型中可能存在的病理差异。Faraji等2012年在一项随机、双盲、对照试验中比较了根除幽门螺杆菌治疗与安慰剂在接受偏头痛治疗的患者中的效果,在研究结束时,与安慰剂组相比,接受幽门螺杆菌根除治疗的患者偏头痛相关残疾水平较低。

(二)肠易激综合征

偏头痛和肠易激综合征之间存在既定的关联,肠易激综合征在偏头痛患者中很常见。一项患病率队列研究表明,与非肠易激综合征的受试者相比,肠易激综合征患者的偏头痛患病率高达40%~80%。进一步的研究发现,大约17%的肠易激综合征患者有偏头痛,而对照组中只有8%的人有偏头痛。据报道,偏头痛患者肠易激综合征的患病率较高,发病率为4%~40%。头痛病史长且头痛频率高的偏头痛患者被诊断为肠易激综合征的概率更高。肠易激综合征可以改变肠道菌群组成,从而可能影响脑-肠轴和炎症状态。此外,似乎导致偏头痛发作和肠易激综合征复发的食物过敏/不耐受也可以解释这些疾病之间的关联。在这方面,基于食物特异性IgG抗体的食物排除(食物IgG测试阴性)饮食可以有效减轻伴有肠易激综合征的偏头痛患者的症状。遗传和遗传多态性可能部分解释了偏头痛和肠易激综合征之间的共病。

（三）乳糜泻

研究表明，与健康对照组相比，乳糜泻患者的偏头痛患病率更高，反之亦然。据估计，有21%～28%的乳糜泻患者有偏头痛。偏头痛样头痛可能代表乳糜泻的初始特征。一些研究表明，在偏头痛患者中，枕部和顶枕部钙化、影像学脑白质异常的证据与偏头痛合并乳糜泻相关。偏头痛和乳糜泻之间的关联可能归因于几种同时发生的机制，包括由麸质诱导的促炎性细胞因子释放（如被认为可提高 CGRP 水平的 IFN-γ 和 TNF-γ）；由于吸收不良、血管张力障碍导致的维生素缺乏；神经系统过敏；脑灌注不足和血管周围炎症。因此，有人建议治疗乳糜泻可以改善头痛。

（四）炎性肠病

一项病例对照研究表明，与对照组相比，炎性肠病个体的头痛患病率更高（46%：7%）。在巴西的一项研究中，头痛是炎性肠病患者最常见的神经系统表现，25%的头痛患者符合偏头痛的标准。一项在三级保健头痛中心进行的横断面研究表明，与普通人群相比，炎性肠病个体的偏头痛患病率高出了2倍。一项进一步的研究报告表明，与非炎性肠病受试者相比，炎性肠病患者的偏头痛患病率更高（8.8% vs 21.3%）。虽然确切的机制仍不清楚，但炎性肠病中存在的自身免疫炎症反应、吸收不良、内皮功能障碍以及针对该疾病的免疫抑制治疗等因素可能与炎性肠病与偏头痛之间的病理生理学有关。

第五节　偏头痛对其他疾病的影响

一、脑卒中

偏头痛和脑卒中之间的关系很复杂，因为几乎任何脑血管事件（即缺血性脑卒中、出血性脑卒中、蛛网膜下腔出血、脑静脉血栓形成）都可能引发偏头痛样发作（有或没有先兆），这可能导致医师的误诊，将脑卒中事件称为"复杂性偏头痛"。年龄较大的有先兆偏头痛患者先兆频率增加可能是潜在脑卒中的危险因素，而不是偏头痛先兆本身增加了脑卒中风险。

有先兆偏头痛与脑卒中风险升高呈2倍相关。一项荟萃分析发现有先兆偏头痛患者发生脑卒中的相对风险增加，但无先兆偏头痛者发生脑卒中的风险并未增加。这种关联在45岁以下的女性和经常发作偏头痛的女性中最为强烈。然而，以绝对数字衡量，45岁以下偏头痛人群中脑卒中的发病率中等：偏头痛患者每年每10万人中有19人发生脑卒中，而无偏头痛患者每年每10万人中有6人发生脑卒中。最近的研究表明偏头痛患者发生脑出血（蛛网膜下腔出血或脑实质出血）的风险也更高。一项荟萃分析计算出了偏头痛患者的脑出血风险更高，但与偏头痛先兆没有明确的联系。与既不吸烟也不使用避孕药的有先兆偏头痛的女性相比，吸烟和使用避孕药会增加有先兆偏头痛人群脑卒中的风险，而且这种风险较前者增加了7倍。尽管偏头痛患者的脑卒中风险增加，但尚不清楚偏头痛是否与所有心脑血管疾病导致的较高死亡率相关。大多数脑卒中独立于偏头痛发作之外。然而，偏头痛的一种罕见并发症，即偏头痛性脑梗死，是在有先兆偏头痛患者中发现到的先兆症状持续时间异常长（＞60min）的脑梗死。偏头痛性脑梗死仅占所有急性脑卒中病例的0.5%～1.5%，但其在45岁以下人群的脑卒中病例中高达14%。有先兆偏头痛与脑卒中风险增加有关，特别是在45岁以下的女性中。但是，有先兆偏头痛脑卒中的绝对风险很低。有先兆偏头痛的女性应该主要根据需要使用含孕激素的避孕药进行口服避孕。频繁的偏头痛发作似乎会增加脑卒中的风险，但迄今为止尚未证明控制偏头痛发作可以降低脑卒中的风险。

（一）偏头痛与缺血性脑卒中

偏头痛和缺血性脑卒中是两种广泛流行的疾病。高达 21% 的女性和 6% 的男性缺血性脑卒中患者有偏头痛，65 岁以上的偏头痛人群中有 2/1000 的人有缺血性脑卒中。长期以来，临床实践中的常识是，一些有先兆偏头痛发作可能类似于脑血管疾病发作的症状，并且偏头痛先兆可能（尽管很少）成为缺血性脑卒中的急性诱因，即"偏头痛性脑梗死"。1975 年青年女性脑卒中研究协作组的病例对照研究，首次报告了与社区对照组相比，女性偏头痛患者脑卒中风险增加了 2 倍，在此研究之后，越来越多的证据表明偏头痛（主要是有先兆偏头痛）和缺血性脑卒中之间存在关联。此外，基于脑 MRI 的研究表明，偏头痛患者后循环区域亚临床性脑梗死的发生频率增加，女性偏头痛患者脑白质病变的风险增加。许多研究，包括五项关于偏头痛与缺血性脑卒中相关性研究的荟萃分析，已将偏头痛特别是有先兆偏头痛与缺血性脑卒中风险增加联系起来。与没有偏头痛的人相比，有先兆偏头痛的患者发生缺血性脑卒中的相对风险是其 2 倍。目前，无先兆偏头痛相关的缺血性脑卒中的风险尚不确定。对于女性，尤其 45 岁以下的、使用口服避孕药和吸烟的女性，偏头痛和缺血性脑卒中之间的关联更强。由于男性偏头痛的患病率是女性患者的 1/3，因此男性偏头痛与缺血性脑卒中之间的关联性更加不确定。患有活动性偏头痛（即过去 12 个月有偏头痛发作）和头痛发作频率更高的患者发生缺血性脑卒中的风险更大；然而，没有确凿的证据表明偏头痛发作的严重程度会影响缺血性脑卒中发生的风险。除了正在吸烟的老年偏头痛患者外，偏头痛似乎不是老年人脑卒中的危险因素。关于缺血性脑卒中的预后，有先兆偏头痛与具有良好预后的缺血性脑卒中相关。

（二）偏头痛与短暂性脑缺血发作

即使对于经验丰富的神经科医师来说，区分偏头痛先兆和短暂性脑缺血发作也常常具有挑战性。这对于年龄＞60 岁的患者尤其如此，在此年龄阶段，短暂性脑缺血发作发生率增加，而有先兆偏头痛的发作则有可能变得更不典型，因为先兆症状并不总是伴随着偏头痛。短暂性脑缺血发作症状的突然发作与脑血管病危险因素的存在是短暂性脑缺血发作与有先兆偏头痛的最大区别，有先兆偏头痛的症状发生过程为渐进性的。在短暂的神经系统症状后出现头痛并不总是意味着这些神经系统症状与有先兆偏头痛的诊断相关，因为缺血性脑血管事件也可能引发偏头痛样发作（有或无先兆）。虽然没有进行广泛的调查，但有先兆偏头痛患者发生短暂性脑缺血发作的风险似乎有增加，而无先兆偏头痛患者发生短暂性脑缺血发作的风险未增加。

（三）偏头痛与出血性脑卒中

几项研究评估了偏头痛和出血性脑卒中之间可能存在联系，虽然其中一些研究没有发现任何关联，但是越来越多的证据表明两者存在关联，特别是在 45 岁以下的女性中。虽然一些研究发现有先兆偏头痛患者出血性脑卒中的发生风险增加，但从总体来看，没有足够的证据表明有先兆偏头痛患者的出血性脑卒中风险明显增加。偏头痛女性使用口服避孕药与出血性脑卒中之间的关联更加不确定。虽然 45 岁以下的偏头痛女性发生出血性脑卒中的风险可能增加，但偏头痛与出血性脑卒中之间的总体关系，以及偏头痛亚型与出血性脑卒中之间的具体关系尚不确定。

（四）偏头痛与围手术期脑卒中

围手术期脑卒中，定义为术后 30d 内发生的脑卒中，是一种与手术高度相关的并发症。研究发现，在全身麻醉下接受手术的偏头痛患者比没有偏头痛的患者术后 30d 具有更高的发生缺血性脑卒中的风险，提示应将偏头痛纳入围手术期缺血性脑卒中风险评估项目。偏头痛和围手术期脑卒中之间的关联在有先兆偏头痛患者和没有心脑血管疾病危险因素的患者中最强。外科手术的后偏头痛患者也更有可能再次入院，这些患者再次入院似乎与疼痛有关。

二、特发性面神经麻痹

最近的一项人群队列研究表明，偏头痛患者的特发性面神经麻痹发病率有所增加。该研究估计，在 5 年的随访期内，偏头痛患者发生特发性面神经麻痹的风险增加了 1.9 倍，在本研究中，发现偏头痛会增加特发性面神经麻痹的风险。偏头痛患者特发性面神经麻痹发生的风险增加在 ≥30 岁和 <60 岁的人群中很明显。对研究参与者的年龄、性别、收入、居住地区、高血压、糖尿病和血脂异常进行调整后，这种特发性面神经麻痹发生的风险增加仍然持续存在。在年龄相关的亚组中，发病频率高的偏头痛患者（≥30 岁和 <60 岁）表现出特发性面神经麻痹发生的风险增加。

对偏头痛的不良情绪或心理反应也有可能增加特发性面神经麻痹发生的风险。几种常见的心理障碍，包括抑郁症、焦虑症、双相情感障碍、强迫症和注意缺陷多动障碍，在偏头痛患者中的发病率有所增加，在这些精神疾病中，抑郁症和焦虑症与偏头痛的关联最强。这些心理问题也有协同效应，如抑郁症可能会导致偏头痛患者发生焦虑，这些情绪障碍也有可能是特发性面神经麻痹的危险因素。一项回顾性队列研究的结果支持了这一观点，在该研究中，焦虑症患者发生特发性面神经麻痹的风险增加了 1.53 倍。在偏头痛队列中，特发性面神经麻痹的发病率为 158.1/10 万，在无偏头痛对照组中为 83.2/10 万。发生特发性面神经麻痹的男女比例在偏头痛组为 1.4∶1，在无偏头痛对照组为 1.1∶1。偏头痛患者发生特发性面神经麻痹的风险更大。

三、多发性硬化症

研究表明，近 2/3 的多发性硬化症患者有头痛，大多数患者主诉为偏头痛。据报道，多发性硬化症病例中偏头痛的患病率为 4%~69%。一项纳入 11 篇文献和 12 篇会议摘要论文的包括 2627 例伴有偏头痛的多发性硬化症患者的系统评价和荟萃分析显示，多发性硬化症与偏头痛合并患病率为 31%，而患病率在纳入研究的各大洲存在显著差异。结果显示，各大洲的多发性硬化症与偏头痛合并流行率存在显著差异，亚洲国家的合并流行率为 24%，美洲国家为 43%，欧洲国家为 25%，非洲国家为 43%，这表明多发性硬化症患者中美洲和非洲居民偏头痛的流行率较高。有学者评估了 746 例多发性硬化症患者，发现有 54% 的患者有偏头痛，在他们的调查中，患者报告 1 个月有 15~30d 中等强度或高强度的头痛。另有学者评估了多发性硬化症患者中偏头痛的患病率，发现男性和女性的患病率均为 3.2%。在意大利的一项研究中，多发性硬化症患者中偏头痛的患病率为 25%，复发型偏头痛的患病率更高。

四、心血管疾病

越来越多的证据表明偏头痛与许多心血管疾病之间存在关联，包括卵圆孔未闭、心肌梗死、高血压、静脉血栓栓塞和心房颤动等，这在有先兆偏头痛患者中的关联性更强。研究还发现偏头痛与心血管疾病死亡率升高之间存在关联，虽然偏头痛的年度心血管疾病死亡风险相对较低。但在数十年的个人偏头痛暴露中死亡风险可能会累积。尽管存在偏头痛与心血管疾病发生之间联系的证据，但仍不清楚偏头痛本身是否会增加心血管疾病发生的风险，或者其是否为心血管疾病的危险因素。在观察性病例研究中观察到使用阿司匹林或华法林可改善偏头痛先兆，然而，还需要进一步的研究来证实上述药物对偏头痛先兆改善的影响。有研究发现偏头痛与所有主要类型的心血管疾病（心肌梗死、心绞痛、冠状动脉血运重建）发生有关。在弗雷明汉（Framingham）风险评分高的受试者中，高胆固醇血症的活动性偏头痛患者的偏头痛先兆和心肌梗死之间存在关联。在另一项研究中，强调偏头痛与心血管危险因素一起评估时，男性偏头痛患者的心肌梗死发生风险增加 42%，主要心血管疾病发生的风险增加 24%。在一项美国偏头痛患病率和预防的子研究中，在消除心血管危险因素后，有先兆偏头痛和无先兆偏头痛患者均报告了偏头痛与心肌梗死的关联。据报道，在偏头痛患者中，卵圆孔未闭、房间隔膨出瘤和二尖瓣脱垂的发生率高于正常人群。据报道，在正常人群中，卵圆孔未闭的发生率为27%，而在有先兆的顽固性偏头痛患者中，经右心声学造影发现伴有大量右向左分流的卵圆孔未闭的发生率为37.7%；在有先兆偏头痛患者中，房间隔膨出瘤的检出率为28.5%，二尖瓣脱垂的检出率为40%。

（一）卵圆孔未闭

研究表明，静脉循环中的小颗粒、气泡和物质会导致皮质扩散性抑制，卵圆孔未闭可能引发偏头痛先兆和缺血性脑卒中的解释是合理的。几项观察性研究报告称，有先兆偏头痛患者卵圆孔未闭的患病率较高，偏头痛在卵圆孔未闭患者中更为常见。目前尚不清楚偏头痛与卵圆孔未闭是否存在因果或共存关系。几项观察性研究表明，封堵卵圆孔可显著降低偏头痛患者的头痛发作频率，然而，有三项前瞻性安慰剂对照试验不支持这些结果。先天性右向左分流与大多数偏头痛患者在正常停止发作的年龄之后仍持续有偏头痛样发作（有先兆偏头痛和无先兆偏头痛）有关，但与缺血性脑损伤风险的增加无关。偏头痛发作可能是异质的，有人建议，在决定偏头痛患者是否接受卵圆孔封堵治疗时，除了考虑头痛的表型（有或没有先兆偏头痛）外，还应考虑生理因素，即卵圆孔的大小、静息时右向左分流的存在和房间隔膨出瘤的存在等。

（二）心房颤动

几项研究报道了偏头痛和心房颤动（房颤）之间的关联，在有先兆偏头痛患者中这种关联更强。在一项研究中发现，女性有先兆偏头痛患者发生房颤的风险更高，在另一项研究中显示，60岁以上的男性有先兆偏头痛患者发生房颤的风险更高。患有先兆偏头痛的老年人具有更高发生心源性脑卒中的风险，因此脑卒中可能继发于未能确诊的阵发性房颤。一系列病例报道了偏头痛发作期间房颤的发生率，表明了在偏头痛和房颤的病理生理学中自主神经功能障碍起了作用，该假设得到了房颤射频消融治疗的支持，该治疗已显示出具有减少偏头痛症状和发生频率的效果。

（三）冠心病

心脏病在偏头痛患者中很常见，许多研究表明偏头痛是心血管疾病发生的危险因素。通过一项对美国偏头痛患病率和预防调查数据的分析发现，在美国有260万人有发作性偏头痛和至少发生1次心脏事件、状况（如心绞痛）或手术（如动脉内膜切除术）。美国偏头痛患病率和预防的调查还发现，Framingham风险评分在偏头痛患者中随年龄增长呈线性增加。Framingham风险评分高的偏头痛患者在男性中的比例为0、在女性中的比例为22%～39%，在60岁年龄组中的女性为15.2%。2015年的一项荟萃分析包括了15项观察性研究，发现偏头痛患者比非偏头痛患者发生心肌梗死和心绞痛的风险更高。来自前瞻性队列研究的数据，包括护士健康研究、女性健康研究和医生健康研究，也支持心血管疾病发生风险和偏头痛之间的联系，并表明偏头痛患者发生重大心血管疾病、心肌梗死、心绞痛/冠状动脉血流量重建手术的风险和心血管疾病死亡率比未患偏头痛的人增加了1.4～1.7倍。

五、脑白质病变

有先兆偏头痛是脑损伤的一个危险因素，这些病变包括脑深部白质病变、幕下白质病变和后循环区脑卒中样病变。在一项基于人群的有先兆偏头痛、无先兆偏头痛和无偏头痛对照组的研究中，显示后循环供血区脑卒中样病变在有先兆偏头痛组中更常见，在有先兆偏头痛发作次数较多的患者中更常见，有先兆偏头痛的调整优势比（OR）为13.7（95% CI，1.7～112），在有先兆偏头痛每月发作超过 1 次的患者中甚至更高，OR 为 15.8（95% CI，1.8～140）。有先兆偏头痛患病时间越长，脑白质病变的患病风险也越高。在平均间隔 9 年的随访中，脑 MRI 发现深层白质病变的数量在统计上显著增加，尤其是在有先兆偏头痛组女性中。在偏头痛患者中，在脑 MRI 中发现脑白质病变的发生率为 6%～46%。在有先兆偏头痛患者中，观察到后循环亚临床梗死的发生率高出无先兆偏头痛患者的 13.7 倍。根据病例对照研究发现，偏头痛患者尤其是有先兆偏头痛患者的后循环病变和亚临床白质病变的发生率较高，但没有发现脑白质病变与偏头痛的临床表现之间存在关联。大多数幕下梗死样病变（88%）位于小脑"交界区"，这种情况可能的机制被认为与偏头痛发作和栓塞引起的低灌注有关。在对有先兆偏头痛的中年女性进行的研究中，发现在年龄较大的患者中观察到的小脑梗死样病变的发生率比年龄较小的患者高出 2.1 倍。

六、感音神经性聋

在一些研究中，偏头痛被认为是感音神经性聋的危险因素。在一项针对偏头痛与感音神经性聋关系的涉及 282 250 名参与者的系统评价和荟萃分析中，在针对性别的队列研究中发现偏头痛与感音神经性聋发生风险之间存在关联。在女性队列研究中，偏头痛患者与无偏头痛患者相比，感音神经性聋发生的风险并不显著（HR=1.52；95% CI，0.93～2.11，P=0.054）。在男性队列研究中，偏头痛患者的感音神经性聋发生风险高于无偏头痛患者（HR=1.50；95% CI，1.17～1.83；P<0.001）。研究结果表明，偏头痛可能会与感音神经性聋发生的风险增加 1.8 倍有关，这种关联也存在于该研究的性别组和年龄组。在一项对患者进行了 5 年随访的纵向研究中，分析了偏头痛患者感音神经性聋的发生情况，报告偏头痛组与对照组相比，感音神经性聋的发生危险比（HR）为 1.92。

一项以全国人口为基础，并经统计学家验证的关于偏头痛增加感音神经性聋的比例的研究指出，偏头痛组中发生感音神经性聋病例的比例是对照组的 1.34 倍，甚至在偏头痛组调整了混杂因素之后也是如此。偏头痛组的感音神经性聋发生率为 0.9%，高于对照组（0.6%）。先前的研究也表明，偏头痛和感音神经性聋之间存在联系。一项基于人群的 5 年随访研究显示，台湾地区偏头痛患者感音神经性聋的发生率升高。偏头痛发作的持续时间和发作的严重程度不同都可能影响偏头痛与感音神经性聋病例比例的相关性。

七、眼外肌麻痹

在一项使用台湾地区居民健康保险研究数据库的患者数据的研究中，共纳入了 138 907 名偏头痛患者。研究结果表明，在平均 3.1 年的随访期间，两个队列共发生了 105 例动眼神经麻痹、46 例滑车神经麻痹和 114 例展神经麻痹。在偏头痛组中，动眼神经麻痹的发病率为 17.82%，滑车神经麻痹的发病率为 8.67%，展神经麻痹的发病率为 20.39%；在匹配对照组中，动眼神经麻痹的发病率为 6.54%，滑车神经麻痹的发病率为 2.03%，展神经麻痹的发病率为 6.09%。伴有眼外肌麻痹的偏头痛患者中，诊断为偏头痛至发生眼外肌麻痹的平均时间为动眼神经麻痹 1.3 年、滑车神经麻痹 1.4 年、展神经麻痹 1.4 年。在亚组分析中，偏头痛和眼外肌麻痹发生之间的关联是一致的。

八、认知功能障碍

有研究表明，偏头痛患者的认知发生了变化。有证据表明，患有偏头痛的成年人可能在注意力、处理速度（反应时间）、语言记忆、工作记忆和语言技能方面存在缺陷。在一项评估 13～26 岁患者的认知和学业表现的队列研究中，与患有紧张性头痛对照的个体相比，偏头痛受试者的头痛症状轻微但认知和学业表现显著受损。偏头痛患者出现主观认知能力下降并不少见。尽管认知症状不被认为是偏头痛的核心症状，但许多偏头痛患者经常抱怨智力障碍，特别是注意力和记忆力缺陷。认知缺陷症状在偏头痛发作的前兆期和头痛期很常见，也可能在发作后期持续存在。一些偏头痛患者还抱怨偏头痛发作之外的认知症状。偏头痛急性发作期治疗并不总是能成功缓解认知症状。认知功能障碍，特别是执行功能障碍，也会导致偏头痛发作相关的残疾。更严重的疼痛、更高水平的抑郁和焦虑、较差的睡眠质量和缩短的睡眠时间，都与更严重的主观认知能力下降有关。

在一项针对偏头痛发作时认知功能障碍评估的系统回顾中，纳入的文献有 3 篇是随访研究，通过比较无头痛状态和头痛未治疗状态，评估分析认知功能的表现。其中一项研究包括几种头痛类型（有或没有先兆偏头痛、丛集性头痛和慢性每日头痛），并对诊断为偏头痛的患者在疼痛基线和疼痛期间的认知表现进行了比较分析；另一项研究将偏头痛患者和紧张性头痛患者归为头痛组，并将他们在无头痛状态下的认知任务表现与未治疗的头痛状态下的认知任务表现进行比较。与无头痛状态相比，三项研究都证实了偏头痛发作期间的认知功能障碍，通过比较几种头痛类型的研究发现，认知功能障碍的表现没有差异。最后一项是对轻度疼痛的偏头痛患者与非头痛性疼痛和轻度脑外伤患者的横断面进行对比研究，没有发现头痛和非头痛性疼痛在认知表现上的差异。其中部分研究表明，有 60%～94% 的患者在偏头痛发作之后出现头痛缓解期，持续 18～25h（有 54% 的患者持续 12h），并出现一系列症状，表现为认知障碍和其他偏头痛症状（持续轻度恶心，头部运动伴有轻微疼痛等）。

九、颈动脉夹层

颈动脉夹层是中青年脑卒中最常见的病因，它与偏头痛和缺血性脑卒中有关。颈动脉夹层可能引发继发性偏头痛发作，这被认为是由于脑灌注不足或受损内皮释放的物质诱发皮质扩散性抑制和偏头痛先兆。颈动脉夹层的主要症状是颈痛和头痛。在颈动脉夹层急性期，与没有偏头痛病史的人相比，偏头痛患者的头痛发作得似乎更频繁。与一般脑卒中人群相比，偏头痛和颈动脉夹层相关脑卒中患者的发病年龄普遍较小，传统的血管危险因素相对较少。对于无先兆偏头痛、男性和较年轻的年龄组，偏头痛和颈动脉夹层之间的关联似乎更强。在颈动脉夹层患者中，偏头痛对脑梗死的发生、夹层类型（椎体或颈动脉）、夹层血管的数量或临床结果或并发症的发生没有影响。在对颈动脉夹层患者的后续研究中，大多数有缺血表现的偏头痛患者可能会出现偏头痛发作的改善甚至停止，这可能因为使用阿司匹林作为颈动脉夹层发生后的预防性治疗，其具有潜在的偏头痛预防作用。

十、不宁腿综合征

偏头痛和不宁腿综合征之间的共病关联已被广泛研究。一些研究评估了不宁腿综合征患者的偏头痛患病率，评估发现患有不宁腿综合征的受试者偏头痛的患病率为 12.6%～53.2%。偏头痛患者的不宁腿综合征患病率较高（11.4%）。有研究报道，西方国家偏头痛患者的不宁腿综合征患病率高于亚洲国家。近年来，已经在不同的研究中证明了这两种疾病之间的关系，而这两种疾病在一般人群中的患病率相似。据报道，偏头痛患者的不宁腿综合征患病率约为 17%。此外，根据 Schürks 等进行的另一项研究，在女性人群中，偏头痛患者的不宁腿综合征患病率为 14.5%。

十一、其他疾病

在一项研究中，有人提出哮喘和慢性支气管炎在偏头痛患者中的发病率比非偏头痛患者中的发病率高出 1.5 倍，并且与头痛的发病频率有关。在另一项研究中，发现偏头痛患者与非偏头痛患者相比，新发哮喘的诊断率没有差异。已知过敏性疾病和偏头痛之间存在独立的关系。同时发现血管炎患者偏头痛的患病率很高。在狼疮患者中，任何头痛的发生率为32%～78%，孤立性偏头痛的患病率为25%～66%。

第六节　其　　他

一、偏头痛与饮食

偏头痛的临床表现受饮食行为和饮食因素的影响。一些食物成分会诱发偏头痛发作，包括巧克力、柑橘类水果、坚果、冰淇淋、番茄、洋葱、乳制品、含乙醇饮料、咖啡因、味精、组胺、酪胺、苯乙胺、亚硝酸盐、阿斯巴甜、三氯蔗糖和麸质。补充叶酸对偏头痛患者有益；生酮饮食被认为是一种可快速、有效改善偏头痛的饮食。已有研究显示，偏头痛患者脑脊液中的钠水平高于对照组，尤其是在头痛发作期间，因此应针对特定的患者人群调整钠摄入量，如低钠饮食可能适合高血压等血管危险因素的患者，而高钠饮食可能适合患有体位性心动过速综合征等合并症或低血压或低体重指数（BMI）的患者。

二、儿童周期性偏头痛综合征

儿童周期性偏头痛综合征是一组周期性或阵发性疾病，常为偏头痛前兆形式，其具有共同的关键临床特征，包括周期性或阵发性特征、发作间的正常神经系统检查、家族偏头痛史（65%～100%）。在一项对674名头痛儿童的研究中，发现有5.6%的头痛儿童可出现儿童周期性综合征，而在儿科神经病学实践中，这一数字上升到24%，最常见的类型包括腹型偏头痛和良性阵发性眩晕，其次是周期性呕吐综合征和良性阵发性斜颈。

（一）腹型偏头痛

腹型偏头痛是最常见的儿童周期性偏头痛综合征，1～21岁人群的发病率为1.7%～4.1%，在4.2～7岁的女童中患病率明显更高。有72%的腹型偏头痛患者发生腹痛，通常发生在早晨醒来时，平均持续时间为2.3～13.3h，频率为14次/年（范围为3～50次/年），可影响正常的日常活动。据报道，有58%～70%的腹型偏头痛患者有偏头痛，但在幼儿中经常被忽视。

（二）儿童良性阵发性眩晕

儿童良性阵发性眩晕的平均发病年龄在2～4岁和7～11岁，女童发病率较高，每个月发生2～10次。儿童良性阵发性眩晕是2～6岁儿童发作性眩晕最常见的原因，据估计其患病率为2%～2.6%。有39%～100%的儿童良性阵发性眩晕患儿有偏头痛家族史（其中有53%的患儿有轻度偏头痛）。据报道，有21%～67%的儿童良性阵发性眩晕患儿有偏头痛，有53%～77%的患儿有其他周期性症状，包括复发性肢体疼痛（2%）、腹部偏头痛（2%～23%）、周期性呕吐（4%～38%）、晕车（61%）。据报道，发展为偏头痛的儿童良性阵发性眩晕患儿的比例为16%～69%。

（三）周期性呕吐综合征

周期性呕吐综合征中有40%的患者有头痛或偏头痛。在一项研究中，有20%～35%的周期性呕吐综合征患者出现偏头痛。年轻时周期性呕吐综合征发作是成年后偏头痛发生的一个预测因素，尤其是当症状发生在7岁及以下时。

（四）良性阵发性斜颈

良性阵发性斜颈常见于婴幼儿，首次发病平均年龄为 5.9～7 岁，女童患病率较高，多发生在早晨。一项纵向研究表明，良性阵发性斜颈之后会发展为良性阵发性眩晕，然后是周期性呕吐和（或）腹型偏头痛，最终是偏头痛。

（杨瑞瑞　郑晓燕　魏焕坤）

参 考 文 献

于生元, 万琪, 王伟, 等. 2021. 偏头痛非药物防治中国专家共识. 神经损伤与功能重建, 16(1): 1-5.

中国医师协会神经内科医师分会疼痛和感觉障碍学组, 中国医药教育协会眩晕专业委员会, 中国研究型医院学会头痛与感觉障碍专业委员会. 2018. 前庭性偏头痛诊治专家共识 (2018). 中国疼痛医学杂志, 24(7): 481-488.

Arzani M, Jahromi SR, Ghorbani Z, et al. 2020. Gut-brain Axis and migraine headache: a comprehensive review. J Headache Pain, 21(1): 15.

Burch R, Rizzoli P, Loder E. 2018. The prevalence and impact of migraine and severe headache in the United States: figures and trends from government health studies. Headache, 58(4): 496-505.

Burch RC, Buse DC, Lipton RB. 2019. Migraine: epidemiology, burden, and comorbidity. Neurol Clin, 37(4): 631-649.

Charleston Iv L, Burke JF. 2018. Do racial/ethnic disparities exist in recommended migraine treatments in US ambulatory care? Cephalalgia, 38(5): 876-882.

Faubion SS, Batur P, Calhoun AH. 2018. Migraine throughout the female reproductive life cycle. Mayo Clin Proc, 93(5): 639-645.

GBD 2016 Headache Collaborators. 2018. Global, regional, and national burden of migraine and tension-type headache, 1990-2016: a systematic analysis for the Global Burden of Disease Study 2016. Lancet Neurol, 17(11): 954-976.

GBD 2016 Neurology Collaborators. 2019. Global, regional, and national burden of neurological disorders, 1990-2016: a systematic analysis for the Global Burden of Disease Study 2016. Lancet Neurol, 18(5): 459-480.

GBD 2017 Disease and Injury Incidence and Prevalence Collaborators. 2018. Global, regional, and national incidence, prevalence, and years lived with disability for 354 diseases and injuries for 195 countries and territories, 1990-2017: a systematic analysis for the Global Burden of Disease Study 2017. Lancet, 392(10159): 1789-1858.

Ghasemi H, Khaledi-Paveh B, Abdi A, et al. 2020. The prevalence of restless legs syndrome in patients with migraine: a systematic review and meta-analysis. Pain Res Manag, 2020: 2763808.

Gibbs SN, Shah S, Deshpande CG, et al. 2020. United States patients' perspective of living with migraine: country-specific results from the global "My Migraine Voice" survey. Headache, 60(7): 1351-1364.

Karimi L, Wijeratne T, Crewther SG, et al. 2021. The migraine-anxiety comorbidity among migraineurs: a systematic review. Front Neurol, 11: 613372.

Kim J, Cho SJ, Kim WJ, et al. 2018. Impact of migraine on the clinical presentation of insomnia: a population-based study. J Headache Pain, 19(1): 86.

Kim SY, Lee CH, Lim JS, et al. 2019. Increased risk of Bell palsy in patient with migraine: a longitudinal follow-up study. Medicine (Baltimore), 98(21): e15764.

Kothari SF, Jensen RH, Steiner TJ. 2021. The relationship between headache-attributed disability and lost productivity: 1. A review of the literature. J Headache Pain, 22(1): 73.

Mirmosayyeb O, Barzegar M, Nehzat N, et al. 2020. The prevalence of migraine in multiple sclerosis (MS): a systematic review and meta-analysis. J Clin Neurosci, 79: 33-38.

Reuter U. 2018. GBD 2016: still no improvement in the burden of migraine. Lancet Neurol, 17(11): 929-930.

Shimizu T, Sakai F, Miyake H, et al. 2021. Disability, quality of life, productivity impairment and employer costs of migraine in the workplace. J Headache Pain, 22(1): 29.

Steiner TJ, Stovner LJ, Vos T. 2016. GBD 2015: migraine is the third cause of disability in under 50s. J Headache Pain, 17(1): 104.

Stovner LJ, Hagen K, Linde M, et al. 2022. The global prevalence of headache: an update, with analysis of the influences of methodological factors on prevalence estimates. J Headache Pain, 23(1): 34.

Tiseo C, Vacca A, Felbush A, et al. 2020. Migraine and sleep disorders: a systematic review. J Headache Pain, 21(1): 126.

Vosoughi K, Stovner LJ, Steiner TJ, et al. 2019. The burden of headache disorders in the Eastern Mediterranean Region, 1990-2016: findings from the Global Burden of Disease study 2016. J Headache Pain, 20(1): 40.

Vuralli D, Ayata C, Bolay H. 2018. Cognitive dysfunction and migraine. J Headache Pain, 19(1): 109.

Yao C, Wang Y, Wang L, et al. 2019. Burden of headache disorders in China, 1990-2017: findings from the Global Burden of Disease Study 2017. J Headache Pain, 20(1): 102.

Zhao C, Choi C, Laws P, et al. 2022. Value of a national burden-of-disease study: a comparison of estimates between the Australian Burden of Disease Study 2015 and the Global Burden of Disease Study 2017. Int J Epidemiol, 51(2): 668-678.

Zhou M, Wang H, Zeng X, et al. 2019. Mortality, morbidity, and risk factors in China and its provinces, 1990-2017: a systematic analysis for the Global Burden of Disease Study 2017. Lancet, 394(10204): 1145-1158.

Øie LR, Kurth T, Gulati S, et al. 2020. Migraine and risk of stroke. J Neurol Neurosurg Psychiatry, 91(6): 593-604.

第二章 偏头痛的实验动物模型

第一节 概 述

偏头痛是临床常见的神经系统疾病，是受环境、基因等多种因素共同影响的脑部疾病，多表现为单侧或双侧反复发作的，以搏动性为主的头痛，可伴有恶心、呕吐、畏光、畏声等症状，部分病例伴有视觉、感觉和运动障碍等先兆，可有家族史，偏头痛频繁发作可影响患者正常的生活、学习和工作，影响患者生活质量。偏头痛与脑卒中、心理障碍等多种疾病具有相关性，已经引起了越来越广泛的注意。目前，关于偏头痛的发病机制有多种学说，各种学说虽有各自的研究依据，但也有其各自的局限性，其发病机制的复杂多样化，是世界医学界研究的热点与难点之一。

目前，普遍被大家认可的常用的几种偏头痛发病机制学说分别为：三叉神经血管学说、三叉神经炎性反应学说、皮质扩散性抑制（cortical spreading depression，CSD）学说、血管源学说、生化源学说等。

目前偏头痛的发病机制尚不明确，难以用单一机制解释，因此，偏头痛的研究仍为医学界的研究热点之一，实验动物模型是疾病研究必不可少的工具之一，鼠类常被选为观察治疗偏头痛的镇痛、镇静效果的实验对象，其优势在于方便饲养，易于管理，便于观测疗效指标。但鼠类模型也有局限性，其头颅较小，对颅内结构如脑血流、血管状态及神经元功能变化等难以进行深入研究，研究者通常对实验鼠的外在表现进行主观判断，缺乏评估的一致性及客观性。也有研究者通过改进实验模型，应用影像学评估实验动物脑血流量、血管舒缩功能的改变，或通过检测神经末梢分泌的血管活性物质、神经核内相关蛋白表达，以及神经元电活动的相关变化，以此研究偏头痛的病理生理过程和实验药物的药理作用机制，其局限性在于不能解释完整的疾病发展过程，通常研究指标只能解释某一方面的偏头痛发作。

目前国内外常用的偏头痛实验动物模型主要有：三叉神经血管模型、脑皮质扩散性抑制（CSD）模型、血管源性模型、基因工程模型、体外组织模型等。另外，中医理论指导下的偏头痛的中成药治疗的研究，促进了中医证候偏头痛模型的兴起，近年来，偏头痛与微生物-肠-脑轴的关系，是偏头痛可能的新的发病机制的研究方向，未来有可能进一步尝试构建肠道菌群结构紊乱诱发偏头痛的动物实验模型，进一步研究肠道菌群紊乱对大脑产生影响的机制，以此来探索偏头痛新的可能的相关发病机制。还有研究者发现了 SD 大鼠的原发性偏头痛模型，其偏头痛发作形式与干预疗效和人类有很大的相似性，但目前由于其发生率低，对该类模型关注不足，实验鼠的原发性偏头痛模型仍较少。

综上所述，偏头痛发病机制复杂，可能为多机制共同作用，且头痛为患者的主观感受，目前没有哪一种模型能完整地模拟人类偏头痛的发病机制。在未来偏头痛实验模型的研究中，应该考虑到偏头痛复杂的发病机制，充分结合目前各实验模型的优势，取长补短，建立更为全面的模型，以涵盖偏头痛的多元机制。理想的实验动物模型可以为偏头痛的发病机制及治疗方法提供新的研究方向，对偏头痛的发病机制及治疗方法的评估具有重要意义。

第二节 实验动物模型

偏头痛实验动物模型是国内外研究者根据各种偏头痛发病机制假说，模拟偏头痛发作时颅内形态结构变化，或者代谢机制的变化，利用物理或化学方法对实验动物进行研究的模型。由于偏头痛发病机制尚无定论，多种假说并存，因此偏头痛实验动物模型众多，各有其优势和局限性，大多实验动物模型只能反映偏头痛的某一方面，应根据不同的实验目的选择相应合适的实验动物模型。

一、三叉神经血管模型

三叉神经血管模型是在三叉神经血管学说的基础上建立的。该学说于1984年被莫斯科维茨（Moskowitz）最先提出，是目前被众多学者认同的主流学说之一，其认为三叉神经过度激活和中枢神经系统内源性镇痛机制失调与偏头痛发生相关，主要表现为三叉神经末梢释放血管兴奋性神经肽，可造成硬脑膜血管扩张、血浆蛋白分子等成分外渗，以及肥大细胞脱颗粒等无菌性炎症表现，由此引发神经源性炎症。该造模方法还可引起三叉神经核内c-Fos蛋白的过度表达，引起恶心、呕吐等症状，c-Fos蛋白含量升高是造模成功的指标之一。目前，常用的三叉神经血管模型有三叉神经节刺激诱导模型、硬脑膜刺激诱导模型。

（一）三叉神经节刺激诱导模型

1. 造模机制　通过电、化学方法刺激实验动物的三叉神经节，使其围绕在脑膜血管周围的神经末梢释放神经递质，进一步造成血管内血浆蛋白外渗，形成神经源性炎症，同时可引起三叉神经脊束核尾部c-Fos免疫蛋白的增加。

2. 造模方法　Bohar等利用电刺激麻醉后的SD大鼠的三叉神经节，持续刺激30min后，用HE染色法判定是否有无菌性炎症的产生，用放射示踪法观测是否有血浆蛋白渗出以及c-Fos蛋白表达的增多，以此来评估是否造模成功。具体操作方法：选用体重280~340g的雄性SD大鼠，用水合氯醛400mg/kg麻醉，固定于立体定位仪上，在前囟后3.2~3.4mm、旁开2.8~3.2mm处，用牙科钻钻孔后，将电极插入三叉神经节，调试好刺激电极，将方波脉冲参数设为10Hz、0.5mA，脉冲宽度为5ms，持续刺激30min，刺激结束后灌注固定。用HE染色法判定是否有无菌性炎症的产生，用放射示踪法观测是否有血浆蛋白渗出以及c-Fos蛋白表达的增多，来评估是否造模成功。麻醉消失后，如果观察到电刺激侧咀嚼及异常收缩，有些动物可出现口鼻分泌物增加、前肢频繁搔头、烦躁不安等行为改变，这些改变与人类偏头痛发作症状相似，也可说明造模成功。

3. 造模特点

（1）优点：该模型适合用于神经源性炎症相关偏头痛的研究，用HE染色法判定无菌性炎症的产生以及用放射示踪法观测血浆蛋白的渗出和c-Fos蛋白表达的增多，同时可根据刺激大鼠三叉神经节时出现刺激侧咀嚼肌收缩、口鼻分泌物增多来初步判断造模是否成功，实验模型构建及判断难度相对较低。

（2）缺点：此模型比单纯刺激支配硬脑膜的神经更容易引起广泛的c-Fos蛋白表达，并且对三叉神经节应用电、化学刺激，属于逆行性激活三叉神经，难以反映痛觉信息在中枢神经系统中的完整传递过程。

（二）硬脑膜刺激诱导模型

1. 造模机制　目前越来越多的学者认识到，头痛发生的基础是颅内外有痛敏结构，痛敏结构内的痛觉感受器受到刺激，通过痛觉传导通路传至大脑皮质而引起头痛。颅内痛敏结构主要包括颅底硬脑膜、软脑膜、颅内静脉窦（如上矢状窦superior sagittal sinus，SSS）、脑膜动脉及基底动脉环等。硬脑膜刺激诱导模型是根据颅底硬脑膜内的疼痛感受器沿三叉神经通路将痛觉信号传递至大脑皮质建立的，该模型不仅能反映痛觉信息在中枢神经系统传递的过程，还能引发三叉神经周围的神经源性炎症，该血管周围的神经纤维发自三叉神经的眼支。偏头痛发作时，围绕在硬脑膜血管周围的三叉神经受到某种刺激，可引起血管兴奋性神经肽游离，主要包括CGRP、神经激肽A、P物质等，这些神经肽可引起血管扩张、血管内皮细胞活化以及局部血小板聚集和黏附，从而进一步出现无菌性炎症。三叉神经刺激的顺行性传导，可使三叉神经核尾端的 c-Fos 蛋白表达增加，同时可激活自主神经系统，出现恶心、呕吐等症状。目前有研究发现，CGRP 受体拮抗剂 MK-3207 对偏头痛症状缓解有效，可进一步支持三叉神经血管学说。同时有研究表明，在硬脑膜电刺激模型中，打开钙激活钾通道（BKCa）能影响三叉神经血管系统中的神经元放电，该发现可能为偏头痛治疗开辟新的方向。

2. 造模方法 硬脑膜刺激诱导模型的造模方法主要分为两种：电刺激硬脑膜（如上矢状窦）模型与化学刺激硬脑膜神经源性炎症模型。

（1）电刺激硬脑膜（上矢状窦）模型：王贺波等通过电刺激猫的上矢状窦，2h 后采用免疫组化技术可观察到实验动物的延髓和颈髓上部内的 c-Fos 蛋白表达明显增加。在猫的模型中，以颅中线冠状缝后 0.5cm 为前界，用电钻钻直径为 1.5cm 的圆形骨窗，以暴露上矢状窦。也有研究者选用雄性 SD 大鼠，体重 220～250g，用 10% 水合氯醛 400mg/kg 麻醉后，固定在立体定位仪上，逐层切开皮肤、肌肉，暴露颅骨，在顶骨处（位于前囟前 4mm 和后 6mm 的矢状缝上，直径 1mm）钻两个骨窗，放置进行电刺激的电极，再打开颅骨，暴露上矢状窦附近的硬脑膜，分别将电极放置于骨窗和硬脑膜中，电刺激参数设置为刺激频率 20Hz、电流强度 2.5～3.5mA，脉冲宽度为 0.25ms，于术后第 4 天进行电刺激，刺激持续 1h，以保证 c-Fos 蛋白充分表达。根据 c-Fos 蛋白表达的变化，以及血管兴奋性神经递质 CGRP、神经激肽 A、P 物质含量的测定等指标，评估动物模型造模是否成功。在实验过程中要注意避免电极划破硬脑膜。

（2）化学刺激硬脑膜神经源性炎症模型：Martinez-Garcia 等将 100μl 致炎物质（辣椒素）经寰枕膜注射到雄性 Wistar 大鼠的延髓，2h 后，应用免疫组化技术可检测到表达明显增多的三叉神经核内 c-Fos 蛋白。具体操作方法：选用体重 250～300g 的 Wistar 大鼠，用戊巴比妥钠 50mg/kg 麻醉，固定在立体定位仪上，在半无菌条件下，从枕骨隆突到颈部皮肤沿正中线做一切口。将 27 号针固定于微量注射器上，插到实验鼠的延髓池中，回抽脑脊液以判断插入位置是否正确。用微注射泵以 20μl/min 的速度共注射 100μl 辣椒素，注射完成后 10min 将针拔出，以免辣椒素外漏，整个操作过程用机械通气维持大鼠的呼吸。

3. 造模特点

（1）优点：该模型通过激活三叉神经系统神经元，造成 c-Fos 蛋白大量表达，与偏头痛发病机制的三叉神经血管学说一致，该动物模型不仅能反映痛觉信号向中枢神经系统传递的过程，还能调节三叉神经末梢释放血管兴奋性神经肽，进而引发神经源性炎症，符合偏头痛发作的病理生理机制的主流学说。

（2）缺点：电刺激硬脑膜模型对实验操作要求高，难度大，在短时间内难以大量复制。辣椒素等化学刺激物可破坏血脑屏障，直接导致某些中枢区域激活。该实验模型多在麻醉状态下建立，偏头痛患者头痛发作时多在清醒状态下，并且麻醉状态可在一定程度上缓解偏头痛，减轻其疼痛的程度，还能减轻偏头痛引发的不良情绪反应，因此，该实验动物模型难以模拟现实状态下人类的偏头痛发作。

二、脑皮质扩散性抑制模型

脑皮质扩散性抑制模型是基于皮质扩散性抑制学说建立的。莱奥（Leao）于 1944 年首次在动物实验中描述了皮质扩散性抑制现象，其在实验中观察到，大脑皮质受到有害刺激后会出现局部的脑电活动被抑制状态，同时以大约 3mm/min 的速度向前扩展，抑制性电活动扩散持续 1.0～1.5h，表现为头痛先兆期。随后以同样的速度逐渐使范围变大并向周围组织移动，这种扩散并进展的脑电抑制被称为扩散性抑制。其通常被认为是大脑皮质对有害刺激做出的反应，典型表现为多个神经元和胶质细胞传导的去极化波可引发突触活动的暂时性抑制。因此，CSD 现象可能是先兆偏头痛的发病机制之一。由此认为，偏头痛发作时伴随的脑血流量变化，并不是血管本身因血液中某些物质的变化或其他刺激因素而引发的血管收缩，而是通过神经系统导致神经元功能紊乱，使神经元电活动受抑制引发的一种现象。有学者提出，CSD 是偏头痛视觉先兆发生的基础，还可引起三叉神经脊束核内 c-Fos 蛋白表达，从而进一步诱发偏头痛。

（一）造模机制

皮质扩散性抑制（CSD）系指各种刺激因素作用于大脑皮质局部神经元，使神经元和神经胶质细胞发生除极。除极波从枕部向额部扩散，从而导致神经元电活动受抑制的现象。有学者提出，CGRP 受体在 CSD 中有重要的作用，CGRP 拮抗剂能减弱皮质扩散性抑制，在 CSD 的产生和扩散过程中，神经细胞膜阻力会出现明显的下降，并且会伴随着细胞外 K^+ 和 NO、CGRP 等神经递质的增加，以及细胞内 Na^+ 和 Ca^{2+} 的增加。已有实验发现，机械刺激诱发 CSD 的动物模型中，应用 α-氨基-3-羟基-5-甲基-4-异噁唑丙酸（α-amino-3-hydroxy-5-methyl-4-isoxazole propionic acid，AMPA）受体拮抗剂和 γ-氨基丁酸（γ-aminobutyric acid，GABA）A 和 B 受体激动剂，能够抑制 CSD 引发的脑血流量改变，这有可能被作为治疗偏头痛的靶点。也有研究表明，CSD 可激活三叉神经血管传入系统，引起脑膜动脉血流量增加和脑膜动脉中血浆蛋白的渗出，使血管通透性持续增加。CSD 还能引起基质金属蛋白酶（matrix metalloproteinase，MMP）活化，在 CSD 发生后 3～6h，同侧大脑皮质的 MMP-9 水平开始出现增加，并且可持续至 48h。近年发现，CSD 与氧化应激有关，氧化应激在偏头痛的发生和发展过程中起了重要的作用，由此推断，活性氧（reactive oxygen species，ROS）物质可能参与了偏头痛神经功能紊乱的病理生理机制。在 CSD 出现后，NO、CGRP、SP 等神经递质的释放增加，c-Fos 蛋白、神经生长因子、神经胶质纤维酸性蛋白等参与痛敏及炎症反应的神经肽的表达，也可能是偏头痛发作的重要原因。因此，诱导 CSD 偏头痛模型，是目前研究偏头痛发病机制及治疗方法的重要的实验动物模型。

（二）造模方法

1. KCl 诱导模型 Bogdanov 等选取体重 200～400g 的雄性 SD 大鼠，应用 400mg/kg 水合氯醛麻醉，将其固定在立体定位仪上，用可控温的恒温加热毯维持肛温在 36.5～37℃。移除颅骨表面皮肤，用牙科钻，距中线 2mm（R+2），在前囟后 7mm（P-7，枕叶皮质，刺激位点），前囟后 4mm（P-4，枕顶叶交接处，后记录位点），前囟前 1mm（A+1，额叶皮质，前记录位点）钻 3 个 1～2mm 宽的孔。将浸有 1mol/L KCl 溶液的直径为 2mm 的棉花球放置在前囟后（P-7，R+2）的软脑膜表面，每隔 20min 加入 1.5μl KCl 溶液以保持棉球湿润，在玻璃微滴管中装入人工脑脊液，将 Ag/AgCl 线的电极插入其中，同时记录直流电位的变化和脑皮层电图。

2. 电刺激诱发模型 Bolay 等选用 250～350g 的雄性 SD 大鼠，用 60mg/kg 的戊巴比妥钠麻醉，同时做好直肠温度、动脉血压、心率及动脉血 pH、PaO_2、$PaCO_2$ 的监测。备皮后，将实验鼠固定在立体定位仪上，于额骨（前囟前方 1～3mm 和旁侧 2～4mm）和枕骨（前囟后方 7～8mm 和旁侧 1～2mm）处分别钻孔，将单管玻璃微电极插入到皮质下 900μm 处记录直流电位的变化，为避免脑膜传入的干扰，诱发 CSD 时，将尖端 0.5mm 的平行双极电极，插入到皮质下 1mm 处，调整电流强度 1mA，脉冲 300ms。在打开硬脑膜 1h 之后诱导 CSD，以保证实验动物状态稳定。

3. 机械刺激诱发模型 Ba 等利用针刺诱导体重 230～370g 的雄性 SD 大鼠，麻醉后将其固定在立体定位仪上，维持体温，备皮，在颅中线切口暴露颅骨，磨薄右侧颅骨半球，加硅油增加透明度，在顶骨钻两个骨窗，在前囟后方 3.5～4mm 和旁侧 5.5～6mm，针刺诱导 CSD，电极放置于皮质下 0.5～1mm 处，记录脑电图，实验动物恢复至少 1h，再利用 32G 针头在电极前或后 2～3mm 处，进行针刺刺激，诱发 CSD。

从诱导 CSD 出现的时间、幅度、持续时间、出现次数等指标评价模型建造是否成功，实验过程中要注意确保硬脑膜的完整性。

（三）造模特点

1. 优点　此类实验动物模型，是以 CSD 学说为基础建立的，在偏头痛起始阶段神经元短暂除极的模型，能较好地解释偏头痛先兆发生的机制，建立大脑皮质与外周神经系统的联系，是国内外公认的经典实验动物模型，可为预防偏头痛的治疗提供研究方法。可通过诱发 CSD 出现的时间、幅度及次数等指标评价造模是否成功，该造模方法创伤较小，操作简单，动物模型症状相似，可重复性高，为进一步研究 CSD 的产生和作用机制提供了一种直观且简便、有效的实验模型。

2. 缺点　此类模型是在麻醉状态下进行的，无法证明实验动物有没有出现头痛，难以避免麻醉对头痛状态和程度造成的影响，这是目前存在争议较多的问题；不能有效地反映痛觉传递的过程，实验中对观察仪器要求比较高，动物模型也不能解释无先兆偏头痛的发病机制，具有实验的局限性。

三、血管源性模型

血管源性模型是基于血管源性学说建立的。1938 年 Wolff 首次提出了血管源性学说，该学说认为血管舒缩功能障碍是偏头痛发生的重要原因。偏头痛主要可分为四期：第一期为收缩期，颅内血管痉挛性收缩，可造成脑组织不同部位的缺血，进而引发各种偏头痛缺血先兆的发作；第二期为扩张期，主要累及颈外动脉，由于颅外血管的过度舒张，可造成搏动性头痛的发生；第三期为水肿期，血管壁及周围组织发生无菌性炎症，颅外血管的持续扩张可导致血管壁局限性水肿的发生，可由搏动性头痛转化成持续性头痛；第四期为持续期，颅周颈部肌肉可出现继发性收缩，出现肌紧张性头痛。此类实验模型的病理过程与人类偏头痛发作过程相近，是研究偏头痛治疗效果的经典模型之一，常用来评价偏头痛防治药物的药理机制和治疗效果。

（一）硝酸甘油诱导模型

1. 造模机制　硝酸甘油诱导偏头痛模型的作用机制是通过硝酸甘油释放一氧化氮（NO）而引起的。硝酸甘油是 NO 的重要供体。硝酸甘油可以通过血脑屏障供给 NO，NO 是舒血管物质，具有扩血管、抑制血小板聚集和参与信息传递等作用，可以使血管平滑肌松弛，造成血管过度扩张，诱发头痛；还可以使 c-Fos 蛋白表达增多，增加伤害性刺激向大脑皮质的传递，进而加重头痛。NO 具有效应分子和神经递质双重功能，是偏头痛产生机制中的重要因子。有研究表明，偏头痛发作期血清中 NO 和环磷酸鸟苷（cGMP）含量明显升高，间歇期血清 NO、cGMP 含量下降。NO 的合成阻断剂左旋精氨酸可明显减轻偏头痛发作。应用 NO 供体可以诱导延迟偏头痛样发作，且具有延迟颅内血管扩张的作用，考虑其机制可能与外源性 NO 释放及内源性 NO 合成相关。NO 在偏头痛发病中的作用机制可能是：① NO 是引起颅内外血管扩张的神经递质，也是可以激活疼痛神经元引发头痛的物质；② NO 可以激活脑膜周围的三叉神经末梢，使 CGRP 等神经多肽从神经末梢释放出来，致周围组织发生无菌性炎症，引发神经源性炎症反应；③ NO 可以直接激活血管旁感觉神经纤维，同时 NO 可激活平滑肌细胞内的鸟苷酸环化酶，使 cGMP 水平升高，松弛血管平滑肌，使血管扩张，从而引起血管扩张性头痛。因此，硝酸甘油能够诱发偏头痛发作，可以作为偏头痛动物实验模型的诱导剂。

2. 造模方法

（1）皮下注射硝酸甘油法：实验选用体重为 250～320g 的雄性 SD 大鼠，以 10mg/kg 的用量皮下注射硝酸甘油注射剂造模。造模 30min 左右，实验动物会出现前肢频繁搔头、双耳发红、爬笼次数增多、烦躁不安等表现。以上现象大概会持续 3h，之后烦躁症状减少，继而出现蜷卧、反应淡漠、活动减少等表现。

（2）改良皮下注射硝酸甘油法：目前通常应用皮下注射硝酸甘油造模法复制偏头痛大鼠模型，

通常使用的是硝酸甘油无水乙醇溶液，鉴于无水乙醇的刺激性较强，不能排除该溶液对模型的干扰。空白的无水乙醇注射到实验鼠皮下，可引起实验鼠皮下组织凝固变性，局部组织水肿甚至溃烂。硝酸甘油有很强的血管扩张作用，皮下注射可造成实验鼠局部皮下毛细血管扩张，血管通透性异常增强，甚至会出现血管渗出增多，血管壁坏死。皮下注射的这种药物的刺激性，可能会阻碍硝酸甘油充分、有效地吸收和利用，也可能因为大鼠间对药物刺激的生物反应差异，从而增加模型效果的差异，难以形成均一性的模型，影响观察药物干预的实验效果。

姜维等在实验中发现，使用硝酸甘油和乙醇的混悬液进行造模，可以降低药物皮下注射刺激性产生的影响。具体的硝酸甘油混悬液配制方法如下：取硝酸甘油注射液50ml，使用氮气吹干，应用5ml无水乙醇溶解，在涡旋的状态下加入用注射用水配制的1%吐温-80溶液，定容至50ml，成为白色均匀的乳浊液。硝酸甘油混悬液中的乙醇含量减少，皮下注射刺激性影响减小。该动物模型的行为特征时效相比无水乙醇溶液明显延长。实验结果显示：应用硝酸甘油混悬液的皮下注射用量为10mg/kg，该量下，实验鼠行为变化显著，20～40min频繁搔耳挠头、抖身将达高峰，40～60min逐渐出现活动减少、部分倦怠静卧，60～80min全部出现倦态静卧。实验鼠行为的变换，从表象观察，符合偏头痛动物模型的时相性特点。因此，使用硝酸甘油混悬液造模效果均一，是对传统硝酸甘油皮下注射诱导偏头痛动物模型的有效改进，可以为偏头痛药物实验提供更好的实验模型。

（3）静脉注射硝酸甘油法：选用体重270～330g的SD大鼠，雌雄各半，用3%戊巴比妥钠（1.4μl/g）麻醉后，将大鼠固定于体位操作台上，维持体温，碘酊消毒左髂窝股静脉走行区，斜行做一切口，分离出股静脉，插聚乙烯导管于股静脉中，经静脉插管注射硝酸甘油 [2μg/(kg·min)，30min，输液速度为1ml/h] 造模。

行为症状评价是硝酸甘油诱导偏头痛实验动物模型的重要观察指标，研究者通过皮下或静脉注射硝酸甘油造模，应用时间分段计数的方法，可观察各时间段实验鼠头部不适的症状、耳红出现及消失的时间、挠头次数和爬笼次数；同时，可测量神经元活化的指标，如三叉神经尾核及三叉神经节处 *c-Fos* 基因表达阳性细胞数、阳性细胞面积和灰度的变化。因此，其可用来评估硝酸甘油诱导偏头痛动物模型是否造模成功。

3. 造模特点

（1）优点：硝酸甘油诱导偏头痛动物实验模型符合动物实验设计所遵循的标准化、可重复性、相似性、适用性、经济性的原则，短期内可大量复制，并且实验模型可以在清醒状态下表现出偏头痛症状，其表现形式及病理生理变化过程与人类偏头痛发作相似。实验无须行颅骨手术，是在大鼠清醒时实施的，可以观察清醒状态下偏头痛大鼠模型的症状，可避免术后疼痛对行为症状及疼痛标记分子表达的影响，是目前偏头痛动物实验模型较佳的选择。

（2）缺点：症状行为学评价指标相对持续时间较长，发作分散，观察难度较大，实验动物的造模结果缺乏特异性，观察过程中存在实验者的主观性。注射硝酸甘油会影响全身血管，并非单纯针对颅内血管，特异性不高，经典皮下注射硝酸甘油的剂量是人类所用剂量的数倍，可能通过非特异性机制引起c-Fos蛋白的表达。

（二）5-HT 耗竭模型

1. 造模机制 5-羟色胺（5-HT）是一种血管收缩剂，是偏头痛发作中重要的神经递质，5-HT含量的变化可影响血管的舒缩功能，与偏头痛的发生存在着密切联系。偏头痛前驱期，血小板明显聚集，释放5-HT，引发颅内血管收缩，脑血流量减少，出现视觉先兆等前驱症状；还能增强血管受体的敏感性，使三叉神经传入冲动增强。之后血小板聚集性下降，血浆5-HT浓度下降，大动脉张力下降，收缩性降低，血管壁扩张，血流量增加而引发头痛。释放的5-HT还可引起毛细血管通透性增加和血浆成分渗出，导致血管周围水肿和头痛加重。低 5-HT 水平还可造成三叉神经颈复合体功能紊乱，产生偏头痛效应。利血平为单胺类递质耗竭剂，能消耗 5-HT，因此，被作为偏头痛动物实验的 5-HT 耗竭剂。

2. 造模方法 注射利血平可造成低 5-HT 水平，局部注射血凝块可以诱发脑血管痉挛，因此，目前常用利血平化低 5-HT 伴局部脑血管痉挛的小鼠或大鼠偏头痛模型。

（1）小鼠模型

1）选用昆明种（KM）小鼠，封闭群，非近交系，雌雄各半。给予皮下注射利血平注射液 10mg/kg，共 14d，14d 后小鼠血浆及脑内的 5-HT 水平会显著降低，类似于偏头痛患者急性发作期的临床表现。在第 14 天，用乙醚将小鼠麻醉，在大脑皮质（APo，Lo）处以 2μl/只剂量注射自身鼠血凝块，诱发局部脑血管痉挛，注射利血平注射液后，实验鼠均出现闭目少动、体温降低、全身颤抖等典型的 5-HT 症状，在注射鼠血凝块后，可出现强迫性偏头、翻滚、抽搐等症状。有研究者发现，将实验鼠脑内 5-HT 降到正常值的 20% 后，在大脑皮质处注射血凝块，实验鼠痛阈明显下降。

2）选用 KM 小鼠，封闭群，非近交系，雌雄各半。在实验第 1、3、5、7 天，分别皮下注射利血平注射液 10mg/kg，第 8 天用乙醚将小鼠麻醉，在大脑皮质（APo，Lo）处以 2μl/只剂量注射自身鼠血凝块，观察可见，注射利血平后，小鼠均可出现闭目、蹲伏少动、腹泻、体温降低、进食减少、弓背、全身颤抖等低 5-HT 症状，在大脑皮质处注射自身鼠血凝块后，可出现强迫性偏头、翻滚、抽搐等症状，5～10min 后状态可逐渐恢复。

（2）大鼠模型：选用雄性 SD 大鼠，于造模 3d 前，在大鼠皮下注射对氯苯丙氨酸（PCPA）色氨酸羟化酶阻止剂，使该区域内 5-HT 水平低于正常值的 20%，造模时用乙醚将大鼠麻醉，在大脑皮质（APo，Lo）处以 2μl/只剂量注射自身鼠血凝块，根据药物特点的不同，选用不同的药物给药途径。

3. 造模特点

（1）优点：在血管舒缩过程中，5-HT 是受体与靶细胞间的介导物质。动物的状态能反映 5-HT 含量的变化对偏头痛发生发展过程的影响。造模后，实验鼠的凝血时间缩短，痛阈值下降，外周血及脑内 5-HT 的含量明显下降，这些与偏头痛病理生理特点基本相符。该模型操作难度较小，经济实用，结局指标容易观察。

（2）缺点：利血平化动物模型造模操作较烦琐，周期较长，难以短时间内复制大量动物模型。

（三）注射降钙素基因相关肽（CGRP）诱导偏头痛模型

1. 造模机制 CGRP 是具有血管活性作用的神经递质，可使传出神经作用于颅内外血管，从而引起血管扩张和头痛症状。约 50% CGRP 位于三叉神经节的神经元中，CGPR 状态紊乱与偏头痛的发生密切相关。

2. 造模方法 有研究采用腹腔注射麻醉的方法，将大鼠麻醉固定，将无菌针头插入到眼眶颧骨部位，无菌针头连接 0.5ml 注射器，注射器与头部中线呈 10°，针头触及右侧三叉神经节后，注射 CGRP 造模。大鼠出现眶周肌肉痉挛、眶周疼痛、光敏感、焦虑样行为等，说明造模成功。在研究注射 CGRP 诱导偏头痛模型中发现，CGRP 对雌性大鼠的影响更为明显，证明 CGRP 信号有二型性，对从两性角度分析偏头痛的作用机制提供了帮助。

3. 造模特点

（1）优点：该实验动物模型依据神经递质假说，便于理解 CGRP 等神经递质影响血管舒缩功能等作用机制，以及与偏头痛发生、发展过程之间的关系。

（2）缺点：该实验动物模型成本较高，模型不易复制。

四、基因工程模型

家族性偏瘫型偏头痛（familial hemiplegic migraine，FHM）是一种少见的单基因遗传病，是先兆偏头痛的一种亚型，以短暂的肢体偏瘫为先兆。该病分为家族性偏瘫型偏头痛Ⅰ型（FHM1）、Ⅱ型（FHM2）和Ⅲ型（FHM3）。编码Cav2.1通道的基因 *CACNA1A* 突变导致FHM1；编码钠钾ATP酶-α_2 亚基的 *ATP1A2* 基因突变导致FHM2；编码Nav1.1通道的 *SCN1A* 基因突变导致FHM3。基因工程模型的造模方法是将偏头痛致病基因导入实验动物体内，培育转基因小鼠，应用电生理的方法观察皮质扩散性抑制的易感性，应用行为学方法观察疼痛相关行为学变化。

（一）造模机制

基因是偏头痛发病机制中的重要因素之一，可能机制是降低了偏头痛触发阈值。当前偏头痛基因组学研究多集中在FHM，除偏瘫症状外，其先兆期和发作期表现与其他类型的偏头痛相似。至今得到证实的3种FHM相关基因，均是通过介导突触前膜的谷氨酸释放来参与FHM的发病过程的。目前主流的基因工程偏头痛模型FHM模型——基因工程偏头痛鼠模型主要是利用基因敲除技术建立的，现在已有的模型有 *FHM1*、*FHM2* 基因敲除鼠，携带 *FHM1* 致病基因的 *R192Q* 突变基因敲入鼠。诱发FHM的3种基因分别为：*CACNA1A*（位于19p13，基因编码特异性P/Q型钙通道 α_1A 亚单位）、*ATP1A2*（位于1q13，基因编码钠钾ATP酶的 α_2 亚单位）和 *SCN1A*（位于2q24.3基因编码神经元钠通道Nav1.1的 α_2 亚单位）。目前常用的两种模型是针对前两种基因敲除研发的：FHM1模型和FHM2模型。

（二）造模方法

1. FHM1模型　是先兆偏头痛的亚型，具有生物学遗传特性，*CACNA1A* 基因编码的神经元Cav2.1通道里1个亚基缺失突变可引发症状，在FHM1模型的研究中发现，基因缺失能够增加脑神经元的Cav2.1电流密度，增强神经肌肉接头的神经传递，可降低实验动物的阈值以增加CSD的速度，与人类先兆偏头痛的发病机制相似。FHM1小鼠是在研究偏头痛发病机制和治疗方法的动物实验中应用比较可靠的基因改造动物模型。在FHM1偏头痛模型的研究中发现，实验动物的消化道运动障碍表现与偏头痛患者的消化道症状类似。Balkaya等在FHM1模型的研究中发现，小鼠心理压力能影响CSD的易感性，未来可用来研究偏头痛、压力与遗传因素之间的关系。

2. FHM2模型　与编码钠钾ATP酶的 α_2 亚基的基因 *ATP1A2* 的突变和染色体1q23（OMIM602481）相关，发病机制是由 *ATP1A2* 单个等位基因功能缺失引起的。有学者用患者基因检测对比，提出FHM2的新突变位点位于 *ATP1A2* 基因上，新的致病突变位点为p.G762S。

FHM模型不但可应用于偏瘫型偏头痛，还适用于其他类型的偏头痛，其除了先兆性偏瘫型的表现外，其他症状与普通偏头痛症状相符。目前已建立的FHM模型中，FHM1模型和FHM2模型属于常用模型。FHM3模型与位于2q24.3基因编码神经元Nav1.1通道的 α_2 亚单位 *SCN1A* 基因相关。FHM4、FHM5模型与第4或第5基因相关，任何相关基因的缺失或突变都可能引发偏头痛症状，目前对上述3种基因突变模型的研究仍较少，有待我们进一步探索。

（三）造模特点

1. 优点　基因工程动物模型是基于遗传分子学创立的模型，开拓了偏头痛新的研究领域，对于研究遗传性偏头痛患者的发病机制、头痛易感性的潜在机制有很大的帮助。FHM1和FHM2小鼠模型可以很好地帮助了解钙通道的功能特点，显示相关基因突变和降低CSD发生及扩散阈值的关系，支持CSD在触发偏头痛中的作用。

2. 缺点　基因工程动物模型对实验条件要求高，操作难度大，转基因鼠繁殖能力差、饲养困难，短时间内无法复制大量模型，FHM 头痛症状虽然与其他类型偏头痛相似，但不完全一致，目前机制未明，所以 FHM 模型应谨慎应用于其他偏头痛类型。虽然 FHM 模型模拟了偏头痛某些特定症状的病理生理表现，但并非存在所有偏头痛类型，目前用全基因组关联分析（genome-wide association study，GWAS）发现了更多常见类型的偏头痛基因，随着基因工程动物模型的进展，可以进一步揭示这些基因与偏头痛病理生理表现之间的关系，为偏头痛药物研究提供新的方向。

五、体外细胞模型

体外细胞模型是体外模型的一种类型，通过电刺激或将药物作用于培养的细胞模型、离体的人或动物的颅内血管，来研究细胞模型或血管中某些受体（如 GCRP、神经激肽 A、P 物质等）的特性，以及偏头痛防治药物的药理机制及疗效。

（一）造模机制

用于偏头痛相关研究的细胞模型多为神经节分离培养模型，主要通过检测 CGRP 变化来反映与偏头痛发作过程的相关性。该模型适用于单一靶点的药物研究。

（二）造模方法

使用体外培养大鼠的三叉神经节的细胞模型，证明 5-HT 受体直接参与了三叉神经元释放 CGRP 和 P 物质的过程。

（三）造模特点

1. 优点　细胞模型的优点是容易复制，实验周期短，符合实验模型设计的标准化、相似性、可重复性原则。

2. 缺点　细胞模型造模操作精细，需要较高的技术支持，并且细胞实验是离体实验，脱离了动物整体性，无法解释神经传导机制，不能整体地反映偏头痛各个时期的变化规律及其复杂的病理生理机制。

六、体外偏头痛模型

整体动物模型适合研究偏头痛系统的病理生理状态，离体模型适合模拟三叉神经系统等特定系统的生物学特点，优点是可以通过分隔特定的神经纤维束或单个的神经元，精确地控制实验条件。

（一）造模机制

Pusic 等用可长期存活的成熟海马切片培养物模拟免疫信号，在切片中可引发扩散性抑制，应用电生理技术和非侵入性成像技术，测量与扩散性抑制相关的神经元的电生理功能。

（二）造模方法

首先制备海马切片，将其放入马血清培养基中培养，设置培养参数：$36℃$，$5\% CO_2$，RH 95%。离体培养 $21\sim35d$，培养基中置入记录电极和刺激电极，在 $5\times$ 放大倍数的倒置显微镜下操作，在切片上方用显微操作器固定电极。电刺激诱导扩散性抑制，使用音频监视器记录微电极与切片接触的时间，确定突触诱发扩散性抑制的阈值，每 9min 触发 1 次扩散性抑制，每天触发 1h，触发完成后测试 1d、3d、7d、14d 的扩散阈值变化，通过数字信号处理系统记录快电位和慢电位的变化，可以模拟偏头痛，用于研究 CSD 的细胞病理生理和神经传导通路的机制。

Estevez 等建立了基于 CACNA1A 功能障碍的无脊椎动物模型。目前发现的与人类 CACNA1A 最接近的同源物 UNC-2，是一种线虫神经元表达的钙通道，UNC-2 突变可使线虫昏睡和 5-HT 缺乏。将线虫 UNC-2 突变体放置于用大肠埃希菌（OP50 菌株）划线的线虫生长培养基上生长，通过用铂丝击打动物并测量完成一个前向正弦循环（定义为头部从背部到腹部然后再回到背部的移动）所需的时间来评估动物的呆滞状态。可以使用每秒 23 帧捕获率的摄像机，以精确测量运动速度。人类 CACNA1A 转基因表达可以抑制线虫 UNC-2 突变中的昏睡现象和 5-HT 缺乏。CACNA1A 功能的改变可能导致多种神经递质的代谢紊乱和神经电生理改变，出现头痛症状。因此，可以应用 UNC-2 突变体实验模拟偏头痛的某些病理生理机制。

（三）造模特点

1. 优点　体外偏头痛模型利于实验设计，比基因工程动物模型更易培育，可以模拟偏头痛的部分病理生理过程，易重复。

2. 缺点　体外偏头痛模型对仪器精密度和操作者技术要求高，对培养条件要求精细。

七、中医证候偏头痛模型

《黄帝内经》第一次记载了中医头痛，偏头痛在中医中属于"头痛""偏头风"等，从古至今，人们对偏头痛的认识是日益发展的，偏头痛发病机制复杂，至今尚不明确，多种学说并存。偏头痛的中医治疗，是根据其病因为外感或内伤，疾病属性虚实来辨证施治的。偏头痛中医证候模型的研究和建立，可以将中医传统医药的诊疗方法应用到偏头痛的治疗方案中以探索有效的偏头痛治疗方法，结合目前偏头痛治疗现状，为偏头痛的临床诊疗提供新的思路和方法。

（一）造模机制

中医证候是指对疾病发生和演变过程中的某个阶段，或患病个体当时所处的特定内外环境的本质反映，能够揭示偏头痛的病因、病位、病性等。中医临床偏头痛证候主要表现为肝阳上亢、气滞血瘀、肝风挟瘀等。目前中医证候模型尚无统一标准，技术和经验缺乏，有待进一步研究和完善。目前常用的中医证候偏头痛模型主要有肝阳上亢和气滞血瘀模型。

（二）造模方法

王美静等建立的肝阳上亢偏头痛模型，利用了中医理论附子汤具有燥热功效，连续服用会伤及肝肾之阴。具体实验方法：选体重 270～300g 的 SD 大鼠，连续 21d 给大鼠经口灌胃附子汤 [2g/(kg·d)]，然后再用硝酸甘油诱导偏头痛模型法，建立肝阳上亢偏头痛模型。大鼠附子汤灌胃后出现的临床表现符合中医的肝阳上亢证候。

在中医理论"寒则凝，凝则瘀"的基础上，赵启鹏等建立了气滞血瘀型偏头痛模型。具体实验方法：给予实验动物皮下注射肾上腺素 1.6mg/kg，联合冰水浴构建模型，肾上腺素可以使血管收缩，血液循环阻力增大，血液流动减慢，冷水刺激可使血管收缩，促进血栓形成。建模成功后，根据实验目的及实验药物用法用量的不同，可在实验动物模型中进行相关研究。

（三）造模特点

1. 优点　可以模拟中医理论中偏头痛发生和演变过程中的某一阶段，模拟患者发病所处的内外环境，解释偏头痛中医理论的发病原因、疾病性质。完善和规范中医证候偏头痛模型的建立，有利于促进防治偏头痛中医药领域的发展。

2. 缺点　偏头痛中医证候分型广，无统一的分型标准，目前由于中医证候偏头痛动物模型的开发局限，并无实验模型建立的规范，研究尚不充分，有待进一步完善。

八、新型偏头痛实验模型

随着现代医学的发展，偏头痛研究领域不断延伸，偏头痛发病机制的多元化得到了越来越广泛的认可，出现了一些潜在的新型偏头痛实验模型，其中有代表性的是偏头痛发病机制与微生物-肠-脑轴调节神经、免疫、内分泌系统的研究，为偏头痛发病机制和治疗方法打开了新的视角。

（一）造模机制

近年来发现，与健康人群相比，患有胃肠道疾病的人群发生偏头痛的概率较大，如幽门螺杆菌感染、肠易激综合征、胃轻瘫、腹腔疾病及微生物群的改变，都可能引发偏头痛。肠道菌群可以与脏器和大脑同步发育，能通过脑-肠轴与大脑交流，是脑-肠系统的组成部分。炎症因子及血管活性因子（5-HT、CGRP、P物质等）可以通过循环系统引发多部位的炎症反应，肠道微生物群可以对肠内环境及免疫系统进行调节，自主神经也可以对肠道神经系统进行调节，由此证明，肠道菌群与神经系统可互相影响，或可参与偏头痛的发病机制。此外研究还表明，肠道菌群与心理疾病也可能存在联系，其可能参与了许多心理和神经系统所致偏头痛的病理生理过程。

（二）造模方法

Zhu等在研究治疗胃肠道菌群失调诱发伴有抑郁的偏头痛的过程中，采用慢性应激和抑郁大鼠模型，观察胃肠道局部组织病理和胃肠道菌群的变化，发现高浓度小檗碱对伴有抑郁的偏头痛症状有缓解作用。

（三）造模特点

1. 优点 微生物-肠-脑轴是研究偏头痛发病机制和治疗方法的新的发展方向。依据肠道菌群紊乱诱发偏头痛相关机制建立实验模型，研究其与偏头痛以及偏头痛共病之间的关系，可以为研究偏头痛相关发病机制和治疗方法开拓新的思路，寻找偏头痛新的治疗靶点。

2. 缺点 目前肠道菌群的变化对大脑所产生影响的机制尚不明确，微生物-肠-脑轴与偏头痛之间的相关性及作用机制尚有待进一步研究。

九、其他偏头痛模型

目前，有研究者发现了SD大鼠的原发性头痛模型。实验显示，大鼠的偏头痛发作症状及对干预的疗效反应与人类相似。但目前对于该类模型的关注不多，尚无统一的建模标准，故建模率低。还有颅内血管和三叉神经离体培养模型，该类模型可以直接观察血管和三叉神经在实验干预模拟偏头痛发作时的反应，但是离体实验没有经过人体药物代谢吸收以及中枢调节机制的作用，不能完全代替人体偏头痛发作和对干预措施的反应，不能阐释偏头痛复杂的病理生理机制。

（田 茜 李思颉 赵春霞）

参 考 文 献

姜维, 韦华梅, 赵美, 等. 2015. 大鼠偏头痛模型的制作改进及评判指标选择. 现代生物医学进展, 15(9): 1623-1627.

王贺波, 于生元, 王卫东, 等. 2002. 刺激猫上矢状窦区硬脑膜诱发三叉神经脊束核尾侧段和上颈髓后角c-fos蛋白的表达. 中国疼痛医学杂志, 8(1): 26-30.

王美静, 刘明平, 李盛青, 等. 2017. 微透析技术研究天麻素、天麻苷元在肝阳上亢偏头痛大鼠体内的药动学. 中药新药与临床药理, 28(6): 753-757.

张洪, 胡元元, 方瑗, 等. 2001. 偏头痛患者血清一氧化氮测定的临床意义. 中国疼痛医学杂志, 7(2): 72-73.

张笑娜, 王新来, 史文珍, 等. 2014. 偏头痛动物模型的研究现状. 中华脑科疾病与康复杂志（电子版）, (3): 61-64.

赵启鹏. 2011. 大鼠急性血瘀模型建立及复方丹参滴丸化瘀作用研究. 宁夏医科大学学报, 33(9): 849-852.

Araya EI, Turnes JM, Barroso AR, et al. 2020. Contribution of intraganglionic CGRP to migraine-like responses in male and female rats. Cephalalgia, 40(7): 689-700.

Arzani M, Jahromi SR, Ghorbani Z, et al. 2020. Gut-brain axis and migraine headache: a comprehensive review. J Headache Pain, 21(1): 15.

Avona A, Burgos-Vega C, Burton MD, et al. 2019. Dural calcitonin gene-related peptide produces female-specific responses in rodent migraine models. J Neurosci, 39(22): 4323-4331.

Ba AM, Guiou M, Pouratian N, et al. 2002. Multiwavelength optical intrinsic signal imaging of cortical spreading depression. J Neurophysiol, 88(5): 2726-2735.

Balkaya M, Seidel JL, Sadeghian H, et al. 2019. Relief following chronic stress augments spreading depolarization susceptibility in familial hemiplegic migraine mice. Neuroscience, 415: 1-9.

Bogdanov VB, Multon S, Chauvel V, et al. 2011. Migraine preventive drugs differentially affect cortical spreading depression in rat. Neurobiol Dis, 41(2): 430-435.

Bohár Z, Fejes-Szabó A, Tar L, et al. 2013. Evaluation of c-Fos immunoreactivity in the rat brainstem nuclei relevant in migraine pathogenesis after electrical stimulation of the trigeminal ganglion. Neurol Sci, 34(9): 1597-1604.

Bolay H, Reuter U, Dunn AK, et al. 2002. Intrinsic brain activity triggers trigeminal meningeal afferents in a migraine model. Nat Med, 8(2): 136-142.

Estevez M. 2006. Invertebrate modeling of a migraine channelopathy. Headache, 46 (Suppl 1): S25-31.

Knyihár-Csillik E, Toldi J, Krisztin-Péva B, et al. 2007. Prevention of electrical stimulation-induced increase of c-fos immunoreaction in the caudal trigeminal nucleus by kynurenine combined with probenecid. Neurosci Lett, 418(2): 122-126.

Martínez-García E, Leopoldo M, Lacivita E, et al. 2011. Increase of capsaicin-induced trigeminal Fos-like immunoreactivity by 5-HT(7) receptors. Headache, 51(10): 1511-1519.

Moskowitz MA. 2007. Pathophysiology of headache—past and present. Headache, 47 (Suppl 1): S58-63.

Naghibi MM, Day R, Stone S, et al. 2019. Probiotics for the prophylaxis of migraine: a systematic review of randomized placebo controlled trials. J Clin Med, 8(9): 1441.

Pusic AD, Grinberg YY, Mitchell HM, et al. 2011. Modeling neural immune signaling of episodic and chronic migraine using spreading depression in vitro. J Vis Exp, 13(52): 2910.

Ramachandran R, Bhatt DK, Ploug KB, et al. 2012. A naturalistic glyceryl trinitrate infusion migraine model in the rat. Cephalalgia, 32(1): 73-84.

Reuter U, Bolay H, Jansen-Olesen I, et al. 2001. Delayed inflammation in rat meninges: implications for migraine pathophysiology. Brain, 124(Pt 12): 2490-2502.

Srikiatkhachorn A, Anuntasethakul T, Phansuwan-Pujito P, et al. 2001. Effect of serotonin depletion on nitric oxide induced cerebrovascular nociceptive response. Neuroreport, 12(5): 967-971.

Zhu XH, Sun YD, Zhang CG, et al. 2017. Effects of berberine on a rat model of chronic stress and depression via gastrointestinal tract pathology and gastrointestinal flora profile assays. Mol Med Rep, 15(5): 3161-3171.

第三章　偏头痛上行传导和调节通路的解剖学

第一节　概　　述

　　偏头痛病理生理学概念一直在原发血管和原发神经机制之间摇摆，偏头痛血管理论的先驱 Hatold G. Wolff 认为，偏头痛的神经症状是由脑血管收缩引起，而头痛是由血管扩张引起。Lashley 基于自己视觉光环的经验提出了扩散性皮质抑制的概念，从而揭示了偏头痛的神经理论。目前比较公认的发病机制有血管源性学说、神经源性学说、三叉神经血管学说、皮质扩散性抑制学说，其中三叉神经血管学说近年被认为更接近偏头痛的发病机制，因而被广泛研究并占主导地位。

　　三叉神经血管系统主要由硬脑膜、颅内血管、血管周围的三叉神经感觉纤维、三叉神经二级神经元、中脑导水管周围灰质、丘脑、下丘脑、皮质等部位组成，其中三叉神经二级神经元中脊束核尾和高颈髓（$C_1 \sim C_2$）背侧核被称为三叉神经颈髓复合体（trigeminocervical complex，TCC）。

第二节　三叉神经血管通路的解剖

一、上行传导

　　三叉神经的神经元胞体位于三叉神经节内，周围突分布于硬脑膜和脑血管，而中央突投射到TCC，TCC 为传导中继站，将周围神经元连接到中枢神经系统。

（一）周围上行投射

　　偏头痛发作时与头部相关（包括额部、颞部、顶骨、枕部和高颈区）的疼痛，被认为是三叉血管系统激活的结果（图 3-1）。三叉神经节的痛觉神经纤维丛分布在软脑膜、蛛网膜和硬脑膜血管，包括上矢状窦和脑膜中动脉，以及大脑大动脉。通过机械、化学或电刺激这些结构，尤其是硬脑膜，会导致头痛，以及与偏头痛相关的其他症状，包括恶心和畏光。刺激远离这些血管的部位的伤害性较小，相应的头痛症状也较轻。颅内脉管系统和脑膜的痛觉纤维包括无髓（C 纤维）和薄髓（Aδ 纤维）两种，主要分支于三叉神经的眼神经，但少部分分支于上颌神经和下颌神经。颈背根神经节对硬脑膜也有神经支配。支配硬脑膜痛觉的神经纤维的周围突末端含有 CGRP、P 物质、神经激肽 A 和垂体腺苷酸环化酶激活肽（pituitary adenylyl cyclase activating polypeptide，PACAP），它们被认为在刺激时释放，导致硬脑膜和软脑膜血管扩张。

　　三叉神经节的假单极神经元的初级纤维分布于颅内和颅外结构（血管），并与脊髓三叉神经颈髓复合体（TCC）形成突触连接。来自 TCC 的二级神经元形成三叉丘脑束上升，与三级神经元丘脑皮质形成突触连接。蓝斑（locus ceruleus，LC）、中脑导水管周围灰质（periaqueductal gray matter，PAG）和下丘脑也存在直接和间接的上升投射。三级丘脑皮质神经元依次在皮质区域弥漫性的网络上形成突触连接，包括第一和第二运动区（M1/M2）、感觉区（S1/S2）和视区（V1/V2）。存在从 TCC 到上泌涎核（superior salivary nucleus，SSN）的反射连接，通过翼腭神经节（pterygopalatine ganglion，PG）投射到副神经，它通过翼腭神经节投射，为颅外和颅内结构提供副交感神经支配。

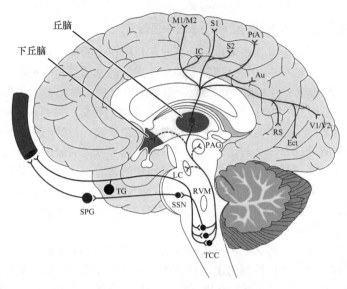

图 3-1　三叉血管系统上行投射的解剖

SPG，蝶腭神经节；TG，三叉神经节；SSN，上泌涎核；TCC，三叉神经颈髓复合体；LC，蓝斑；RVM，延髓头端腹内侧核；PAG，中脑导水管周围灰质；Ect，外嗅区皮质；RS，压后皮质；Au，听觉皮质；PtA，顶叶联合皮质；IC，岛叶皮质；M1/M2，初级/次级运动皮质；S1，初级躯体感觉皮质；S2，次级躯体感觉皮质；V1/V2，初级/次级视觉皮质

（二）中枢上行投射

三叉神经节的中枢突形成的中枢传入投射，通过三叉神经束进入脑干的尾髓，终止于脊髓三叉神经脊束尾核（trigeminal nucleus caudalis，TNC），以及上颈节（$C_1 \sim C_2$）。刺激动物模型中的硬脑膜脉管系统，包括上矢状窦、横窦和脑膜中动脉，可导致 TNC、C_1 和 C_2（合称 TCC）中的神经元激活。枕大神经的刺激也会导致相同区域神经元激活，并增强来自硬脑膜脉管系统的汇聚输入。

（三）在 TCC 中继后的上行投射

来自颅脉管结构的所有痛觉信息都通过 TCC 传导，并通过上行连接到脑干和间脑的其他区域，参与疼痛和其他感觉信息的处理。上升连接的激活被认为有助于偏头痛期间的疼痛感知，并在整个偏头痛发作期间持续地在自主神经、内分泌、认知和情感症状中起作用。

三叉自主神经反射时，传入通路即三叉神经痛觉传导通路被激活，TCC 与上泌涎核发生联系，进而激活副交感神经传出通路，副交感神经纤维穿过翼腭神经节到达外周结构，如泪腺、唾液腺和鼻黏膜等结构，导致流泪、流涎、流鼻涕、鼻塞等自主神经症状。

上泌涎核由硬脑膜电刺激或直接由脑干激活，并通过副交感神经传出至颅脉管系统回到 TCC。与其他延髓脑桥核也有直接的上行连接，包括延髓头端腹内侧核（rostral ventromedial medulla，RVM）、中缝大核（nucleus raphes magnus，NRM）、臂旁核和蓝斑核、中脑核、腹外侧中脑导水管周围灰质（ventrolateral periaqueductal gray matter，vlPAG）和楔形核，显示有来自硬脑膜的功能性痛觉输入。来自头部和口面部结构的躯体和内脏痛觉信息，通过 TCC 也直接传送到下丘脑核，沿着三叉丘脑束，包括前、外侧、后、腹内侧、穹窿周围和下丘脑视上核，并由硬脑膜伤害性刺激激活。同样，功能性硬脑膜痛觉传入通过尾髓 TCC，经三叉丘脑束传递到丘脑。具体来说，硬脑膜的痛觉传入在丘脑腹后内侧核（ventral posteromedial nucleus，VPM）及其腹侧周边、后复合体的内侧核（包括后丘脑核和板内核群）中进行整合。

（四）脑干和丘脑对皮质和皮质下结构的投射

疼痛的处理是复杂的，由包括扣带皮质、岛叶和丘脑在内的神经元结构网络介导。丘脑被认为是痛觉信息处理和整合的核心，是处理甚至调节传入的感觉信息的中继中心。所谓的"疼痛矩阵"，包括丘脑，以及初级（S1）和次级（S2）躯体感觉皮质、前扣带回皮质（anterior cingulate cortex，ACC）和前额叶皮质，被认为参与整合所有对疼痛的感觉、情感和认知的反应，并在疼痛过程中变得活跃，而矩阵中结构与疼痛的相关程度还存在争议。与脑干和丘脑核有解剖学联系的其他皮质下结构根据疼痛的情况参与该流体网络，并可能导致偏头痛患者经历除了头痛以外的复杂神经症状。杏仁核和海马结构可能分别是处理对疼痛的情感和认知反应的至关重要的结构。杏仁核的逆行追踪揭示了来自臂旁核的投射，特别是 TNC 的 Ⅰ 和 Ⅱ 层，可能导致偏头痛期间情绪状态的改变，以及焦虑症和抑郁症的合并症。此外，在啮齿类动物中证实，自三叉神经核通过杏仁核到海马结构的间接投射可能导致认知改变。

通过三叉神经血管系统神经元，颅血管痛觉传入投射到 VPM 丘脑核，并被认为是将伤害性信息传递到更高的皮质疼痛处理区域的主要丘脑中继。参与处理颅血管痛觉传入的其他丘脑核可能还包括后部（Po）和外侧后部/背侧（LP/LD）丘脑核。有研究已追踪到这些细胞核与最终处理这些信息的皮质区域的联系（图 3-1）。在大鼠和猫动物模型中，硬脑膜伤害性 VPM 神经元主要投射到初级（S1）和次级（S2）躯体感觉区及岛叶。这些数据表明，颅血管感觉和辨别信息的处理，特别是在三叉神经眼神经（V1）中，是由躯体组织到皮质区域的，这可能解释了偏头痛患者将其颅内疼痛定位到特定头部区域的能力，以及疼痛的强度和性质。另外，硬脑膜疼痛性 Po、LP 和 LD 丘脑神经元投射到许多功能不同和解剖学上较远的皮质区域，包括 S1 和 S2，但也投射到运动、顶叶联合、胼胝体压部后方、听觉、视觉和嗅觉皮质。这些数据表明，Po、LP 和 LD 丘脑神经元在偏头痛期间可导致认知和运动缺陷，并在异位疼痛、畏光、畏声、嗅恐中发挥重要作用。

二、三叉神经血管系统疼痛传导的调节

痛觉信息传入中枢后，由内源性痛觉调节系统对信息进行进一步整合，整合部位主要在脑干（图 3-2），包括下行抑制和下行易化：减弱伤害性感受信息的作用称为下行抑制作用；增强伤害

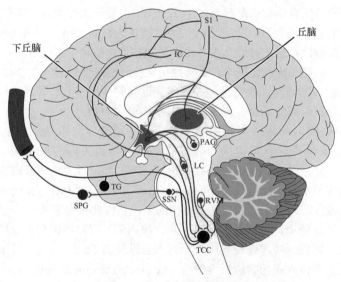

图 3-2　三叉神经血管疼痛调节

SPG，蝶腭神经节；SSN，上泌涎核；TG，三叉神经节；S1，初级躯体感觉皮质；IC，岛叶皮质；PAG，中脑导水管周围灰质；
LC，蓝斑；RVM，延髓头端腹内侧核；TCC，三叉神经颈髓复合体

性感受信息的作用称为下行易化作用。内源性痛觉调节系统是一个主要以中脑导水管周围灰质为中心的神经网络结构，通过脊髓背外侧束和腹外侧束对来自脊髓背角或三叉神经脊束核的伤害性感受进行双向调节，既可产生抑制作用，又可产生易化作用。

三叉神经颈髓复合体（TCC）受皮质中产生的直接和间接下行痛觉调节通路的影响。直接投射存在于初级躯体感觉区（S1）和岛叶皮质（insular cortex，IC），而间接投射通过下丘脑存在于S1 中。还存在可以调节三叉丘脑处理的局部皮质丘脑回路。下丘脑投射再次形成直接 TCC 调节投射以及通过蓝斑（LC）和中脑导水管周围灰质（PAG）的间接投射，这些投射可以进一步通过延髓头端腹内侧核（RVM）。这种直接和间接通路的复杂网络对传入的三叉神经伤害性信号的传导提供了有效的抑制和易化伤害性调节，其功能障碍被认为有助于引发偏头痛发作（图 3-2）。

（一）脑干的调节

1. 上泌涎核　位于脑桥的上泌涎核（SSN）是三叉自主神经反射的一部分，不仅可激活三叉神经血管系统的神经元，还可调节对传入痛觉刺激的应答。SSN 的神经元是脑副交感神经舒张血管通路的一部分，这些神经元主要向面神经的分支岩大神经投射，通过翼腭神经节，至硬脑膜、颅内血管和泪腺等结构（图 3-3）。SSN 及其向颅内血管投射的副交感神经纤维的活化被认为可促进偏头痛有时存在的自主神经症状，在三叉自主神经性头痛如阵发性半侧头痛和丛集性头痛这种作用中尤为明显。上泌涎核还与臂旁核、室旁核、皮质和边缘系统等结构存在双向联系，而这些结构参与调节摄食、睡眠、应激等可能与偏头痛触发机制及神经系统症状有关的功能。在伴有自主神经症状的原发性头痛如阵发性半侧头痛、丛集性头痛和偏头痛等头痛发作期间，存在血管活性肠肽（vasoactive intestinal polypeptide，VIP）的释放，在某种程度上，VIP 可能是这些原发性头痛相关自主神经症状的调节因子。

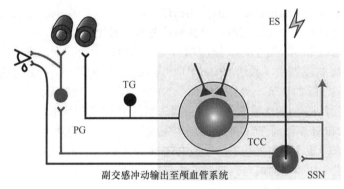

图 3-3　三叉神经-自主神经通路的示意图

图 3-3 彩图

PG，翼腭神经节；TG，三叉神经节；SSN，上泌涎核；TCC，三叉神经颈髓复合体；ES，外界刺激

三叉神经血管系统（黑色神经元）的外围和中央投射从三叉神经颈髓复合体（TCC，灰色神经元）到上泌涎核（SSN，绿色细胞）及其副交感神经投射到颅脉管系统也存在三叉神经-自主反射连接，主要是通过岩大神经（绿色投射）及其与翼腭神经节（PG）的突触，以及面神经（第Ⅶ对脑神经，紫色神经元）的突触（图 3-3 彩图）实现。

2. 中脑导水管周围灰质（PAG）　分为背内侧（dorsomedial，dmPAG）、背外侧（dorsolateral，dlPAG）、外侧（lateral，lPAG）和腹外侧（ventrolateral，vlPAG）四部分，其中 vlPAG 亚区是参与伤害性信息调节的重要区域，有研究表明，偏头痛发作期间，背侧中脑激活，该区域包含PAG。研究表明，PAG 激活程度越高，疼痛阈值越高，疼痛感知能力就越弱，提示了 PAG 在抑制疼痛传入通路功能中发挥了重要作用。PAG 直接向延髓和脊髓后角投射，但主要是间接通过RVM，通过 PAG-RVM 下行通路（该通路有助于中枢敏化和继发性痛觉过敏）对三叉神经核、后角（延髓、脊髓）的痛觉传递起双向作用（抑制或促进）。PAG 功能缺陷可提高后角神经元活性而促进疼痛传递，也可以减少对后角神经元疼痛传递的抑制程度。研究表明，PAG 调节的减弱可削弱决定三叉神经血管神经元活性大小和持续时间的抑制性信号。PAG 解剖结构的改变与个体抑制伤害性刺激经三叉神经传入能力的改变有关，这有增加偏头痛发作的倾向。

3. 延髓头端腹内侧核（rostral ventromedial medulla，RVM） 是延髓的一组神经元，主要接受来自 vlPAG 和脊髓后角的双向投射。该通路（PAG-RVM 通路）可为脊髓后角疼痛处理过程提供下行调控，因为其具有高强度的内源性阿片类信号，可以说是"内源性痛觉调控通路"。RVM 内的开细胞（on cell）、关细胞（off cell）、中性细胞均通过有髓神经纤维下行投射至脊髓，可能对脊髓痛觉神经元进行下行调控。开细胞可促进接收痛觉传入信息的神经元的放电，促进疼痛的发生，并可被阿片类抑制；而关细胞的放电抑制痛觉信息输入，可被阿片类活化；中性细胞的作用还不清楚，在啮齿类动物，这些细胞对尾部的伤害性热刺激不产生应答，但可对身体其他部位受到的其他形式的伤害性刺激做出应答。有研究发现，急性痛期存在机械痛和热痛觉过敏，开细胞自发放电活动增加，关细胞自发放电活动抑制，若在 RVM 给予利多卡因可逆转此现象，说明开细胞是发生急性疼痛痛觉敏化必不可少的因素。在慢性痛期，主要表现为机械痛敏增加，但开细胞和关细胞依然分别保持放电活动的抑制和激活状态，与无伤害性刺激时放电活动一致。而阻滞 RVM，也就是抑制关细胞的放电活动，则会加重机械痛敏。这表明开细胞和关细胞在急、慢性疼痛中作用不同：在急性炎症导致的疼痛中，开细胞自发电活动增加促进痛觉敏化；当炎症已经形成，关细胞的抗痛作用可能更为主要。持续性的伤害性刺激导致的开细胞的激活能够易化对某些其他伤害性刺激的反应，同时亦有其他神经结构产生的以痛镇痛作用。弥散性伤害抑制性控制（diffuse noxious inhibitory control，DNIC）对脊髓和三叉神经伤害性刺激均有强大的下行抑制作用，是发挥内源性疼痛调节（以痛镇痛）的重要方式。

4. 中缝大核（nucleus raphes magnus，NRM） 参与构成上述内源性疼痛调节通路。开细胞和关细胞对脑膜、角膜和面部皮肤刺激以及其他脑外输入做出反应。在同一项研究中，用那拉曲坦静脉注射治疗 10min 和 30min 后，关细胞的自发活动增加，而开细胞平均放电活动显著减少。因此，面部皮肤和硬脑膜刺激（激活 NRM 中的开细胞或关细胞，以及被其他区域的刺激激活）可能会受到抗偏头痛治疗的调节。此外，施加于 NRM 的调节电刺激可抑制 TCC 中硬脑膜和眶周诱发的伤害性神经元反应。CSD 被认为是偏头痛先兆的实验相关因素，它导致 NRM 中的放电显著减少，随后拮抗 NRM 刺激对 TCC 中硬脑膜诱发的神经元放电的抑制作用。在偏头痛的动物模型中，用有害刺激来刺激动物上矢状窦，发现 PAG 的疼痛调节是由中缝大核介导的。近期有研究发现偏头痛诱发因素（如重复的闪光刺激）可改变 NRM 的神经元活性，而 NRM 的兴奋却抑制了三叉神经对硬脑膜有害刺激的应答。

5. 蓝斑（LC） 位于脑桥内，是脑内去甲肾上腺素合成的主要部位，接收来自下丘脑室旁核的投射，发出的大量神经纤维到达前脑多个脑区，包括下丘脑，参与许多重要功能的调节，包括觉醒、对应激的应答、情感的调节等。影像学研究表明，背侧脑桥区域可能在偏头痛之前和期间被激活，其中可能包括蓝斑核。蓝斑核的激活可引起颈内动脉阻力的增加、颅内血管收缩而导致颅内血流量的下降，这些效应主要由 α_2 肾上腺素受体机制介导。此外，蓝斑核刺激后，脑血流量减少最多的部位是在枕叶皮质，其在偏头痛先兆期间被认为是血流变化开始的区域。伴随这种颅内血管收缩的是颅外血流量的频率依赖性增加，其表明血管舒张，可通过外颈动脉血管阻力的下降来测量。这些反应表明供应脑干及其核团的血管会发生血管舒张改变，这在偏头痛期间已经得到证实，这类似于偏头痛先兆中发生的皮质血流改变。因此这种血管舒张的改变可能由脑干激活所引起。

（二）下丘脑的调节

下丘脑参与许多重要的生理功能，包括调节昼夜节律、摄食、口渴、觉醒和排尿，以及自主神经和内分泌活动。研究提示，下丘脑在偏头痛发作早期激活，而在发作中晚期激活消退。从而认为下丘脑在偏头痛触发和早期的整合中起重要作用。Schulte 和 May 使用标准三叉神经伤害性刺激方案，对 1 例偏头痛患者连续 31d 进行任务态 fMRI 扫描，在扫描期间一共出现过 3 次未经治疗的偏头痛发作。通过比较偏头痛发作前 24h 与发作期间、头痛发作期与发作间期的功能影像，显示下丘脑的激活状态及下丘脑与脑干的功能连接随偏头痛周期变化而变化，主要表现为：①下丘脑在头痛发作前 24h 比发作间期更活跃，且活跃程度随头痛发作临近而增高；②头痛发作前下丘脑与三叉神经脊束核功能连接增加，而在头痛发作期下丘脑与脑桥背侧连接增加。这种下丘脑激活状态及与脑干功能连接的变化提示下丘脑可能是偏头痛发作的主要发生器。

下丘脑也被认为与疼痛处理有关。下丘脑与 TCC 以及参与处理痛觉传入的许多结构具有相互联系，包括三叉神经尾核、孤束核、RVM、PAG 和 NRM。硬脑膜的伤害性刺激会激活前、后、腹内侧和视上丘脑核中的神经元，并可能激活下丘脑室旁核。下丘脑核也有下降投射到 SSN 的纤维，它们被认为可参与自主神经调节，其激活可能导致偏头痛的自主神经症状，尤其是三叉神经自主神经性头痛，并有助于进一步激活来自颅骨的三叉神经传入纤维。

1. 下丘脑后核　电刺激猫的硬脑膜后其下丘脑后部区域可被激活，并与偏头痛和三叉神经自主神经性头痛的影像学研究有关。促食欲素 A（orexin A）和促食欲素 B（orexin B）是仅在下丘脑核（包括下丘脑后区）中产生的下丘脑神经肽，参与下丘脑对睡眠、进食和觉醒以及自主神经的调节。

促食欲素能神经广泛投射到与三叉神经伤害性感受有关的许多脑区，如大脑皮质、扣带回皮质、中脑导水管周围灰质（PAG）、脊髓和三叉神经背侧角等，其中促食欲素能神经传入通过导水管周围灰质投射到脑干的三叉神经颈髓复合体，参与了导水管周围灰质和 TCC 对三叉神经伤害性感受过程中的调节；而促食欲素能神经元的轴突分布于从颈到骶的脊髓各节段，特别是与调节疼痛相关的区域，脊髓促食欲素受体可以调节下丘脑外侧刺激产生的神经疼痛。在动物疼痛模型中发现，脑室内注射促食欲素 A 可以产生一种抗伤害性感受的作用，并可以被促食欲素受体 1 拮抗药（OX1RA）阻断，同时发现促食欲素 B 在减弱疼痛反应方面不如促食欲素 A 有效，说明促食欲素的抗伤害性感受与镇痛作用，可能是由 OX1R 介导的促食欲素 A 发挥主要的调节作用。研究发现，慢性偏头痛患者脑脊液中促食欲素 A 水平升高，这可能是慢性头痛的代偿反应，也可能是下丘脑对慢性疼痛的应激反应。静脉注射促食欲素 A 能够抑制硬脑膜诱发的三叉神经血管传递，但局部注射到下丘脑后部，促食欲素 A 和促食欲素 B 对硬脑膜和皮肤诱发的伤害性三叉神经血管反应的调节不同。鉴于下丘脑和促食欲素能系统在疼痛调节、进食、唤醒和睡眠调节中所起的作用，这些数据提供了触发偏头痛的可能起源和先兆症状（下丘脑）之间的因果关系，神经递质系统（促食欲素能系统）已知参与了这些触发因素和症状的稳态，以及两者在三叉神经血管伤害性感受的下降控制中的作用，被认为是导致偏头痛疼痛的原因。

2. 下丘脑室旁核（paraventricular hypothalamic nucleus，PVN）　有研究显示，PVN 中的许多局部化学干预可以改变 TNC 中的硬脑膜伤害性和基底神经元活性。显微注射蝇蕈醇，GABAA 受体激动剂进入 PVN，可抑制基础和硬脑膜诱导的三叉神经血管神经元活化。当大鼠先前暴露于"压力"方案时，抑制水平减弱。Gabazine 是一种 GABAA 受体拮抗剂，能增强硬脑膜诱发的反应。同样，自主神经和感觉神经肽 PACAP-38 的显微注射可促进基础三叉神经元活动和放电（反应大于 C 纤维潜伏期），PACAP 拮抗剂 PACAP6-38 能抑制基础和所有伤害性硬脑膜诱发的三叉神经血管神经元反应。最后显微注射那拉曲坦，一种 $5-HT_{1B/1D}$ 受体激动剂，用于偏头痛的急性期治疗，可减弱基础和硬脑膜诱发的三叉神经血管反应。这些研究表明，PVN 对三叉神经伤害性刺激具有强大的调节作用，通过向 SSN 的下行投射，在偏头痛及可能的三叉神经自主头痛症中调节，甚至在触发伤害性、自主和压力相关过程中发挥作用。

3. A11 下丘脑核　位于下丘脑尾侧脑室周围灰质的前丘脑，可向脊髓背角提供直接的多巴胺能抑制投射。多巴胺 A11 投射的电刺激可通过多巴胺受体（DA2）介导，导致 TCC 中的硬脑膜和面部皮肤诱发的痛觉传入信号被抑制。在正常情况下，A11 核可能通过释放多巴胺，作用于 DA2，对传入的三叉神经血管伤害性刺激提供下行强直抑制控制。在偏头痛期间，A11 对 TCC 的抑制投射功能障碍可能会通过多巴胺释放消除强直抑制，从而促进神经元反应以及对三叉神经分布中体感输入的痛觉过敏和异常性疼痛。多巴胺拮抗剂的使用经常被认为与 A11 的参与不一致，尽管临床使用的药物具有随机对照试验证据，但其具有比简单的多巴胺受体相互作用更复杂的药理学。

关于三叉神经血管通路的下丘脑调节的数据可清楚地表明有几个区域参与调节三叉神经血管神经元的基础和伤害性输入。这些区域中的任何一个区域的功能障碍都可能导致痛觉传入的整合发生改变并产生偏头痛，或者这种功能障碍实际上可能导致先前静止的三叉神经血管神经元的激活，其被认为是有害的激活，如果这些神经元接收了来自硬脑膜传入神经的投射，则可引发偏头痛。

（三）丘脑的调节

科学家早在 20 世纪就将丘脑定义为情感处理必不可少的器官，尤其是疼痛，它是疼痛通往大脑皮质的门户，所有皮质结合的体感传入都通过丘脑中转。这些体感传入主要是伤害性输入。来自皮肤、深层结构和内脏器官的伤害性输入在丘脑汇聚继而传至大脑皮质。伤害性输入可以通过脊髓丘脑束（spinothalamic tract，STT）直接从脊髓传导至背侧丘脑，也可以通过脊髓、脊髓性中脑间接传导至丘脑。早期研究表明，脊髓损伤（包括背角和腹角）可导致丘脑广泛萎缩，受影响的丘脑核包括以下部分：丘脑后核、丘脑腹后外侧核、VPM、丘脑束旁核（parafascicular thalamic nucleus，PF）等脑区。研究表明，丘脑背侧核中腹侧丘脑、前侧丘脑和内侧丘脑的 3 个主要区域与皮质具有特定的相互连接。在丘脑背侧核中有一种多极神经元，可通过轴突将信号直接投射至大脑皮质，被称为丘脑皮质神经元。其中腹侧丘脑主要与躯体感觉皮质相连接，调控疼痛中的感觉信号，而内侧丘脑主要与额叶皮质、扣带回皮质等脑区相连接，调控疼痛中的情感记忆。PF 和外侧僵核（lateral habenular nucleus，LHb）均与内源性镇痛系统有密切的关系，除丘脑皮质通路外，有研究表明 PF 和 LHb 与 PAG、DRN 和 RVM 之间有往返的纤维，这些纤维是上行抑制系统和中脑边缘镇痛系统环路的重要组成部分。PAG 和 RVM 是中枢内源性镇痛系统的关键部位，它们对于传递痛觉信息的神经元有明显的抑制作用。此外，早期的示踪结果显示丘脑与杏仁核之间也存在直接连接，这些结果提示 PF 可能是疼痛上行传导通路中非常重要的核团。

（四）大脑皮质的调节

大脑皮质中有一部分主要负责调控躯体感觉的皮质，称为躯体感觉皮质，位于中央后回及中央沟的深部，分为初级躯体感觉皮质和次级躯体感觉皮质两个亚区。功能成像技术积累了大量证据表明皮质与疼痛发生密切相关，其中变化最显著的区域包括初级躯体感觉皮质（S1）、次级躯体感觉皮质（S2）、岛叶皮质（IC）、前扣带回皮质（ACC）和前额叶皮质（prefrontal cortex，PFC）等。

已经证明 CSD 能够抑制 NRM 中的神经元活动。此外，重复的 CSD 能够逆转 NRM 对硬脑膜伤害性三叉神经血管反应的下降抑制作用，证明了三叉神经伤害性输入的皮质 NRM 调节。皮质扩散性抑制会导致 TNC 中的神经元激活，这种效应被假设是由外周硬脑膜伤害性三叉神经血管机制的激活介导的。然而，CSD 诱发的基础三叉神经放电增加已被证明至少部分独立于外周三叉神经血管作用，表明中枢神经系统有内驱动机制。进一步的研究表明，皮质的不同区域对外周三叉神经痛觉输入有不同的影响。在对侧岛叶皮质开始的 CSD 诱导了 TNC 中硬脑膜诱发的神经元反应，而在对侧 S1 开始的 CSD 抑制了相同的反应。在 V1 区触发的 CSD 对岛叶和初级感觉皮层的影响不同，它增强或抑制脑膜诱发的三叉神经脊束核尾侧亚核的反应，但不影响皮肤诱发的伤害感受性反应。值得注意的是，CSD 起始于同侧顶叶区域，这是一个传递体感和视觉皮质的区域，也会显著抑制 TCC 中 30%（9/30）神经元中硬脑膜诱发的伤害性神经元放电，这种反应由 5-HT$_{1B/1D}$"曲坦"受体介导。剩余的 21 个神经元不受顶叶 CSD 的影响。这些皮质-脑干-三叉神经网络被认为会影响偏头痛患者的易感性，这将明显改变颅内和颅外体感信息的处理方式，并最终被偏头痛患者感知。

（赫　芳　石　娟　刘　红）

参 考 文 献

Bartsch T, Goadsby PJ. 2003. Increased responses in trigeminocervical nociceptive neurons to cervical input after stimulation of the dura mater. Brain, 126(Pt 8): 1801-1813.

Bertels Z, Pradhan A A A. 2019. Emerging treatment targets for migraine and other headaches. Headache, 59 Suppl 2(Suppl 2): 50-65.

Cleary DR, Heinricher MM. 2013. Adaptations in responsiveness of brainstem pain-modulating neurons in acute compared with chronic inflammation. Pain, 154(6): 845-855.

Ellrich J, Messlinger K, Chiang CY, et al. 2001. Modulation of neuronal activity in the nucleus raphé magnus by the 5-HT(1)-receptor agonist naratriptan in rat. Pain, 90(3): 227-231.

Fonseca R. 2013. Asymmetrical synaptic cooperation between cortical and thalamic inputs to the amygdale. Neuropsychopharmacology, 38(13): 2675-2687.

Goadsby PJ. 2013. Autonomic nervous system control of the cerebral circulation. Handb Clin Neurol, 117: 193-201.

Goadsby PJ, Holland PR, Martins-Oliveira M, et al. 2017. Pathophysiology of migraine: a disorder of sensory processing. Physiol Rev, 97(2): 553-622.

Gotter AL, Roecker AJ, Hargreaves R, et al. 2012. Orexin receptors as therapeutic drug targets. Prog Brain Res, 198: 163-188.

Hoffmann J, May A. 2018. Diagnosis, pathophysiology, and management of cluster headache. Lancet Neurol, 17(1): 75-83.

La Cesa S, Tinelli E, Toschi N, et al. 2014. fMRI pain activation in the periaqueductal gray in healthy volunteers during the cold pressor test. Magn Reson Imaging, 32(3): 236-240.

Lambert GA, Truong L, Zagami AS. 2011. Effect of cortical spreading depression on basal and evoked traffic in the trigeminovascular sensory system. Cephalalgia, 31(14): 1439-1451.

May A, Schwedt TJ, Magis D, et al. 2018. Cluster headache. Nat Rev Dis Primers, 4: 18006.

Noseda R, Constandil L, Bourgeais L, et al. 2010. Changes of meningeal excitability mediated by corticotrigeminal networks: a link for the endogenous modulation of migraine pain. J Neurosci, 30(43): 14420-14429.

Noseda R, Kainz V, Jakubowski M, et al. 2010. A neural mechanism for exacerbation of headache by light. Nat Neurosci, 13(2): 239-245.

Razavi BM, Hosseinzadeh H. 2017. A review of the role of orexin system in pain modulation. Biomed Pharmacother, 90: 187-193.

Robert C, Bourgeais L, Arreto CD, et al. 2013. Paraventricular hypothalamic regulation of trigeminovascular mechanisms involved in headaches. J Neurosci, 33(20): 8827-8840.

Salas R, Ramirez K, Tortorici V, et al. 2018. Functional relationship between brainstem putative pain-facilitating neurons and spinal nociceptfive neurons during development of inflammation in rats. Brain Res, 1686: 55-64.

Salehi S, Kashfi K, Manaheji H, et al. 2020. Chemical stimulation of the lateral hypothalamus induces antiallodynic and anti-thermal hyperalgesic effects in animal model of neuropathic pain: Involvement of orexin receptors in the spinal cord. Brain Res, 1732: 146674.

Schulte LH, May A. 2016. The migraine generator revisited: continuous scanning of the migraine cycle over 30 days and three spontaneous attacks. Brain, 139(Pt 7): 1987-1993.

Strother LC, Srikiatkhachorn A, Supronsinchai W. 2018. Targeted Orexin and hypothalamic neuropeptides for migraine. Neurotherapeutics, 15(2): 377-390.

Supronsinchai W, Hoffmann J, Akerman S, et al. 2022. KCl-induced repetitive cortical spreading depression inhibiting trigeminal neuronal firing is mediated by 5-HT(1B/1D) and opioid receptors. Cephalalgia, 42(13): 1339-1348.

Yang FP, Chao AS, Lin SH, et al. 2020. Functional human brain connectivity during labor and its alteration under epidural analgesia. Brain Imaging Behav, 14(6): 2647-2658.

第四章　偏头痛的病因及发病机制

头痛是一种疼痛综合征，涉及三叉神经和上段颈神经支配的区域。偏头痛是脑功能障碍引起的原发性头痛，可能导致三叉神经血管系统的激活。除头痛外，还会出现恶心、呕吐、畏光、畏声等其他相关症状。

根据症状与头痛的时间关系，偏头痛可分为多个阶段：前驱期（先于头痛）、先兆期（先于头痛或伴随头痛）、头痛期和发作后期（在头痛缓解后）。患者最早在发作前 3d 出现前驱症状，有些有先兆。前驱期和先兆期（如果存在）之后是疼痛期，如果不治疗，疼痛期可持续 4～72h。这 4 个阶段的症状可以重叠或有所变化。例如，痛觉超敏和颈部疼痛等症状可能会在整个发作过程中出现，而其他症状可能会交替出现。将偏头痛发作划分为不同的阶段，可以更好地描述和区分偏头痛从开始发作到头痛发生以及恢复过程中的生理变化（图 4-1，图 4-2）。

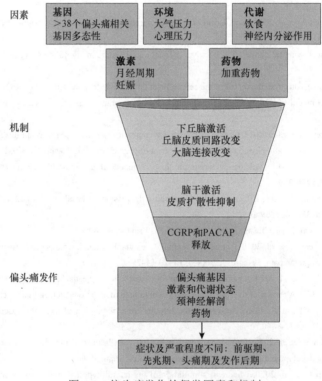

图 4-1　偏头痛发作的促发因素和机制

一、前　驱　期

前驱期是偏头痛发作的最早阶段，一般认为前驱期的发生始于中枢神经系统。偏头痛前驱期通常在偏头痛发作前数小时出现，但最早在发作前 3d 即可发生。前驱症状包括打呵欠、多尿、情绪变化、易怒、光敏感、颈部疼痛和注意力难以集中等。虽然其中一些是主观症状，但其他症状特别是感觉敏感性，可以客观量化，如感觉阈值的变化发生在头痛前数小时，与先兆期主观感觉症状的发生相一致。

对偏头痛的正电子发射体层成像（positron emission tomography，PET）和功能磁共振成像（functional magnetic resonance imaging，fMRI）研究表明，在头痛发作前几个小时下丘脑的活动和连接就发生了变化。下丘脑功能的变化可能是导致多尿、情绪变化和食欲改变的原因。PET 研究

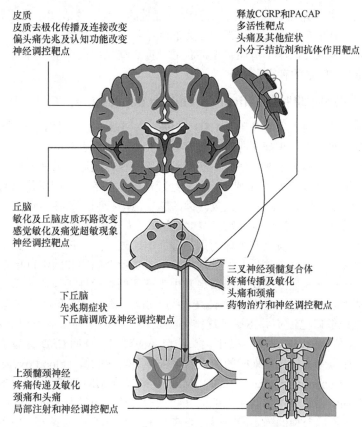

皮质
皮质去极化传播及连接改变
偏头痛先兆及认知功能改变
神经调控靶点

释放CGRP和PACAP
多活性靶点
头痛及其他症状
小分子拮抗剂和抗体作用靶点

丘脑
敏化及丘脑皮质环路改变
感觉敏化及痛觉超敏现象
神经调控靶点

三叉神经颈髓复合体
疼痛传播及敏化
头痛和颈痛
药物治疗和神经调控靶点

下丘脑
先兆期症状
下丘脑调质及神经调控靶点

上颈髓颈神经
疼痛传递及敏化
颈痛和头痛
局部注射和神经调控靶点

图 4-2　偏头痛机制、症状和治疗目标的解剖部位

CGRP，降钙素基因相关肽；PACAP，垂体腺苷酸环化酶激活肽

偏头痛涉及中枢神经系统和周围神经系统多个组成部分功能的同时改变，其中一些在本图中显示。这些组成部分中的每一种都可能导致偏头痛的不同症状，并代表个体患者的特定治疗目标。箭头表示来自三叉神经和上颈神经根的感觉输入，它们汇聚在三叉神经颈髓复合体中

显示，在触发发作和自发发作的偏头痛前驱期的最早阶段，下丘脑后部和外侧以及相邻中脑腹侧被盖被激活。这些区域的激活及其与边缘系统的中枢联系可以解释为什么偏头痛通常由同一状态的改变（如睡眠-觉醒周期的变化、禁食等）触发，也能解释前驱期的一些症状（如打呵欠、多尿、食物渴求和情绪变化）。中脑导水管周围灰质和背侧脑桥位于去甲肾上腺素能蓝斑和中缝背核的区域，在前驱期也表现出选择性激活。这些区域是调节感觉刺激强度（如光、声）、脑血流量、伤害性感受以及皮质和皮质下神经元、神经胶质细胞兴奋性的关键，它们的参与可以解释偏头痛发作期间（有先兆和无先兆）脑血流量的改变、周围环境感觉刺激（光、声、气味）的放大、皮质兴奋性的改变以及三叉神经伤害性感受的易化或去抑制。枕部皮质活动的增加与光敏感性相关，脑干激活与恶心相关。

二、先　兆　期

有先兆偏头痛与其他合并症的风险增加有关，如卵圆孔未闭、缺血性脑卒中（包括围手术期脑卒中）、不宁腿综合征、帕金森病、双相障碍、惊恐障碍等。与其他偏头痛症状一样，大多数患者的先兆症状是可变的，先兆本身的临床特征也可能有很大差异。视觉先兆最普遍，感觉、语言和嗅觉症状也很常见，并且可能与视觉症状同时出现或独立发生。大约 50% 的患者出现典型的闪光暗点，闪光、无闪烁的暗点或无法描述的视觉扭曲也常见。

先兆在视野中的起始位置不固定，随着先兆的进展，视觉感知的特征从正性波变为负性暗点，

而且在一定时间内，虽然先兆明显在进展，但没有视觉的变化。这表明了先兆背后的生理现象，即在视觉皮质内可能有多个发病部位，视觉先兆的临床特征对应视觉皮质的特定区域，在大脑皮质的某些区域，先兆现象在临床上可能是无症状的。偏头痛先兆在一生中可能反复发生，但不会对大脑结构或功能产生明显的有害影响。

（一）皮质扩散性抑制（cortical spreading depression，CSD）

目前普遍认为，先兆的生理学基础是 CSD。1986 年，Leao 首先提出了 CSD 与偏头痛先兆之间的关系，但当时普遍认为偏头痛先兆是由血管痉挛和皮质缺血引起的。后来一系列针对偏头痛发作期间脑血流量变化的研究证明，在先兆初期脑血管充血，随后是长期的低灌注，这终止了偏头痛的血管痉挛理论。CSD 是发生在神经元和神经胶质细胞上的一种缓慢传播的去极化波，速度为 $2 \sim 5 mm/min$，持续约 1min，随后导致数分钟的脑电活动抑制，最终导致脑血流量的短暂增加以及随之出现的脑血流量的减少。啮齿类动物大脑缺乏人类大脑所特有的脑沟和脑回，CSD 会以同心波的形式传播，通常涉及大脑半球的大部分。但通过将人类偏头痛视觉先兆映射到人类视觉皮质的模型上发现，导致偏头痛先兆的生理现象是沿着单个脑回和脑沟以更有限的空间和线性方式传播的，类似于在脑缺血或创伤性损伤患者中观察到的扩散性去极化的模式。研究发现，颈动脉穿刺后出现先兆发作，相应区域的血流变化与 CSD 一致。自发和诱发视觉先兆期间的血流研究和功能磁共振成像研究证实并拓展了这些先兆发现，揭示了临床前模型中 CSD 特征性血氧水平依赖（BOLD）信号的时空变化。基于偏头痛患者的研究，证明 CSD 参与了视觉先兆的病理生理学过程，偏头痛患者视觉先兆期间的血氧水平依赖脑功能成像（blood oxygen level dependent functional magnetic resonance imaging，BOLD-fMRI）。高场强 MRI 研究发现，CSD 波在脑组织中的传播类似于先兆期脑血流成像中观察到的闪光暗点的移动和脑低血流量的变化过程。而且，不同的先兆症状反映了不同类型的脑功能障碍，对应 BOLD 信号的特定变化，先兆表现为暗点的患者 BOLD 反应降低，而先兆仅为阳性症状的患者 BOLD 反应增加，双侧视觉先兆的患者有相应的双侧大脑半球 BOLD 变化。无先兆偏头痛可能与有先兆偏头痛存在类似的 CSD 发病机制，PET 或磁共振灌注成像发现无先兆偏头痛患者也存在枕叶低灌注或低血流量，但这种一个时点的灌注测量并不能反映真正的 CSD 动态过程。且有磁共振灌注成像研究发现无先兆偏头痛患者中没有血流动力学的变化，另外在一名既有先兆偏头痛又有无先兆偏头痛的患者中，仅在有先兆偏头痛期间观察到脑灌注不足。

动物研究表明，CSD 与血管直径的变化显著相关。通过采用内源光信号（optical intrinsic signal，OIS）成像，透过小鼠的颅骨可观察到 CSD 引起多相血管反应，在 CSD 波扩散前可能存在血管的扩张，随后出现与 CSD 波相关的血管显著收缩，随后血管恢复正常口径或稍扩张状态，然后再持续收缩，持续长达 1h。而且硬脑膜和颅骨存在与否会对血管反应产生显著差异，在有硬脑膜和颅骨覆盖的地方会出现更加显著的血管收缩。在大鼠和其他物种中，血管的收缩可能不太显著，并且扩张的时间可延长。在 KCl 诱导 CSD 的小鼠模型中，通过激光共聚焦显微内镜，发现 CSD 发生时伴随着软脑膜血管快速而显著的收缩，随后扩张，然后再持续收缩。CSD 诱导的局部脑血流量（regional cerebral blood flow，rCBF）增加时不仅伴随着软脑膜血管的扩张，皮质血管也参与了 rCBF 的增加。血流动力学对 CSD 的反应在 CSD 波的不同阶段由多个相反的血管运动组成，典型的 rCBF 反应至少由 4 种不同的血管运动组成：①与直流电位（direct current，DC）转变相一致的初始低灌注或血管收缩；②复极期间出现峰值充血或血管扩张，并在完全 DC 转换恢复后达到最大值；③在 CSD 之后 $3 \sim 5 min$ 发生较小的迟发性充血或血管扩张；④持续 1h 或更长时间的 CSD 后血流量减少或血管收缩。

（二）CSD 的发生机制

CSD 发生的潜在机制可能与细胞内外离子浓度的快速变化特别是 K^+ 浓度的变化以及谷氨酸

的大量释放相关。CSD 通常是由 K^+、H^+ 的分泌和 Na^+、Ca^{2+} 和 Cl^- 的吸收所引起的，包括 K^+ 的快速外流，Na^+、Ca^{2+} 和 Cl^- 的快速内流，产生内向电流。在细胞内 Ca^{2+} 增加的同时，释放到细胞间隙的 K^+ 和谷氨酸的浓度增加，兴奋性、抑制性失衡，进而改变了局部细胞的兴奋性，引发正反馈，最终导致脑功能混乱，引发偏头痛。

　　大量不受调控的谷氨酸释放在 CSD 的发病机制中具有重要作用。电压门控钙通道调节的细胞内钙内流可介导谷氨酸的释放，而转运介导的星形胶质细胞对突触钙的摄取由钠钾 ATP 酶维持的钠梯度驱动。由于谷氨酸受体拮抗剂的副作用，其发展受到阻碍，但在概念验证研究中显示出了其预防效果。对家族性偏瘫型偏头痛（familial hemiplegic migraine，FHM）的研究证实了 CSD 可参与偏头痛的先兆发生。FHM 是一种罕见的单基因常染色体显性遗传偏头痛的亚型。FHM 相关基因突变可导致谷氨酸神经传递过度、神经元兴奋性增强，并能降低转基因动物的 CSD 阈值。FHM1 型致病基因敲入小鼠模型具有明确的 CSD 诱发易感性，这种易感性与刺激强度呈正相关，并且是由于基因突变导致突触前膜的谷氨酸能神经元功能失调所致。CACNA1A（FHM1 型）的功能获得是由于编码兴奋性谷氨酸神经元电压依赖性 P/Q 钙通道的 α_1 亚单位发生突变，电压门控 P/Q 型钙通道可介导谷氨酸释放，参与 CSD；ATP1A2（FHM2 型）的功能增益是由于编码星形胶质细胞上钠钾 ATP 酶的 α_2 亚单位发生突变，导致钠钾 ATP 酶的活性降低或对 K^+ 的亲和力降低，K^+ 和谷氨酸在细胞外间隙被清除的能力受损，导致净兴奋性神经传递。FHM2 型致病基因敲入小鼠模型同样具有 CSD 诱发的易感性，由于星形胶质细胞上的 ATP1A2 功能丧失，导致星形胶质细胞清除突触间隙内谷氨酸的能力降低，从而导致突触后膜的兴奋性神经元更加兴奋，更易诱发 CSD。与野生型小鼠相比，这些基因敲入小鼠被诱发产生的 CSD 更易传播到皮质下结构。SCNA1（FHM3 型）中的功能缺失是由于编码抑制性中间神经元上的神经元钠通道的成孔 α_1 亚单位发生突变，导致兴奋性神经元的不规则放电，重复放电可增强兴奋性神经递质的释放。这种突变可能具有与 FHM1 中 CACNA1A 突变相似的作用，后者可增强神经递质释放并促进 CSD 的发生，也与 FHM2 中 ATP1A2 突变的作用相似。

（三）CSD 与头痛的关系

　　偏头痛发作特征的前瞻性报告显示，大部分患者在先兆发作期间可能有头痛以及其他明确的偏头痛症状，包括光敏和恶心，这说明先兆是这些症状的始作俑者。基于动物模型研究的假说认为，CSD 激活三叉神经血管系统，通过外周三叉神经和中枢下行通路激活疼痛信号，导致有先兆偏头痛的头痛发作，是偏头痛发作的主要原因。CSD 会短暂打开神经元泛连接蛋白（pannexin 1，PANX1）通道，并与配体门控阳离子通道 P2X7 形成孔复合体，允许兴奋性神经递质释放，以维持扩散去极化并激活神经炎症，炎症介质（如一氧化氮和前列腺素）的释放可引起颅内动脉扩张。P2X7/PANX1 孔隙复合体是 CSD 易感性及其下游事件的关键决定因素，与偏头痛等特征性疾病具有潜在相关性。使用 P2X7/PANX1 孔隙复合体抑制剂或使 P2X7 的基因缺失，能够降低 CSD 的频率并提高其阈值，从而抑制下游的炎症反应，如皮质中白细胞介素-1β、诱导型一氧化氮合酶和环氧合酶-2 的上调；此外，还能抑制三叉神经血管系统的激活，包括抑制三叉神经节中 CGRP 的表达和三叉神经尾核中 c-Fos 蛋白的表达。CSD 诱发头痛的过程被假设为激活和敏化终止于颅内动脉周围的三叉神经初级传入纤维。通过这种方式，CSD 激活并敏化血管周围的三叉神经初级传入纤维，该传入负责伤害性冲动的传递，随后在皮质区域进行处理，产生偏头痛的感觉。

　　动物实验也证实 CSD 会导致头痛。局部应用 N-甲基-D-天冬氨酸（N-methyl-D-aspartate，NMDA）诱导 CSD 的研究中，通过评估动物行为学的表现，发现僵直行为（freezing episodes）是最突出的行为变化，且是唯一的持续性行为改变。CSD 能显著诱导自由移动大鼠的僵直、理毛等头痛相关行为的发生，使用 CGRP 受体拮抗剂 MK-8825 可减少僵直、理毛、甩头、湿狗征（wet dog shake）等头痛相关行为的次数。CGRP 受体拮抗剂 MK-8825 可剂量依赖性地减弱 CSD 诱导的三叉神经介导的疼痛反应。有效的偏头痛预防药物能提高动物模型的 CSD 阈值，抑制 CSD 的实验药物 tonabersat 在动物模型中被证明对有先兆偏头痛有预防作用。单脉冲经颅磁刺激（single-pulse transcranial magnetic stimulation，sTMS）可阻断动物 CSD，也被证明对有先兆偏头痛的急性期治疗有效。

但是 CSD 和偏头痛先兆是否会导致头痛仍然存在争议。临床上大多数偏头痛发作没有先兆，这说明先兆对头痛发作并不是一个必要且充分的条件，可能 CSD 仅是偏头痛发作时广泛可变的神经系统功能障碍的一个组成部分，而不是主要组成部分。一项使用针刺或 KCl 诱导大鼠 CSD 产生的研究提示，KCl 刺激而不是其诱导的 CSD 引起了大鼠面部、眶周及后爪等部位的皮肤触痛，单独的 CSD 事件不足以在正常动物上诱发皮肤异常性疼痛，如触痛等现象。CSD 和疼痛行为之间的联系并没有在清醒、自由移动的啮齿类动物中广泛评估，而且鉴于无脑回的啮齿类动物大脑皮质和多脑回人类大脑皮质扩散去极化之间的差异，CSD 与偏头痛的相关性仍不确定。

三、头 痛 期

（一）三叉神经血管机制

简单的血管扩张曾长期被认为是偏头痛的原因，但不能解释复杂的偏头痛表型。例如，因为距离发病时间不同，磁共振血管成像发现的脑膜中动脉的变化出现了相互矛盾的结果，这些变化包括动脉无扩张、疼痛侧扩张、早期扩张，然后出现双侧扩张等；此外，自发性偏头痛发作伴有颅内动脉而非颅外动脉扩张，且扩张幅度极小。以上提示脑膜中动脉扩张不太可能引起偏头痛，观察到的血管直径变化可能反映的是血管周围空间化学环境的变化和自主疼痛的相关反射。

一些证据支持血管周围三叉神经传入水平的外周起源，而另有数据表明起源更可能在中枢神经系统内，涉及脑干和间脑神经元的功能障碍。1984 年，莫斯科维茨（Moskowitz）提出偏头痛发作取决于一级三叉神经血管神经元的激活和敏化。三叉神经血管系统被认为是伤害性传递起源和产生偏头痛感觉的解剖和生理学基础。"三叉神经血管"一词的引入涵盖了包括人类在内的多种物种中与三叉神经软脑膜动脉通路相关的免疫组织化学和神经化学发现。进一步的研究证实了三叉神经支配硬脑膜，以及猫的上颈段背根神经节发出额外的脑膜神经。脑膜血管中发现了最大密度的小直径无髓（C）纤维和薄髓（Aδ）纤维轴突（起源于三叉神经），但大的脑膜血管的电刺激或机械刺激与头痛有关，而远离血管的区域通常与头痛无关。由三叉神经感觉通路支配的颅内痛敏结构，包括眼、硬脑膜、大的脑血管和软脑膜血管以及硬脑膜静脉窦等，为偏头痛提供了解剖学基础，这些结构可接收从三叉神经眼支和上颈段神经根投射来的大量无髓纤维丛。外周三叉神经感觉传入在三叉神经颈髓复合体的二级神经元上汇聚和突触，这种中央汇聚解释了偏头痛的特征性分布，包括眼和眶周区、额颞区，以及疼痛会转移到枕颈部区域。

支配脑膜的三叉神经感觉纤维也发出分支穿过颅骨缝并供应骨膜和颅周肌肉。在小鼠身上，观察到了伤害性感受器硬脑膜的轴突发出穿过蛛网膜间隙的软脑膜支和到达骨膜（可能还有一些颅骨周围肌肉）的缝合支。这些轴突在颅外和颅内事件之间建立了一条直接的通信途径，可以激活颅骨两侧的伤害性感受器。所以颅外原因（如头部创伤或颅周肌肉炎症）可以导致脑膜伤害性感受器的激活，激活的脑膜伤害性感受器也可激活颅外感觉纤维，这解释了颅外病理变化可触发易感个体偏头痛发作，以及颅内过程引发偏头痛发作可导致颅周肌肉压痛。

三叉神经血管神经元的传入纤维除支配脑膜及其血管外，也投射到中枢神经系统的结构中。神经元激活释放血管活性肽并诱导局部炎症反应，使脑干中的二级神经元和丘脑中的三级神经元依次敏化和放电，直到伤害性冲动最终到达躯体感觉和其他与疼痛感知有关的皮质区域。三叉神经颈髓复合体内的二级神经元投射到脑干和下丘脑、皮质下（基底节）、丘脑，这些投射可能介导偏头痛的自主神经症状（恶心、呕吐、打哈欠、流泪、排尿）及情感变化（焦虑、易怒），同时与保持内平衡有关的下丘脑调节功能（食欲缺乏、疲劳）有关。三叉神经血管丘脑中继神经元到皮质的广泛投射（如投射到体感、岛叶、听觉、视觉和嗅觉皮质）是偏头痛的疼痛特点和许多皮质介导症状的原因。接收三叉神经感觉输入的听觉、视觉和嗅觉皮质可能是偏头痛特征性症状（如畏声、畏光和嗅恐）的基础，体感、岛叶、压后皮质和顶叶相关皮质区域可提供三叉神经伤害性输入的感觉辨别、情感和认知评估。

　　伤害性信息缘于三叉神经血管一级神经元的激活和敏化，它们的细胞体位于三叉神经节，传入纤维分布于脑膜及其血管（图4-3）。三叉神经节的上行伤害性传递投射到脑干，激活和敏化二级神经元，即三叉神经血管神经元，包括三叉神经脊束核内的神经元，并进一步激活和敏化丘脑中的三阶三叉神经血管神经元，随后将伤害性信息传递到体感皮质和其他皮质区域，最终导致偏头痛的感觉。

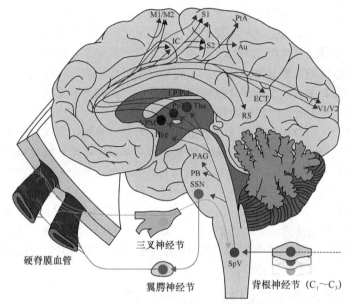

图 4-3　三叉神经血管系统示意图　　　　　　　图 4-3 彩图

Au，听觉皮质；ECT，外嗅区皮质；IC，岛叶皮质；LP，丘脑后外侧核；M1，初级运动皮层；M2，次级运动皮层；PAG，中脑导水管周围灰质；PB，臂旁核；Po，丘脑后核；PtA，顶叶联合皮质；Pul，丘脑枕；RS，压后皮质；S1，初级躯体感觉皮质；S2，次级躯体感觉皮质；SpV，三叉神经脊束核；SSN，上泌涎核；V1，初级视觉皮质；V2，次级视觉皮质；VPM，腹后内侧核；Tha，丘脑；Hyp，下丘脑

图 4-3 彩图中，绿色，来自 SpV 的投射；蓝色，丘脑皮质的投射；黄色，脑膜血管的传入投射；橙色，来自颈部背根神经节的传入投射；红色，传出到脑膜血管的投射。SpV 的传入来自脑膜硬脑膜血管和软脑膜血管（软脑膜血管未显示）

（二）外周敏化与中枢敏化

　　伤害性信号从外周三叉神经传入到二级神经元的传递涉及几种神经递质的释放，包括 CGRP、垂体腺苷酸环化酶激活肽 38（PACAP-38）、谷氨酸和一氧化氮。CGRP 和 PACAP-38 的释放会导致脑血管扩张和肥大细胞脱颗粒，这两种情况都会进一步激活血管和脑膜伤害性感受器，导致偏头痛。激活的脑膜伤害性感受器可能变得敏化（反应阈值降低、反应幅度增加），导致对通常不会引起疼痛的刺激（如血管搏动、与 Valsalva 动作相关的脑脊液压力增加）产生伤害性反应，如弯腰时头痛加剧是外周敏化的表现。外周三叉神经感觉传入的敏化也可能导致三叉神经颈髓复合体和丘脑中的二级和三级神经元的感觉敏化，这解释了偏头痛发作期间大多数患者会出现头部感觉（头皮敏感性和肌肉压痛）和头外感觉（四肢或疼痛肌肉的皮肤敏感性）超敏反应。慢性偏头痛患者的完全偏头痛发作期间存在中枢敏化，可能是该病轻度头痛、痛觉超敏和其他特征性症状的原

因。丘脑三级神经元的敏化似乎也是偏头痛相关症状（如畏光）的基础。视网膜中固有的光敏性神经节细胞可投射到后丘脑的硬膜敏感丘脑神经元。这些神经元的活动尤其是在敏化时会显著增强，它们可投射到多个皮质区域，包括体感和视觉皮质，这在一定程度上解释了光线会加剧偏头痛发作时的头痛。中枢敏化的反复发作以及下行痛觉调节功能失调可导致症状的进展和持续，发展为慢性偏头痛。发作相关的电生理变化和血清 CGRP 浓度增加似乎持续存在于慢性偏头痛患者的发作间期。在发作间期，采用 fMRI 发现偏头痛患者脑干楔形核比正常对照组功能降低，提示脑干功能异常导致下行痛觉抑制功能减低和中枢敏化。持续的中枢敏化状态可导致阈下事件（偏头痛触发事件）的放大，导致频繁的偏头痛发作。这种神经可塑性在 fMRI 研究中表现得很明显，可以被视为一种疼痛记忆。fMRI 研究显示，随着发作频率的增加，静息状态下促进疼痛的网络矩阵中的功能连接可增加。使用导致药物过度使用性头痛的药物可诱导产生三叉神经敏感化，也会产生类似的神经适应，这种神经适应通过下行痛觉调节回路使其对阈下触发器的敏感性增强。持续暴露于阿片类药物或曲普坦后的动物模型中已显示出这种潜在的敏感性，并与停止使用阿片类药物或曲普坦后三叉神经节神经元中 CGRP 和神经元型一氧化氮合酶的表达仍持续增加关。偏头痛发作期存在多个脑区的功能异常。同样，功能和结构影像学提示在偏头痛发作间期也存在某些脑区持续的功能异常和结构改变。磁共振灌注成像发现，有先兆偏头痛患者发作间期左侧额中回低灌注，无先兆偏头痛患者左侧颞中回和颞下回低灌注。

在啮齿类动物中，CSD 可启动三叉神经节和三叉神经脊束核内三叉神经血管神经元的延迟和立即激活。这种激活模式与患者先兆后头痛的延迟和立即发作相似。曲普坦是一类用于治疗急性偏头痛的选择性 5-羟色胺（5-HT）受体激动药，它打乱了外周和中枢三叉神经血管神经元之间的通路，在中枢敏化发展之前早期给予能更有效地终止偏头痛，进一步支持了脑膜伤害性感受器驱动头痛初始阶段的观点。肉毒毒素可抑制无髓（C）纤维，但不抑制 Aδ 型脑膜伤害性感受器，抗 CGRP 单克隆抗体可抑制薄髓（Aδ）纤维但不抑制 C 纤维脑膜伤害性感受器，这两种外周作用药物通过抑制不同类别的外周脑膜伤害性感受器的活化和敏化，可有效预防患者偏头痛，从而进一步支持了偏头痛三叉神经血管通路学说。

（三）神经肽及与偏头痛发作有关的信号通路

在支配脑膜的三叉神经传入纤维中发现了 3 种强大的血管舒张肽——P 物质、CGRP 和 PACAP。速激肽 P 物质发现于 1931 年，其广泛分布于周围神经系统和中枢神经系统，包括脑血管系统、神经节和三叉神经感觉传入纤维。P 物质存在于小直径神经节细胞中，并在很大程度上与 CGRP 共存于小的无髓纤维中。临床前实验表明，P 物质广泛参与疼痛传播。单侧三叉神经节损伤（或脑膜分支切断）可降低同侧头部大血管中的 P 物质。这些发现证实 P 物质可从三叉神经的血管周围轴突释放到周围组织。然而，由于只有少数投射到脑膜的三叉神经节细胞含有 P 物质，因此怀疑三叉神经血管系统中还存在其他感觉神经递质。尽管 P 物质受体阻滞药在临床试验中无效，但这是第一个从实验室到床边的治疗方法的研究，而且侧重于三叉神经血管系统内含有和释放的物质，而不是依赖血管平滑肌机制。

CGRP 于 1982 年被发现，是三叉神经血管系统中发现的第二种神经肽。作为偏头痛的介质，CGRP 发挥着主要作用，是重要的治疗靶点，对血管组织的作用与 P 物质类似。CGRP 是颅内最有效的血管扩张药之一，引起血管扩张的反应比 P 物质更强烈，其耗竭可导致同侧动脉管腔直径减小。CGRP 存在于血管周围的三叉神经感觉传入纤维中，在大脑动脉环（Wills 环）脑动脉壁中尤其丰富。与 P 物质类似，脑膜传入冲动可促进释放 CGMP，在培养的三叉神经节细胞中存在钙依赖性 CGRP 的分泌，此现象支持其起到细胞外调节剂的作用。该发现与对 9 名三叉神经痛患者和 5 只猫的体内研究数据一致，该研究表明，在人类三叉神经节热凝期间和猫三叉神经丛电刺激期间，血浆 CGRP 浓度增加。电刺激三叉神经节可同时释放神经激肽 A、P 物质和 CGRP，说明

P 物质并非唯一调节三叉神经通路的物质。在偏头痛或丛集性头痛发作期间，CGRP 释放到循环中，其浓度在曲普坦治疗后可恢复正常，但在非特异性阿片类镇痛药治疗后则没有恢复正常。慢性偏头痛患者的 CGRP 浓度持续升高，输注 CGRP 可触发易感个体的迟发性偏头痛。CGRP 受体拮抗药已被证明对偏头痛的急性期治疗有益，四种针对 CGRP 或其受体的单克隆抗体也已被证明对偏头痛的预防有效。抗体可以靶向血脑屏障外的大脑区域的 CGRP 或其受体，如正中隆起、极后区和松果体，但不太可能大量穿过血脑屏障，因此在脑外靶向 CGRP 可能会预防偏头痛，其治疗作用可能完全是外周的（包括血脑屏障外的三叉神经节）。CGRP 拮抗药瑞玛奈珠单抗（fremanezumab）通过颅内硬脑膜（而不是面部皮肤或角膜）的输入可抑制三叉神经中枢血管神经元的激活，这为抗 CGRP 抗体可以抑制三叉神经神经元提供了证据。但 CGRP 在三叉神经通路上的作用部位仍不确定。识别抗体的作用部位是进一步了解偏头痛基本机制和开发新疗法的重要目标。但无论其作用部位如何，抗 CGRP 或其受体的单克隆抗体预防偏头痛的疗效证实了 CGRP 在偏头痛和人类三叉神经血管系统中的重要性。

PACAP 存在于脑血管周围的三叉神经纤维中，以两种生物活性形式存在。在三叉神经节、翼腭神经和三叉神经尾核中也发现了 PACAP。PACAP 作为偏头痛介质的证据与 CGRP 相似。偏头痛患者发作期间 PACAP 浓度升高，在易感个体中系统性服用 PACAP 会引发偏头痛。电刺激三叉神经节和上矢状窦时，PACAP 的血浆浓度增加，但在硬脑膜中应用炎症物质时，血浆和三叉神经节中的 PACAP 浓度均降低，这反映了 PACAP 对不同刺激的反应不同。全身潮红和持续血管扩张是 PACAP 给药的常见反应，而 CGRP 的这些反应并不显著。PACAP 和 CGRP 一样，是一个有希望的偏头痛治疗靶点。针对 PACAP-38 或 PACAP Ⅰ 型受体（PAC1）的药物也被用于偏头痛的预防。由于针对 PACAP 及其受体的药物试验结果尚待确定，PACAP 的临床重要性仍是一种假说，未来针对 PACAP 的治疗方法将验证它是否也是偏头痛的一个重要介质。

参与偏头痛发作的信号分子除降钙素基因相关肽（CGRP）、PACAP-38 外，还有一氧化氮。给偏头痛患者和健康志愿者服用以上物质后，偏头痛患者会出现偏头痛发作，而健康人则没有头痛或仅有轻度头痛。静脉输注一氧化氮供体硝酸甘油酯（GTN）会导致 80% 的偏头痛患者出现偏头痛发作，输注 CGRP 的占 57%，输注 PACAP-38 的占 58%。在 80% 以上的偏头痛患者中，阻断环磷酸鸟苷（cGMP）和环磷酸腺苷（cAMP）降解的药物会诱发偏头痛发作。GTN 导致细胞内 cGMP 增加，CGRP 和 PACAP-38 导致细胞内 cAMP 增加，因此推测这些是诱发偏头痛的统一神经化学机制。临床前证据表明，cAMP 和 cGMP 介导途径的激活可导致 ATP 敏感性钾（K_{ATP}）通道的开放，离子通道（主要是钾通道）对伤害性信息传递的调节可能是偏头痛发作的最终共同途径。这一假说得到了以下观察结果的支持：所有偏头痛患者在静脉注射 K_{ATP} 通道开放药左克罗马卡林后均发生了偏头痛发作。偏头痛发作期间，颅内动脉壁血管平滑肌细胞上的 K_{ATP} 通道打开，导致血管扩张，这似乎是合理的。反之，激活血管周围三叉神经初级传入，产生伤害性冲动，通过三叉神经疼痛上行通路传递到皮质和皮质下脑区，最终可导致出现偏头痛的感觉。这条推理路线强调，细胞外正离子水平的升高（可能不完全是钾离子），可能会激活和敏化血管周围三叉神经初级传入。但并不是所有的药物都能有效治疗偏头痛，有些药物只能提供适度的治疗效果，这强调了偏头痛的复杂生物学基础。例如，一项小型随机临床试验的初步证据表明，通过非选择性抑制一氧化氮合酶（NOS）靶向一氧化氮信号有望成为偏头痛的一种治疗方法。然而，选择性抑制诱导型 NOS（3 种亚型之一）在大型试验中并不是有益的。目前尚不清楚 NOS 的其他亚型（内皮型 NOS 和神经元型 NOS）是否能有效用于初始或预防性治疗。

（四）神经源性炎症与偏头痛

动物模型研究发现，全身性神经源性炎症主要由 P 物质介导。但对偏头痛患者肽释放的早期研究表明，在偏头痛发作时，血管活性肠肽、P 物质和神经肽 Y 的浓度没有升高。血浆外渗和血管扩张都是神经源性炎症反应的重要组成部分，大量证据表明，炎症的其他信号标志物在偏头痛中也起作用。神经源性炎症的发生是因为感觉神经肽（如 P 物质和 CGRP）从神经纤维中释放，神经肽的释放也可能发生在颅外疼痛敏感结构中。对硬脑膜（一种包含血脑屏障外血管、血管周围神经和肥大细胞的结构）的研究表明，化学刺激和电刺激会导致硬脑膜中的血浆外渗，但不会导致大脑中的血浆外渗，因为大脑受血脑屏障的保护。在动物模型中，服用吲哚美辛、阿司匹林（乙酰水杨酸）、酒石酸麦角胺、二氢麦角胺或曲普坦可阻断硬脑膜中的神经源性炎症外渗，P 物质受体拮抗药也是如此。在临床前模型中几种 P 物质受体拮抗药阻断了血浆蛋白外渗，但临床试验中口服和静脉注射 P 物质受体拮抗药无效。这说明 P 物质诱导的神经源性炎症机制不足以解释人类偏头痛，但它可能是脑膜炎症反应的有用生物标志物。

CGRP 诱导的炎症神经源性血管舒张成分可能比 P 物质诱导的血管舒张更具临床相关性。感觉纤维释放的神经肽在神经免疫调节中越来越受到重视，但神经肽释放在疼痛产生中的作用仍有待阐明。尽管存在这些不确定性，神经源性炎症模型仍提供了证据以支持寻找新的治疗靶点（如 5-HT_{1F} 受体亚型）及单克隆抗体的应用。

（五）与偏头痛有关的受体亚型

$5\text{-HT}_{1B/1D/1F}$ 受体亚型广泛存在于三叉神经血管系统中。1988 年，临床试验报告了 $5\text{-HT}_{1\text{-like}}$ 受体激动药 GR43175（现在称为舒马曲普坦）治疗急性偏头痛的作用。同年，药理学试验显示，麦角生物碱可阻止三叉神经电刺激后脑膜中神经肽的释放，这一发现后来在舒马曲普坦中得到了复制。在大鼠三叉神经电刺激期间，曲普坦和麦角生物碱均能降低升高的 CGRP 血浆浓度。这些发现将研究方向从血管平滑肌转向了靶向释放的三叉神经肽及其受体。研究发现，5-HT1D 受体亚型可能在抑制三叉神经神经元释放 CGRP 方面发挥作用，$5\text{-HT}_{1B/1D}$ 亚型可减少三叉神经节和三叉神经核内 P 物质和 CGRP 的释放。使用其他实验模型发现，5-HT_1 激动剂也会诱导颅内动脉血管收缩。5-HT_{1F} 受体亚型也存在于三叉神经、三叉神经尾核和脑血管中，但与其他亚型不同，5HT_{1F} 受体亚型不会引起血管收缩。

P 物质与 G 蛋白偶联受体神经激肽-1（neurokinin-1，NK1）、NK2 和 NK3 结合，对位于脊髓背角、蓝斑和中缝核的 NK1 亲和力最高。P 物质释放后，内皮细胞中的 NK1 受体被激活，可导致血管扩张、肥大细胞脱颗粒和血浆蛋白渗漏。NK1 受体拮抗药在体内可抑制 P 物质诱导的软脑膜动脉血管扩张。然而，电刺激三叉神经节引起的血管张力变化不受 NK1 受体拮抗药的影响。因此，NK1 和 P 物质以外的受体和神经递质在诱发神经源性血管扩张中起关键作用。

CGRP 受体复合物存在于所有研究物种的三叉神经节中。尽管 CGRP 在 C 纤维中表达，但在较厚的 Aδ 纤维中和三叉神经节神经元中也发现了受体成分。通过激活腺苷酸环化酶，刺激 CGRP 受体可以增加细胞内的 cAMP。CGRP 也是胰岛淀粉素受体（amylin receptor）的配体，但胰岛淀粉素受体在偏头痛中的潜在作用尚不清楚。

PACAP 可与多种 G 蛋白偶联受体结合，包括垂体腺苷酸环化酶激活肽（PACAP）I 型受体（PAC1）、血管活性肠肽受体 1（VPAC1）和 VPAC2，导致细胞内 cAMP 浓度增加。这些受体的 mRNA 存在于包括三叉神经节和耳神经节在内的几种结构中，这三种受体都存在于脑血管和颅骨血管中。VPAC1 和 VPAC2 介导血管舒张和肥大细胞脱颗粒，肥大细胞脱颗粒释放的物质激活了支配硬脑膜的 C 纤维。PAC1 参与多种生物学过程，PAC1 拮抗剂在炎症和慢性疼痛模型中能减弱伤害性感受，故强调 PAC1 在伤害性感受中的作用。PAC1 的中枢激活似乎介导了 PACAP 对中枢三叉神经血管神经元的作用。

（六）神经影像学证据

研究证实，偏头痛发作期存在多个脑区的功能异常。偏头痛发作时，与疼痛加工相关的皮质激活，主要包括前后扣带回、额叶前部、小脑、岛叶、颞叶等。事件相关功能 MRI 显示，在热性痛刺激时，颞极激活在偏头痛发作期比发作间期更明显；与正常对照组相比，偏头痛患者的颞极与多个脑区有更多的功能联系，提示颞极的高兴奋性和异常功能连接可能参与导致偏头痛的特殊临床表现，包括对味道敏感、畏光、畏声、焦虑及癫痫等。同样，功能和结构影像学提示在偏头痛发作间期也存在某些脑区持续的功能异常和结构改变。磁共振灌注成像发现，有先兆偏头痛患者发作间期左侧额中回低灌注，无先兆偏头痛患者左侧颞中回和颞下回低灌注。

脑干的不同结构及下丘脑在偏头痛发作方面也有重要作用。BOLD-fMRI 检查发现红核和黑质的激活（高氧和血容量增加）与视觉触发的偏头痛症状相关，表明这些脑干结构是发作期间激活的神经网络的一部分。用弥散加权成像和概率纤维束成像来绘制偏头痛期间与全身痛觉超敏相关的从视神经到丘脑枕的通路，发现非图像形成视通路，即视交叉-丘脑枕-相关皮质区通路，可让光刺激汇聚于丘脑枕，提示丘脑枕是偏头痛发作期光刺激加重头痛的解剖学基础。

PET 研究显示，在自发性偏头痛发作和硝酸甘油诱发的偏头痛发作期，脑桥（激活的替代物）的血流量都增加。与没有偏头痛病史的健康志愿者相比，偏头痛患者的三叉神经脊束核基础活动在偏头痛发作以外的时间降低，在接近偏头痛发作的时间点增加。基于人类研究还发现，在自发发作之前（一名患者连续监测 30d）以及在硝酸甘油诱发发作的先兆阶段，下丘脑活动增加；发作时与发作前一天，自发性偏头痛与下丘脑和三叉神经脊束核之间的功能耦合改变有关。

四、其他机制

（一）大脑皮质反应性增强

偏头痛的一个固有特征是复发性，通常认为压力、睡眠障碍、特定食物和禁食等是触发偏头痛发作的因素，但是回顾性评估容易受到回忆偏差和错误归因的限制。一项研究将有先兆偏头痛病史的患者暴露于自我感知的因素来诱发偏头痛发作，发现 27 名患者中只有 3 名在暴露于个人触发因素后出现偏头痛发作，这说明，与流行观点相反的触发因素诱发偏头痛的作用是有限的。

视觉、听觉、体感和嗅觉刺激以及伤害性脑干反射的诱发电位和事件相关电位研究表明，偏头痛患者的中枢神经系统兴奋性增加。对没有偏头痛的人来说，重复刺激会导致反应减弱（习惯化、适应），而偏头痛患者对重复刺激的反应没有变化，甚至有所增加。这种适应的缺失可以在偏头痛发作间期看到，并且在发作前和发作时正常化。基于纤维束示踪的空间统计分析发现，偏头痛患者右额叶白质集群各向异性减少，同一区域的平均弥散和放射弥散增加，概率纤维追踪显示这些集群连接到疼痛网络（眶额皮质、岛叶、丘脑、中脑背侧），提示偏头痛患者脑部存在适应不良的可塑性改变或白质失整合。高分辨皮质厚度测量法及磁共振弥散张量成像（diffusion tensor imaging，DTI）检测发现，有先兆偏头痛和无先兆偏头痛患者运动加工视皮质（MT+和 V3A）厚度增加，邻近的白质也有异常，这可能是偏头痛患者视皮质高兴奋性导致的结构改变。

偏头痛患者皮质兴奋性增加的潜在基础尚不清楚，可能有遗传影响。在两个家族中，编码酪蛋白激酶 Iδ（CKIδ，也称为 CSNK1D）的基因错义突变被发现与家族性睡眠状态提前综合征和偏头痛有关。具有 CKIδ 错义突变（CKIδ-Thr44Ala）的转基因小鼠对刺激的反应阈值显著降低，CSD 事件数量增加。全基因组关联分析确定了有先兆偏头痛 MTDH 基因中的一个 DNA 变异和无先兆偏头痛的 6 个基因位点（MEF2D、TGFBR2、PHACTR1、ASTN1、TRPM8 和 LRP1）为偏头痛的易感基因。这些基因参与谷氨酸能神经传递或神经元和突触的发育，可能影响偏头痛所特有的皮质兴奋性增强。一项涉及 22 项全基因组关联分析的研究，包括 59 674 名受影响个体和 316 078 名对照，发现 44 个独立的单核苷酸多态性与偏头痛风险显著相关。这些单核苷酸多态性映射到 38 个不同的基因组位点，其中 28 个是以前没有报道过的位点（包括第一个在 X 染色体上被识别的位点）；有 5 个位点涉及影响神经元兴奋性的离子通道或与之有关；同时也发现了在血管和平滑肌组织中丰富表达的基因位点，表明血管稳态可能会影响疾病的表达，并且可能是偏头痛发病机制的组成部分，至少在某些偏头痛亚组中是如此。

功能成像研究表明，偏头痛患者的大脑即使在发作间期对感觉刺激也反应过度。采用静息态fMRI 观察偏头痛发作间期神经元的活动特征，显示偏头痛患者右侧枕叶、右侧距状裂周围皮质、右侧楔叶全脑低频振幅（ALFF）值显著高于对照组，且头痛发作越频繁，视觉皮质 ALFF 值越低；视觉皮质、额下回、岛叶与相关脑区的功能连接发生改变；提示偏头痛患者头痛发作间期疼痛调节相关脑区功能异常，视觉皮质兴奋性增高。大脑刺激诱发的激活模式显示，与无偏头痛人群相比，偏头痛患者促进疼痛区域的激活更强，抑制疼痛区域的激活更低。这解释了偏头痛患者在发作间期对伤害性刺激具有高度敏感性，以及发作时发生中枢敏化和痛觉超敏的倾向。视觉刺激也会导致偏头痛患者的初级视觉皮质和其他视觉处理区域（如外侧膝状体核和运动反应性颞中回皮质）比无偏头痛患者的激活更大。这种激活的增加在有先兆偏头痛患者中尤其如此，这与他们对CSD 和视觉先兆的易感性一致。

偏头痛患者大脑皮质反应性的增强是由于兴奋性增强还是抑制功能受损，目前仍存在争议。电生理学表明，兴奋性和抑制性网络之间的不平衡是由于丘脑和其他皮质下区域之间的功能性断开，导致丘脑皮质网络在发作间期缺乏活性所致。总体来说，丘脑皮质网络功能失调可能是自上而下的皮质对丘脑的反馈改变或脑干单胺能核团自下向上输入改变的结果。蓝斑和中缝背核向丘脑和皮质提供广泛的单突触和旁分泌神经传递，这些脑干神经核在偏头痛发作的所有阶段、发作性偏头痛的发作后阶段和慢性偏头痛的发作间期都表现出活动改变。如果这个系统特别易感，则潜在的触发因素，如应激性生活事件、视觉刺激、激素变化、低血糖或睡眠剥夺，就可能会导致头痛发作。因此，兴奋性调节异常，而不是一般的高兴奋性或低兴奋性，可能是偏头痛发作的关键潜在因素。

（二）丘脑皮质回路及大脑连接的改变

丘脑和丘脑皮质回路电生理学研究表明，在前驱期，大脑功能特别是连接丘脑和皮质的回路可发生变化。结构和功能成像研究显示，偏头痛患者与对照组在偏头痛发作期和发作间期丘脑和丘脑皮质的活动存在差异，丘脑是皮肤痛觉超敏和光线加重头痛的重要介质。这证明丘脑和丘脑皮质活动的变化在异常感觉处理中起关键作用，这是偏头痛发作的一个中心特征，并且可能代表了药理学和神经调节方法（如经颅磁刺激）的治疗靶点。使用静息态 MRI 来研究偏头痛发作前和发作时大脑不同区域连接的变化，可发现皮质、丘脑、下丘脑、脑干、杏仁核和小脑的连接发生了改变，这与多个重叠的感觉和疼痛处理回路以及焦虑和情绪相关回路的功能变化相一致。尽管这些连接变化的后果仍不确定，但它们可能参与了偏头痛患者发作期和发作间期疼痛和敏化的调节。静息态 fMRI 显示，偏头痛患者中脑导水管周围灰质（PAG）与疼痛感受和体感传导通路的脑区有较强的联系，而且发作频率越高，关联性越强；PAG 与参与疼痛调节的脑区（前额皮质、前扣带回、杏仁核）关联减弱，有痛觉超敏的偏头痛患者较无痛觉超敏的偏头痛者减弱得更明显，提示疼痛下行通路失抑制，疼痛感受区域高兴奋性。认知障碍是偏头痛发作相关的致残原因，这也可能是正常大脑功能连接中断所造成的。偏头痛患者大脑连接变化的一致模式尚未确立，但这些静息态研究已证实偏头痛涉及了大脑功能的广泛改变。

（三）颈痛

颈痛是偏头痛的一种常见症状，可从前驱期持续到发作后，可能是偏头痛致残的一个重要因素。颈椎的结构性病变很少见，但颈痛的频繁发生表明上颈段神经在偏头痛的传播中起作用。来自颈神经的疼痛输入与来自三叉神经的疼痛输入均汇聚在脑干和上颈髓的二级神经元上。在患有或不患有偏头痛的个体中，刺激颈神经会引发头痛，而刺激偏头痛患者的 C_1 会引发眶周疼痛，这可能是因为颈神经和三叉神经输入汇合在三叉神经颈髓复合体中，三叉神经颈髓复合体的中枢敏化所致。另一个因素可能是上颈段神经根的解剖变异，解剖学研究表明，人类上颈段神经根，特

别是 C_1 神经根的结构和吻合有很大的差异。所以颈神经根的结构差异可能会影响偏头痛（包括头痛）模式，尤其是偏头痛对局部治疗（如枕下注射局部麻醉药和类固醇）的反应。

（四）铁离子沉积

脑深部核团在偏头痛病理生理学中起到了重要作用。采用 Freesurfer 图像分析软件对高分辨核磁进行分析发现，高频发作的偏头痛患者双侧尾状核体积明显大于低频发作的偏头痛患者，提示基底神经核团参与了偏头痛传入网络。基于人群的研究显示，50 岁以下偏头痛患者的壳核、苍白球、红核铁沉积多于正常对照组，铁沉积量与病程长短和发作频率有关，在那些发病频率较高或病程较长的患者中更高。偏头痛反复发作与参与中枢疼痛过程的脑深部核团铁沉积增加有一定关系，说明偏头痛反复发作可能对大脑结构和稳态产生了累积影响。抗伤害神经网络中铁含量的增加可能是中枢疼痛处理中核团重复激活的一种生理反应，并可能在偏头痛的慢性化中起作用。使用 MRI 来评估健康对照者和不同偏头痛亚型患者基底节和疼痛调节核团的铁沉积，发现苍白球的 T_2 成像能够区分阵发性偏头痛和慢性偏头痛。与发作性偏头痛组和对照组相比，慢性偏头痛组红核和中脑导水管中央灰质的铁沉积增加；反之，中脑导水管中央灰质铁体积增加也可帮助正确识别慢性偏头痛患者，并与内皮功能障碍和血脑屏障破坏相关。另外，有或无先兆偏头痛患者丘脑结构没有差异，但有先兆偏头痛较无先兆偏头痛铁沉积明显增加。

（五）线粒体功能、氧化应激与偏头痛的关系

越来越多的证据表明了线粒体功能、能量代谢和氧化应激在偏头痛中的作用，偏头痛至少在一定程度上是一种大脑能量不足综合征。偏头痛的病理生理学可能涉及线粒体能量储备不足。偏头痛磁共振波谱成像（magnetic resonance spectroscopy，MRS）研究发现，线粒体氧化磷酸化（oxidative phosphorylation，OXPHOS）有异常，如代谢减退或 ATP 水平下降。相比无先兆偏头痛患者和正常对照人群，有先兆偏头痛患者受光刺激时枕叶 N-乙酰天冬氨酸（N-acetyl aspartic acid，NAA）峰值减低，乳酸（lactate，Lac）峰值轻微增高，提示有先兆偏头痛患者枕叶皮质线粒体功能减低。视觉有先兆偏头痛患者视觉皮质静息态 Lac 峰值增高，给予视觉刺激时未进一步增高；复杂先兆（除视觉先兆外，同时有感觉异常、轻瘫或语言障碍中的一种先兆）偏头痛患者的 Lac 峰值仅在视觉刺激期间增加，且仅在视觉皮质中增加，提示视觉有先兆偏头痛主要存在着线粒体代谢异常。

其他证据也表明能量代谢和线粒体功能在偏头痛中起作用，如高剂量核黄素（200～400mg/d）、辅酶 Q10（400mg 胶囊或 300mg 液体悬浮液）、镁和 α-硫辛酸（α-lipoic acid，ALA，600mg）对偏头痛的预防作用，禁食、葡萄糖或胰岛素引起的代谢变化可能引发易感者的偏头痛发作。饮食方法，如生酮饮食被证明具有偏头痛保护作用。也有报道血浆乳酸和丙酮酸水平升高，但大多发生于严重受影响的患者，如偏头痛性脑卒中。

正常代谢过程，如线粒体中的电子传递、宿主防御或酶反应，会产生活性氧（ROS），如羟基自由基、过氧化氢和超氧阴离子自由基等副产物。在健康生物体中，抗氧化防御系统可保护细胞和组织免受这些副产物的影响，但当活性氧的生成超过身体的抗氧化能力时，就会发生氧化应激，对细胞成分（如蛋白质、脂质、DNA 和糖）产生损害。氧化应激可能是大多数偏头痛触发和加重因素的共同要素。虽然对于一些明显改变"代谢"的触发因素，如禁食/不吃饭、体育锻炼、压力和放松，与能量平衡的直接联系似乎很明显，但大多数看似无关的触发因素，如卵巢激素变化、天气变化、乙醇、强烈气味、强光和嘈杂噪声，也有一个潜在的共同点，即线粒体代谢和（或）氧化应激的变化。脑膜伤害性神经末梢表达的瞬时受体电位（transient receptor potential，TRP）通道可被氧化、亚硝化和亲电应激激活，增加氧化应激的偏头痛触发因子可能通过这种机制导致偏头痛。在偏头痛患者中发现其氧化、亚硝化应激增加和（或）抗氧化能力下降，但因研究方法、患者选择和偏头痛周期的不同导致研究结果并不一致。超氧化物歧化酶活性似乎持续降低（包括

发作间期也是如此），亚硝化和氧化应激以及一氧化氮在偏头痛发作期间显著升高，而在发作间期没有升高，这些代谢异常是原发性还是继发于偏头痛仍有待确定。一项横断面研究测定了 32 例高频率发作性偏头痛患者（5～14 天/月）的线粒体功能/能量代谢的外周标志物，包括血清中的 α-硫辛酸、总硫醇、血浆总抗氧化能力（total plasma antioxidant capacity，TAC）、脂质过氧化物（lipid peroxide，PerOx）、氧化低密度脂蛋白（oxidised LDL，oxLDL）、糖化血红蛋白（HbA1c）和乳酸，发现大多数患者的 ALA 和乳酸水平降低，其中 ALA 在接近 90% 的患者中过低，说明 ALA 可能是偏头痛的潜在生物标志物。总之，代谢异常特别是氧化应激增加和抗氧化能力下降在偏头痛病理生理学中起到了一定作用。

总之，偏头痛的发病机制牵扯众多，目前还不是很清楚。皮质扩散性抑制和三叉神经血管学说与偏头痛密切相关，皮质反应性增强、线粒体功能及氧化应激等也参与了偏头痛的病理生理过程。

（高晓玉　张　亮）

参 考 文 献

杨梦丽, 唐闻晶, 于生元. 2019. 皮层扩布性抑制与偏头痛的相关研究进展. 中国疼痛医学杂志, 25(8): 614-623.

Al-Karagholi MA-M, Hansen JM, Guo S, et al. 2019. Opening of ATP sensitive potassium channels causes migraine attacks: a new target for the treatment of migraine. Brain, 142(9): 2644-2654.

Ashina M. 2020. Migraine. N Engl J Med, 383(19): 1866-1876.

Ashina M, Hansen JM, Do TP, et al. 2019. Migraine and the trigeminovascular system—40 years and counting. Lancet Neurol, 18(8): 795-804.

Brennan KC, Bates EA, Shapiro RE, et al. 2013. Casein kinase iδ mutations in familial migraine and advanced sleep phase. Sci Transl Med, 5(183): 183ra56.

Burstein R, Blake P, Schain A, er al. 2017. Extracranial origin of headache. Curr Opin Neurol, 30(3): 263-271.

Burstein R, Zhang X, Levy D, et al. 2014. Selective inhibition of meningeal nociceptors by botulinum neurotoxin type A: therapeutic implications for migraine and other pains. Cephalalgia, 34(11): 853-869.

Charles A. 2018. The pathophysiology of migraine: implications for clinical management. Lancet Neurol, 17(2): 174-182.

Eftekhari S, Gaspar RC, Roberts R, et al. 2016. Localization of CGRP receptor components and receptor binding sites in rhesus monkey brainstem: a detailed study using in situ hybridization, immunofluorescence, and autoradiography. J Comp Neurol, 524(1): 90-118.

Filiz A, Tepe N, Eftekhari S, et al. 2017. CGRP receptor antagonist MK-8825 attenuates cortical spreading depression induced pain behavior. Cephalalgia, 39(3): 354-365.

Gil-Gouveia R, Oliveira AG, Martins IP. 2016. The impact of cognitive symptoms on migraine attack-related disability. Cephalalgia, 36(5): 422-430.

Gormley P, Anttila V, Winsvold BS, et al. 2016. Meta-analysis of 375,000 individuals identifies 38 susceptibility loci for migraine. Nat Genet, 48(8): 856-866.

Gross EC, Putananickal N, Orsini AL, et al. 2021. Mitochondrial function and oxidative stress markers in higher-frequency episodic migraine. Sci Rep, 11(1): 4543.

Leao AA. 1986. Spreading depression. Funct Neurol, 1(4): 363-366.

Melo-Carrillo A, Noseda R, Nir R, et al. 2017. Selective inhibition of trigeminovascular neurons by fremanezumab: a humanized monoclonal anti-CGRP antibody. J Neurosci, 37(30): 7149-7163.

Melo-Carrillo A, Strassman AM, Nir RR, et al. 2017. Fremanezumab-A humanized monoclonal antiCGRP antibody inhibits thinly myelinated (Aδ) but not unmyelinated (C) meningeal nociceptors. J Neurosci, 37(44): 10587-10596.

Moskowitz MA. 1984. The neurobiology of vascular head pain. Ann Neurol, 16(2): 157-168.

Santangelo G, Russo A, Trojano L, et al. 2016. Cognitive dysfunctions and psychological symptoms in migraine without aura: a cross-sectional study. J Headache Pain, 17(1): 76.

Schulte LH, May A. 2016. The migraine generator revisited: continuous scanning of the migraine cycle over 30 days and three spontaneous attacks. Brain, 139(Pt 7): 1987-1993.

Unekawa M, Ikeda K, Tomita Y, et al. 2018. Enhanced susceptibility to cortical spreading depression in two types of Na$^+$, K$^+$-ATPase alpha2 subunit-deficient mice as a model of familial hemiplegic migraine 2. Cephalalgia, 38(9): 1515-1524.

Viana M, Sances G, Linde M, et al. 2017. Clinical features of migraine aura: results from a prospective diary-aided study. Cephalalgia, 37(10): 979-989.

Vollesen ALH, Amin FM, Ashina M. 2018. Targeted pituitary adenylate cyclase-activating peptide therapies for migraine. Neurotherapeutics, 15(2): 371-376.

第五章 偏头痛的临床表现

一、概　述

偏头痛（migraine）多起病于儿童和青春期，10 岁前、20 岁前和 40 岁前发病率分别占 25%、55% 和 90%。头痛发作时呈一侧或两侧疼痛，常伴有恶心、呕吐、畏光和（或）畏声，少数患者头痛发作前有视觉、感觉、言语、运动等先兆。最新流行病学调查研究表明，其在中国的患病率为 9.3% 左右，以女性多见，大约 70% 患者具有阳性家族史。

偏头痛是一种伴有多种神经系统和非神经系统表现的反复发生的头痛综合征，而非简单意义上的头痛。偏头痛的诊断不仅是一个排他性诊断，阳性诊断（positive diagnosis）也是可行的。阳性诊断应该依据偏头痛发作的临床表现及可能的诱发因素，还需要熟悉偏头痛的临床分型、临床变异和自然病程来作出。偏头痛的阳性诊断需要有详细的病史，包括家族史、伴发症状和头痛诱发因素。

偏头痛主要被分为两个亚型：无先兆偏头痛和有先兆偏头痛。无先兆偏头痛是一种以具有特定疼痛性质和伴随症状的头痛综合征。无先兆偏头痛是偏头痛的最常见类型，与有先兆偏头痛相比，无先兆偏头痛发作更频繁，并且通常导致更大程度的劳动能力下降。

有先兆偏头痛的主要特征有局灶性神经系统症状。局灶性神经系统症状通常在头痛发作前发生，或有时与头痛发作同时发生。有先兆偏头痛仅占偏头痛的不到 30%。因此，先兆症状并不是诊断偏头痛所必需的。

有先兆偏头痛以前使用的术语为经典偏头痛，表现为可逆性局灶症状逐渐发展，时间通常在5～20min 及以上，持续时间少于 60min，通常在先兆症状后出现头痛。头痛具有无先兆偏头痛的头痛特点。典型先兆特征：逐渐发展，持续时间不超过 1h，既可表现为阳性症状（兴奋性症状），也可表现为阴性症状（抑制性症状），可完全恢复。表 5-1 列出了有先兆偏头痛的 IHS 诊断标准。表 5-2 列出了无先兆偏头痛的 IHS 诊断标准。

表 5-1　有先兆偏头痛的 IHS 诊断标准

A. 有符合 B～C 项的至少 2 次发作
B. 先兆由视觉、感觉和（或）言语症状组成，每种先兆完全可逆，没有运动、脑干及视网膜症状
C. 至少符合下列 4 项中的 2 项
　1. 至少一种先兆症状逐渐发展的过程≥5min，和（或）两种或多种先兆症状接连发生
　2. 每种先兆症状持续 5～60min
　3. 至少有一种先兆症状是单侧的
　4. 先兆时伴有头痛或在先兆发生后 60min 内出现头痛
D. 其他 ICHD-3 诊断不能更好地解释，且已排除短暂性脑缺血发作

表 5-2　无先兆偏头痛的 IHS 诊断标准

A. 有符合 B～D 项特征的至少 5 次发作
B. 头痛发作（指未经治疗或治疗无效的）持续 4～72h（儿童为 2～72h）
C. 有下列中的至少两项头痛特征
　1. 单侧性
　2. 搏动性
　3. 中或重度疼痛
　4. 日常体力活动（如走路或爬楼梯）会加重头痛或头痛时避免此类活动
D. 头痛过程中至少伴随下列 1 项
　1. 恶心和（或）呕吐
　2. 畏光和畏声
E. 其他 ICHD-3 诊断不能更好地解释

二、偏头痛的诱发因素

确认偏头痛的诱发因素说明头痛可能是良性的，而器质性疾病往往无明显的诱发因素。临床医师应该熟悉偏头痛常见的诱发因素（表5-3）。需要强调的是，虽然患者每次发作的诱发因素不尽相同，但是确认诱发因素有助于偏头痛的诊断。患者生理状态不同，诱发因素可能也不同，如女性患者在月经期和月经前后，普通的诱发因素（如应激事件）较平时更容易诱发偏头痛。

表5-3　偏头痛的常见诱发因素

类别	常见诱发因素
激素作用	月经来潮、排卵、口服避孕药、激素替代治疗
饮食因素	乙醇、富含亚硝酸盐的食物、味精、巧克力
心理因素	应急、烦躁、焦虑、抑郁、应急释放（周末或假期）
睡眠因素	睡眠不足、睡眠过多
环境因素	强光、闪烁的灯光、视觉刺激、气味、天气变化、高海拔
药物因素	硝酸甘油、组胺、利血平、雷尼替丁、雌激素
混杂因素	头部外伤、疲劳、强体力劳动

月经期头痛或排卵期头痛的病史几乎可以确定为偏头痛，富含乙醇、亚硝酸盐和味精的食物诱发的头痛也强烈提示为偏头痛。周末头痛或休假第1天头痛在偏头痛中很常见。对于一个有偏头痛病史的人，相对轻微的头颈部外伤就可能诱发偏头痛发作，而且针对偏头痛给予治疗可能有效。

偏头痛的诊断性诱发试验，如应用药物利血平、组胺或芬氟拉明等并不可靠，应该杜绝应用，治疗性试验也没有效果。在过去，医师有时认为麦角胺阳性反应是诊断偏头痛的依据。现在，许多医师则错误地认为，如果头痛患者对曲普坦没有反应，他就没有患偏头痛。从临床经验来看，并非所有的偏头痛发作均对曲普坦类药物有反应，而且是否对药物有反应根本不应该作为诊断标准。其他急性血管性头痛综合征，如颅内动脉瘤破裂引起的头痛，可能会对药物，如皮下注射舒马普坦（sumatriptan）暂时有反应。可见，诊断性治疗对偏头痛的诊断是很危险的。

三、偏头痛的分期

偏头痛发作可以分为4个阶段：前驱症状期、先兆期、头痛期和恢复期（图5-1）。然而，对于某一患者和某次发作，可能仅具备其中部分阶段。同一个人在不同的时期可能表现为不同类型的偏头痛（无先兆偏头痛和有先兆偏头痛）。

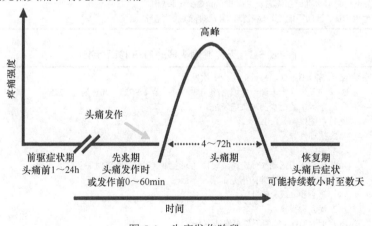

图 5-1　头痛发作阶段

1. 前驱症状期　前驱症状并不经常出现，且常常不易辨认，容易被患者忽略。常见的前驱症状有易激动、兴奋、亢进或抑郁，其他的前驱症状包括活动减少、渴望进食某些特定食物、不停地打哈欠及颈部僵硬、紧缩感等。这些前驱症状可能提示中枢神经系统参与了偏头痛发作的起始阶段。

2. 先兆期　有先兆偏头痛是最常见的伴有神经系统症状的偏头痛综合征。偏头痛先兆为反复发作、持续数分钟、单侧、完全可逆的视觉、感觉或其他中枢神经系统症状，症状逐渐进展至少 5min，或多种症状相继出现，每个先兆症状持续 5～60min。虽然少数情况下，颈动脉夹层、动静脉畸形和癫痫发作可能会引起类似症状，但是经过详细询问病史通常还是可以明确偏头痛诊断的。

视觉先兆症状最常见（92%～99%），其次为感觉先兆症状（28%～31%）、语言障碍先兆症状（18%～33%）和运动先兆症状（2%～6%），多个症状可同时出现。

视觉先兆症状发生率远高于其他先兆症状。短暂的发作性视觉症状往往意味着偏头痛即将开始。视觉先兆症状通常单独出现，如合并其他神经症状的先兆时，则视觉先兆症状往往首先出现。视觉先兆症状在频率、持续时间、内容上有很大的差别，提示其潜在的机制极为复杂。视觉先兆症状最常见的是闪光、暗点。阳性视觉症状包括明亮的图像（包括亮线条、小亮点、闪烁的线、白点、盘形的光）、有色的光（弯曲的彩虹色）和运动的图像（波浪状线条、跳舞、跳跃），发生在高达 90% 的患者中，常于一侧或双侧视野的中心区域开始，逐渐向四周扩展。阴性视觉症状包括暗点、视野缺失、模糊视野、黑点，发生在高达 50% 的患者中。同时出现的阳性和阴性视觉症状为视觉先兆的显著特征。大多数视觉先兆症状持续 15～30min，平均为 15min。

感觉先兆症状是偏头痛第二位常见的先兆症状，在有先兆偏头痛中出现率高达 30%。感觉先兆症状包括阳性先兆症状（刺痛感、感觉异常、针刺感）和阴性先兆症状（麻木）。感觉先兆症状多发生在手和面部，躯干和腿很少受累。典型的感觉先兆症状为偏侧，始于手指，数分钟内缓慢向上移动至手、上肢、同侧面部、嘴唇、下巴和舌头，持续 20～30min，然后以相反的方向逐渐消退。绝大多数有感觉先兆症状的患者，也有视觉先兆症状。

语言障碍先兆症状包括失语症、构音障碍、语言发音受累及语言理解受累。典型语言障碍先兆表现为找词困难、命名困难、语言产生和理解困难。很多语言产生困难的患者具有语言错乱，平均持续时间为 30min。

ICHD-3 版诊断标准中，偏头痛伴无力归类于偏瘫型偏头痛，且多伴有其他先兆症状，最常见的为视觉先兆症状和感觉先兆症状。典型的运动先兆特征性地表现为偏瘫，手和上肢最常受累，高达 90%。运动先兆症状在 MA 患者中的发生率为 5%～6%。

偏头痛先兆的发病机制不清楚，皮质扩散性抑制（CSD）是迄今最能合理解释偏头痛先兆的机制。CSD 即多个神经元和胶质细胞的去极化，伴随神经电活动在一段时期内的抑制，可导致多种神经功能障碍。Lashley 基于自身偏头痛视觉先兆症状以及视野各部位在枕叶皮质的对应区域，推测有一种强烈的电活动以 3mm/min 左右的速度在枕叶扩散，随后这种电活动完全受到抑制，后再以相同的速度逐渐恢复。CSD 由活化波和其后的抑制波组成，以稳定速度（3mm/min）沿初级视觉皮质扩散。视觉先兆症状的边缘通常具有闪光频率逐渐降低这一特点，表明视觉先兆症状反映的神经功能是由刺激性变为抑制性。与此相似，感觉先兆症状缓慢地在肢体扩散，常首先表现为阳性症状麻刺感，继之为阴性症状麻木感，表明感觉先兆症状反映的神经功能是由刺激性变为抑制性。如果先兆症状不止一种类型，如视觉和感觉症状，它们往往相继发生，这也可以用 CSD 解释。

有些患者可能有典型的偏头痛先兆，但是其头痛不完全符合偏头痛的诊断标准。还有一些患者有典型的先兆，但无头痛。更常见的是，有偏头痛的典型先兆，患者随着年龄的增长，尽管先兆继续发作，但他们的头痛可能不再符合偏头痛的特点或头痛完全消失。另外有些患者，主要是男性，可能从开始发病就是无头痛的典型先兆。

对于头痛不符合无先兆偏头痛诊断标准的有先兆偏头痛病例，先兆的诊断与鉴别诊断变得更加重要，类似先兆的症状可能提示严重疾病（如短暂性脑缺血发作），需要进一步检查进行鉴别诊断。下列情况应该特别注意排除其他原因：患者在 40 岁以上开始出现先兆发作；先兆以阴性症状（即偏盲）为主；先兆持续时间较长或很短。

3. 头痛期 偏头痛中大约 60% 的头痛发作以单侧为主。需要重点强调的是，头痛可在双侧交替发生，同一次发作期间，头痛起自一侧，然后转向另一侧；在不同侧的发作中，头痛部位在不同侧。尽管理解其发作的单侧性和可以双侧交替的特性对得出正确诊断很重要，但双侧头痛并不能排除偏头痛的诊断。40%～45% 的偏头痛患者为双侧头痛。某些病例中，偏头痛发作可能是从单侧头痛起始，然后变为全头痛。

搏动性头痛是偏头痛非常特征性的表现，但是并不一定都诊断为偏头痛。例如，某些发热和伴有血管扩张的患者，以及某些脑肿瘤患者都可能出现搏动性头痛。如果医师不仔细询问病史，可能很难问到搏动性头痛，如医师仔细一点，大多数情况下，就可能发现在发作的某段时间内有偏头痛样的搏动性头痛。

头痛程度为中度至重度头痛，而紧张性头痛通常为轻度头痛。偏头痛会影响患者的日常生活和工作，而大多数紧张性头痛却不会。

使颅内压增高的活动或姿势，如咳嗽或打喷嚏、弯腰、上楼梯或体格锻炼，可加重偏头痛的头痛程度。因此，偏头痛患者头痛发作时往往不喜欢过多活动，而更喜欢卧床休息。

头痛的部位对偏头痛的诊断无帮助。典型偏头痛位于颞部，也可位于前额、半侧或全头部、枕部或枕下部。头痛的部位可以使偏头痛与其他类型的头痛相混淆。当头痛位于双额部和眼睛周围（眼球痛在偏头痛患者中非常常见）时，就可能仅因其疼痛部位而被误诊为鼻窦性头痛；当头痛位于枕部和枕下部（包括颈部）时，就可被误诊为紧张性头痛。

偏头痛的伴随症状也很重要。偏头痛发作时，除头痛外，常伴有食欲缺乏、恶心和（或）呕吐，后者对偏头痛的辅助诊断具有重要意义。高达 90% 的偏头痛患者头痛发作时可能伴有恶心，而仅 1/3 的患者伴有呕吐。然而，需要注意的是，任何有高颅压或引起脑膜受刺激的病变（如脑膜炎）都可能伴有恶心、呕吐，但是偏头痛与这些疾病的主要区别在于，偏头痛具有反复发作性，而像脑膜炎这样的病变通常为单次病程。

偏头痛患者头痛发作时可伴有感知觉增强，表现为畏光、畏声和闻及难闻的气味，而寻求一个黑暗、安静的房间；也可伴有直立性低血压和头晕。发作期患者可发生行为改变，表现为易怒，而寻求单独处于一个黑暗、安静的房间；也可伴有言语表达困难、记忆力下降、注意力不集中；还可伴有认知功能障碍。当伴有上述异常行为时，可能被误诊为心理疾病。因此，认识偏头痛发作期间可能会出现上述精神异常很重要。

大约 40% 的偏头痛患者可能伴有轻度的鼻部或眼部症状，但不如丛集性头痛显著，这种情况发生时，还可能将其误诊为鼻窦性头痛。抑郁、疲劳、焦虑、紧张、易怒和注意力不集中是常见的伴随症状。

4. 恢复期 头痛之后，患者常感到疲乏、筋疲力尽、易怒或不安，还会出现注意力不集中、头皮触痛或情绪改变。一些患者头痛发作后会感到精神恢复、心情愉快，而另一些患者则会感到抑郁、不适。

四、偏头痛中的痛觉敏化

近年来研究发现，有相当一部分偏头痛患者在偏头痛发作期间会出现头皮或头部以外的部位，如肢体的痛觉超敏。痛觉超敏是指患者对正常的非痛性刺激感到不适或疼痛的现象，是三叉神经通路中枢敏化的结果。

中枢敏化（central sensitization）是一种神经元活性依赖性可塑性的变化，其特点是上扬现象和长时程增强效应，表现为脊髓背角广动力神经元低激活阈、对传入冲动的高反应性和超敏感性、自发性活动增强以及感受野的扩展。

Busch 等提出偏头痛的中枢敏化发生在三叉神经颈髓复合体（trigeminocervical complex，TCC）或丘脑；Edelmayer 等又提出脊髓上机制，认为由脑干延髓头端腹内侧核（rostral ventromedial medulla，RVM）下传的下行抑制/易化的失衡参与了偏头痛中枢敏化的形成。

三叉神经脊束核尾侧亚核（spinal trigeminal nucleus caudalis，SpVc）敏化可介导头部异常性疼痛。作为三叉神经血管系统的第二级神经元，SpVc 可接收来自硬脑膜和眶周皮肤感觉神经元的汇聚传入，硬脑膜伤害性信息激活 SpVc 能导致偏头痛眶周的牵涉痛。研究发现，偏头痛中表现的头部异常性疼痛是 SpVc 内伤害性感受神经元的中枢敏化所致。

丘脑后部含有从三叉神经血管 SpVc 神经元和源自各脊髓节段体感神经元的直接投射，负责整合来自硬脑膜及头部以外皮肤的所有传入信息。因此，推测超出头部以外的皮肤异常性疼痛是三叉神经血管第三级神经元，即丘脑伤害性感受神经元的敏化所致。

脑干下行痛觉调控系统主要由中脑导水管周围灰质（PAG）、楔形核、RVM 组成，包括下行易化系统（易化疼痛）和下行抑制系统（抑制疼痛），两者在解剖上很难区分。但研究发现 RVM 沿脊髓背角通路在疼痛下行调控中发挥着至关重要的作用，也是下行痛觉调控系统中研究相对居多的层面。

脑膜伤害性感受器重复性激活可导致三叉神经血管系统一级（三叉神经节）—二级三叉神经颈髓复合体（TCC）—三级（丘脑）的逐级激活；下行痛觉调控系统失衡可能是偏头痛中枢敏化的机制。

偏头痛中枢敏化的外在征象表现为皮肤异常性疼痛。皮肤异常性疼痛为患者在普通的日常生活中（如梳头、淋浴、戴耳环或戒指、穿紧身衣、暴露于过冷或过热的环境中时）都会有疼痛经历，发作期及发作间期均可出现。根据刺激方式的不同，分为冷、热、静态机械性、动态机械性四种；疼痛范围不仅局限在牵涉痛区（眶周），还可扩展到整个面部、头皮和四肢，分为头部皮肤异常性疼痛和超出头部的皮肤异常性疼痛，头部以机械性常见，颅外以冷、热型常见。

问卷调查发现，53.5% 的偏头痛患者可能有痛觉超敏症状。应用感觉定量试验，发现痛觉超敏的发生率可能高达 75%。头皮的痛觉超敏症状包括疼痛和高敏感性；难以梳头、扎辫子和使用橡皮筋；由于头皮疼痛和触痛，头痛侧不愿意接触枕头。头部外的痛觉超敏症状包括麻刺感和高敏感性，表现为不愿意戴项链，以及毛毯触及身体时有不适感。

研究指出，痛觉超敏具有实际应用价值。中枢敏化和其所致的痛觉超敏在偏头痛发作 1h 内就开始，4h 左右达到高峰。利用曲普坦类药物镇痛的最佳时机是在中枢敏化和痛觉超敏形成前服用此药。因此，在痛觉超敏形成前及早使用曲普坦极为重要。曲普坦类药物疗效不稳定和头痛复发（在应用曲普坦的最初几年内相当常见）可能是因为偏头痛发作期间服用曲普坦类药物的时间太晚。因此，及早使用曲普坦类药物的优点包括：①及早达到无痛状态；②曲普坦类药物疗效更稳定；③头痛复发减少。目前，大多数临床医师认为评价痛觉超敏应该成为临床评价偏头痛的一部分。

五、偏头痛特殊类型

在 IHS 偏头痛分类中，有几种偏头痛特殊类型。

1. 偏瘫型偏头痛 在偏瘫型偏头痛患者的一级或二级亲属中，至少有一人具有肢体无力的偏头痛先兆，则称为家族性偏瘫型偏头痛（familial hemiplegic migraine，FHM）；若无此类亲属，则称为散发性偏瘫型偏头痛（sporadic hemiplegic migraine，SHM）。

国际头痛疾病分类第 3 版（ICHD-3）对偏瘫型偏头痛的诊断标准如下。

（1）至少 2 次发作满足标准（2）和（3）。

（2）先兆由以下两者组成：①完全可逆的无力症状；②完全可逆的听力和（或）语言症状。

（3）至少有以下 4 个特点：①至少一个先兆症状逐渐蔓延≥5min，和（或）两个或两个以上的症状陆续发生；②每一个非运动先兆症状持续 5～60min，运动先兆持续小于 72h；③至少有一个先兆症状是单侧的；④先兆伴随着头痛或在 60min 内发生头痛。

（4）不能被另外的 ICHD-3 诊断所解释，排除短暂性脑缺血发作和脑卒中。

患者一级或二级亲属中有无类似的偏瘫发作是诊断 FHM、SHM 的关键。

基因研究使我们对 FHM 的认识更为准确。家庭性偏瘫型偏头痛的基因亚型已明确。FHM 已知的突变基因有 *CACNA1A*、*ATP1A2*、*SCN1A*、*PRRT2* 等。前三种基因突变引起的 FHM 都是离子通道病，根据各自致病基因不同分别编号为 FHM1、FHM2、FHM3。

FHM1 与染色体 19p13 上编码 P/Q 型钙通道 α_1A 亚基 *CACNA1A* 基因的突变相关。FHM2 与染色体 1q23 上编码钠钾 ATP 酶催化亚基的 *ATP1A2* 基因突变有关。FHM3 与染色体 2q24 上编码钠通道的跨膜 δ 亚基的 *SCN1A* 基因突变有关。

PRRT2 基因编码非离子通道蛋白，它的作用与调节电压门控钙通道相关。*PRRT2* 基因突变在 2012 年才被确定可能导致 FHM，但由于在所有偏瘫型偏头痛受试者中，*PRRT2* 基因突变与 3 个已知的 FHM 基因突变共存的现象并没有被完全排除。

偏瘫型偏头痛的特点是运动先兆。这种先兆最有可能是由皮质扩散性抑制（cortical spreading depression，CSD）引起的。CSD 传播伴随着一些化学介质扩散释放到细胞外，包括兴奋性氨基酸、神经激肽、降钙素基因相关肽、血清素和脑源性神经营养因子，这可能会改变神经网络的兴奋性。CSD 导致细胞内外离子分布改变，K^+ 和 H^+ 从细胞内释放，Na^+、Ca^{2+} 和 Cl^- 与 H_2O 一起进入细胞内，从而引起细胞肿胀，细胞外间隙的体积减小。

偏瘫型偏头痛是一种罕见的疾病。对丹麦人群的研究发现，患病率大约为 0.01%，发病的平均年龄为 12～17 岁（1～51 岁均可发病），男女比为 1：（2.5～4）。

偏瘫型偏头痛的临床表现：运动先兆是偏瘫型偏头痛的标志，除此之外通常会有两个或两个以上的其他先兆，如视觉、感觉、失语、脑干症状等。运动症状最常见从手部开始，逐渐沿手臂向面部蔓延。偏瘫型偏头痛的单侧症状可能在偏头痛发作间期或发作时左右互换。然而，1/3 的 FHM 患者可相继或同时出现双侧运动症状。肢体无力的程度可以从轻微到严重不等。

大多数偏瘫型偏头痛患者每次均有头痛发作。头痛通常发生在先兆期，最常发生于视觉先兆之后，但也可能会出现在先兆之前。头痛可双侧或单侧，单侧头痛可在先兆症状的同侧或对侧发生。头痛的严重程度可从轻度到极重度不等。

FHM1 发作期间，可发生意识障碍（有时甚至短时昏迷）、发热、脑脊液淋巴细胞增多和精神错乱。颅脑外伤（轻度）可诱发 FHM1 发作。大约 50% 的 FHM1 家族可出现慢性进行性小脑共济失调，后者常独立于偏头痛发作。此外，FHM 常被误诊为癫痫，但抗癫痫治疗无效。先兆可能延长至数天乃至数月后才能完全缓解。

偏瘫型偏头痛发作频率和触发因素的变化非常大，平均发作频率为每年 3 次，50 岁以后发作频率下降。虽然大多数发作并没有触发因素，但已有报道的是劳累、亮光、急性应激、情绪紧张、睡眠过少或过多、轻度头部外伤、传统血管造影可引起发作。

2. 脑干先兆偏头痛 旧称基底型偏头痛。很明确，脑干先兆偏头痛的先兆症状源自脑干，但无活动力弱。脑干先兆偏头痛的先兆包括以下可完全恢复症状中的至少 2 项：①构音障碍；②眩晕；③耳鸣；④听觉过敏；⑤复视；⑥同时发生来自双眼颞侧和鼻侧视野的视觉症状；⑦共济失调；⑧意识水平下降；⑨同时发生双侧感觉异常。先兆逐渐发展时间≥5min，不同的先兆症状可能接连发生≥5min。每个先兆症状通常持续≥5min 并且<60min。继这些先兆之后的头痛与无先兆偏头痛相似。所有这些先兆类型的偏头痛，都必须排除任何可能引起相似症状的其他原因。

脑干先兆偏头痛发作在青年人中更多见。许多脑干先兆偏头痛患者也可能出现典型先兆的发作。焦虑发作和惊恐发作也可能引起上述类似症状，需要与脑干先兆偏头痛相鉴别。先兆症状的发展形式及随后的重度头痛可以作为两者的鉴别点。

3. 视网膜性偏头痛　表现为反复发作的单眼视力障碍，包括闪光、暗点或失明，伴有偏头痛。视觉障碍常可完全恢复。头痛符合无先兆偏头痛的诊断标准。发作间期眼科检查通常正常。值得注意的是，某些患者常把偏盲误认为单眼视力障碍。据报道一些病例无头痛出现，对于这些病例，必须排除短暂单眼盲（一过性黑矇）的其他原因，如视神经病变或颈动脉夹层。

4. 慢性偏头痛　是在无药物过量情况下，偏头痛每月发作 15d 或超过 15d，持续 3 个月以上。慢性偏头痛与慢性紧张性头痛相比：头痛更加剧烈且致残率更高。慢性偏头痛患者以女性多见，女：男 =2.4∶1。许多患者的头痛症状仍保持着偏头痛的特定特征，然而部分患者则和慢性紧张性头痛不易区分。也有患者可能会在一天里表现为偏头痛而在另外一天里则是紧张性头痛。多数患者从发作性偏头痛到慢性偏头痛的转变是一个隐匿的过程，并且此过程一直持续数年。

流行病学研究显示，头部外伤、药物过量（过量服用镇痛药、咖啡因等）、应激性生活事件（搬迁、亲人去世、离婚、分居、子女出现重大问题等）、睡眠障碍、合并精神疾病（焦虑症、抑郁症、双向情感障碍）、肥胖、中枢敏化外在临床特征的皮肤异常性疼痛等是偏头痛发展为慢性偏头痛的危险因素。

六、可能为偏头痛前驱的儿童周期性综合征

1. 周期性呕吐　周期性呕吐通常呈反复发作性刻板性症状，为恶心和剧烈呕吐，发作时伴有面色苍白和嗜睡。发作间期症状完全缓解。此综合征的临床特点与偏头痛的伴随症状相似。近几年的多方面研究提示，周期性呕吐是一种偏头痛相关性疾病，可能是儿童偏头痛的前驱。

2. 腹型偏头痛　是一种特发性反复发作性疾病，主要见于儿童，其特点是发作性腹部中线处疼痛，发作持续 1～72h，发作间期正常。腹痛程度为中度至重度，常伴恶心和呕吐，腹痛具有以下特征：①位于中线、脐周或难以定位；②性质为钝痛或"就是痛"；③程度为中度至重度。腹痛期间，至少具有以下症状中的 2 项：①食欲缺乏；②恶心；③呕吐；④面色苍白。诊断前，必须排除其他疾病。疼痛可能较重，足以干扰患者的日常活动。儿童患者往往不易区分食欲缺乏和恶心。面色苍白时常有黑眼圈。在某些患者中，血管舒缩主要表现为脸红。大多数患有腹型偏头痛的儿童以后会发展为偏头痛。

3. 良性阵发性眩晕　儿童期良性阵发性眩晕很可能是变异性疾病，其特点是反复短暂眩晕发作，眩晕发作可以突然发生，迅速缓解。神经系统检查、听力检查和前庭功能检查正常。眩晕发作时间通常短暂，可伴有眼震或呕吐。有些患儿可发生单侧搏动性头痛。

七、偏头痛并发症

1. 偏头痛持续状态　指剧烈的偏头痛发作持续 72h 以上。这通常发生在无先兆偏头痛的患者，患者往往到急诊室接受治疗。需要注意的是，偏头痛持续状态可由药物过度使用引起，诊断时必须对此加以评估。偏头痛持续状态通常伴有极重的恶心和呕吐，导致脱水，故补液在治疗过程中显得尤为重要。

2. 无脑梗死的持续偏头痛先兆　有些患者的先兆症状持续存在超过 1 周，但无脑梗死的影像学证据。这些先兆可以是视觉先兆、感觉先兆或运动先兆。视觉先兆症状常为双侧，可持续数月或数年。对有持续症状的病例，排除诸如后部白质脑病等器质性疾病是很重要的。

3. 偏头痛性脑梗死　研究发现偏头痛与缺血性脑卒中相关，尤其与有先兆偏头痛关系密切，而无先兆偏头痛与脑卒中之间的关系目前有待研究。偏头痛相关脑梗死可以分为 3 类：①其他原因导致的脑梗死和偏头痛共存；②其他原因所致的脑梗死，但临床表现类似有先兆偏头痛，如大脑后动脉（posterior cerebral artery，PCA）区域脑梗死的患者就常表现为偏头痛样头痛；③ MA

的发病过程中出现脑梗死，而这一类被认为是真正意义上由偏头痛导致的脑梗死，称作偏头痛性脑梗死。

偏头痛性脑梗死的症状与原先的偏头痛发作相同，表现为中、重度搏动样头痛，反复发作，多呈单侧分布，常伴有恶心、呕吐、畏光、畏声等。约 1/3 的患者在头痛出现前可有语言、感觉、视觉和运动障碍等先兆，不同之处是此次发作的先兆症状持续时间超过 60min。

偏头痛性脑梗死的常见临床表现是偏盲或异常暗点等，即主要是视觉相关障碍。大部分脑梗死发生在两次头痛发作中间，而不是在头痛发作过程中或紧随头痛之后发生。脑梗死的部位多位于后循环，尤以 PCA 区域常见，其他部位的脑梗死也有报道。头颅影像学表现为脑梗死样改变，以枕叶多见，病灶形式多样，单发或多发，梗死面积大小不一，可发生在大脑皮质，也可发生在皮质下，较少累及脑室旁白质。有视觉先兆的偏头痛容易在 PCA 区域发生脑梗死，说明有视觉先兆的偏头痛发作时 PCA 系统可能存在神经血管功能障碍。

研究证实，45 岁以下女性偏头痛患者发生脑卒中的风险增加，在老年女性和男性人群中，偏头痛和脑卒中的相关性的证据不一致。年轻女性患有有先兆偏头痛，伴重度吸烟、口服避孕药者，可能会增加她们发生脑梗死的风险。对于偏头痛性脑梗死的患者，必须除外脑梗死的其他诱发原因，如心脏异常、抗心磷脂抗体综合征和胶原病等。

4. 偏头痛诱发性癫痫　偏头痛先兆诱发的癫痫发作偶尔会发生。偏头痛和癫痫都是发作性脑部疾病。偏头痛样头痛常发生于癫痫发作后期，有时癫痫发作发生在偏头痛发作期间或之后。这种现象，有时也称为偏头痛癫痫，可见于有先兆偏头痛患者，但较少见。

八、可能偏头痛

以前使用的术语为偏头痛样疾病。可能偏头痛是指偏头痛样的发作，不完全符合有先兆和无先兆偏头痛的所有诊断标准。可能偏头痛在门诊患者中相当常见。是否诊断为偏头痛，需要动态随诊。

九、月经性偏头痛

女性偏头痛的患病率为男性的 4～8 倍，其中 60% 的女性患者头痛发作与月经周期密切相关，称为月经性偏头痛。大于 20% 的女性偏头痛发生在 30～34 岁，此时段是育龄女性偏头痛发生的峰值期。在我国，据统计偏头痛患病率约为 9.3%，但目前我国尚无月经性偏头痛流行病学研究。

国际头痛学会将月经性偏头痛分为两型：单纯性月经性无先兆偏头痛和月经相关性无先兆偏头痛。

月经是指子宫内膜的规律性出血，可能是正常的月经周期所致，也可能是口服复方激素类避孕药及周期性激素替代疗法所致的外源性雌、孕激素的撤退性出血。月经第 1 天记作 +1d，前 1 天记作 –1d。

在偏头痛患者群体中，单纯性月经性偏头痛的患病率为 0.85%～14.1%，月经相关性偏头痛的患病率为 3%～71.4%，月经性偏头痛的患病率为 3.85%～78.6%。

月经性偏头痛一般不伴有先兆症状，其较非月经性偏头痛的发作程度更剧烈，持续时间更长，可达 4～5d，与月经持续时间一样长。且由于卵巢激素尤其是雌激素水平降低，导致其对药物治疗常不敏感，其治疗比较困难，即使应用曲普坦类药物，头痛复发仍比较常见。月经性偏头痛的疼痛程度、致残水平及疼痛发作时长在月经周期第 1～2 天最严重。

女性在生育年龄时的偏头痛患病率较高，在妊娠期时缓解，分娩后多又恢复到以前的状态，这说明激素水平波动与月经性偏头痛具有因果关系。

月经性偏头痛的发病机制至今尚未完全阐明，目前研究发现存在雌激素撤退机制及前列腺素释放机制。雌激素在月经周期呈周期性变化，在月经第 7 天卵泡分泌雌激素，雌激素量迅速增加，于排卵前形成高峰，排卵后 1～2 天，黄体开始分泌雌激素，使血液循环中的雌激素又逐渐上升。雌激素水平在每月的月经周期中波动 2 次，一次在排卵期左右，一次在黄体后期，在这两个阶段，雌激素的水平到达峰值，然后急剧下降。月经性偏头痛发作也许是由于"雌激素撤退"效应。雌激素可作用于中枢，调控神经元活性和受体密度，使得 5-羟色胺水平降低，5-羟色胺水平降低可直接引发并加剧偏头痛发作。

前列腺素释放机制认为，在月经周期中的黄体期，子宫前列腺素水平升高，与月经性偏头痛发生时间窗相吻合。月经性偏头痛发作时患者外周血中的前列腺素水平升高，且前列腺素抑制药可以防止月经性偏头痛发作。血液中黄体酮降低可对环氧合酶-2（COX-2）产生正向调节作用，促使子宫内膜上皮细胞产生 COX-2，随着子宫内膜上皮细胞合成前列腺素，然后释放入血液循环系统，即诱发了月经性偏头痛的发作。根据以上发病机制，目前针对月经性偏头痛的治疗药物有曲普坦类（5-羟色胺受体激动药）、激素类及前列腺素合成抑制药。

1. 单纯性月经性无先兆偏头痛 是指偏头痛发作发生于月经期女性，符合无先兆偏头痛的诊断标准。头痛发作出现在 3 个月经周期中的至少 2 个周期，而且仅发生在月经第 1±2 天，即月经期的–2d 到+3d，而在月经周期的其他时间不发生。月经第 1 天记作第 1 天，前 1 天记作–1d，无第 0 天。

2. 月经相关性无先兆偏头痛 本病发生于月经期女性，头痛发作在月经第 1±2 天，即月经期的–2d 到+3d，并且这种情况在 3 个月经周期里至少有 2 个周期中发生，另外，在月经周期的其他时间亦有发作。也就是说，这些患者既有围月经期偏头痛，又有月经周期其他时间的偏头痛。

鉴别单纯性月经性无先兆偏头痛和月经相关性无先兆偏头痛的重要性在于激素预防疗法很可能对单纯性月经性无先兆偏头痛有效，为了确诊，有必要记录完整的头痛日记。

不管患者偏头痛既往发作时有无先兆，月经性偏头痛发作多为无先兆偏头痛。

十、儿童和青少年的偏头痛

偏头痛常在儿童期发病，10 岁以前发病者约占 20%，20 岁以后发病者约占 45%。在青春期之前，男孩和女孩发病情况基本相同，青春期以后，女性与男性的比例为 3∶1。儿童和青少年偏头痛新发病率高峰期见表 5-4，有先兆偏头痛的发病往往早于无先兆偏头痛，男性患者的发病时间早于女性患者。15 岁以前，有 5% 的儿童患有偏头痛。

表 5-4 儿童和青少年偏头痛新发病率的高峰期

性别	发生率（1000 人/年）	年龄高峰（岁）
男性		
有先兆	6.6	5
无先兆	10	10～11
女性		
有先兆	14.1	12～13
无先兆	18.9	14～17

儿童偏头痛在某种程度上与成年人有所区别。幼儿偏头痛发作通常持续时间较短，有时不到 2h。儿童偏头痛的头痛部位主要位于双侧前额部，很少发生在枕部、枕下部。如果以后部头痛为主要表现，则需要行进一步检查以排除其他情况。儿童的许多枕部头痛可归因于结构性病变。幼儿可能说不出畏光和畏声，我们应仔细观察他们的行为，推断是否存在这两个症状。幼儿偏头痛的头痛部位常位于双侧，通常青春期晚期或成年早期就会出现成人的单侧疼痛特点。

十一、前庭性偏头痛或偏头痛性眩晕

1917 年首次提出"vestibular migraine",即前庭性偏头痛或偏头痛性眩晕（VM）概念。既往 VM 多被称为"偏头痛相关性眩晕/头晕（migraine associated vertigo or dizziness）""偏头痛相关性前庭病（migraine-related vestibulopathy）""偏头痛性眩晕（migrainous vertigo）""良性复发性眩晕（benign recurrent vertigo）"等。2012 年，国际 Barany 学会和国际头痛学会的偏头痛分类小组共同制定了 VM 诊断标准，并首次于 2013 年出版在国际头痛疾病分类第 3 版的附录中。

VM 的年发病率约为 0.89%，人群总体患病率约为 1%，可发生于任何年龄，其男女比例为 1：5～1：1.5，以女性更多见，是导致眩晕的常见疾病之一。

VM 的发病机制尚未完全阐明，多项研究认为，偏头痛是始发因素，进而引起前庭功能障碍。目前主要的假说机制包括皮质扩散性抑制、神经递质异常、三叉神经血管功能障碍、离子通道功能不全、中枢信号整合异常和遗传异常等学说，这些机制并非单独作用，而是相互关联、交叉，从不同方面参与了 VM 的发病过程。

目前认为皮质扩散性抑制是偏头痛先兆和头痛发病的始动机制。在皮质扩散性抑制过程中，细胞外释放信号物质，如 K^+、H^+、NO 和花生四烯酸，可激活三叉神经血管系统，继而引起释放降钙素基因相关肽（CGRP）、P 物质和其他神经肽，引起脑膜血管炎症，使血管扩张、血浆渗出及肥大细胞脱颗粒，最终导致出现偏头痛症状。单侧神经递质释放紊乱（类似单侧头痛）可引发单侧前庭功能失衡，继而导致旋转性眩晕；双侧递质释放紊乱造成前庭兴奋性改变，可引起静态失衡，导致位置性眩晕和步态紊乱。

三叉神经血管功能障碍学说认为，当三叉神经节及其纤维受刺激后，激活肥大细胞释放血管活性物质、炎性反应因子及神经致敏递质。这些活性物质作用于血管壁，可引起血管扩张，还可能增加血管通透性，使血浆蛋白渗出，产生无菌性炎症，并刺激痛觉纤维传入中枢，出现 VM 相关症状。

瞬时受体电位（TRP）通道是在细胞膜上表达的一组离子通道，TRP 通道似乎是偏头痛病理生理学中转导和编码有害刺激的效应器，具有对疼痛刺激进行检索及传导的功能，伤害性 TRP 由特定的物理、化学刺激激活，触发神经元的异常兴奋性，从而可能导致 VM 发作。

大脑皮质区能够对多种感觉信号进行整合调制，前庭信号通路和疼痛、视觉、本体觉等信号通路整合时出现异常可能促发 VM 的形成。近年来陆续有学者提出 *KCNB2*、*CACNB2* 等基因可能与前庭耳蜗症状相关，推测 VM 可能是涉及多种离子通道基因缺陷的多基因异质性疾病。

VM 头痛与眩晕首次发作出现的先后顺序不固定，多数患者头痛早于眩晕数年出现，部分偏头痛与眩晕发作始终相伴，少数眩晕起病早于偏头痛，极少数患者表现为反复眩晕或头晕，发作过程中无头痛症状。不伴先兆的 VM 更为常见。应激、疲劳、紧张、睡眠不足、过度体力活动或某些食物均可诱发 VM。

最新 VM 诊断标准：①出现 5 次前庭症状持续 5min～72h。②有或无先兆偏头痛病史（按照 ICHD 诊断标准）。③至少有 50% 的前庭症状和 1 个或多个偏头痛特点：a. 头痛为一侧、搏动性，呈中、重度发作；b. 畏声、畏光；c. 视觉先兆。④不符合其他前庭疾病或偏头痛诊断标准。

很可能 VM 诊断标准：①出现 5 次前庭症状持续 5min～72h。②符合前庭性偏头痛诊断标准中的②或③。③不符合其他前庭疾病或头痛诊断标准。

十二、偏头痛的快速临床筛查

为了寻找偏头痛诊断的最有力的预测手段，已进行了大量的研究。Lipton 等通过广泛的确认和再确认研究发现，恶心、劳动能力下降和畏光很可能是偏头痛的最好预测证据。他们发布了偏头痛的快速筛查标准（偏头痛标识，I.D. Migraine），以便帮助忙碌的全科医师，以应对其后来没有足够长的时间来采集偏头痛的详细病史。他们提出了 3 个问题：①恶心，当你头痛时，你是否感到恶心或胃不舒服？②劳动能力下降，在最近 3 个月内，是否因为头痛让你至少 1 天活动受限？③畏光，当你头痛时，光线会烦扰你吗？据发现，如果这 3 个问题中有 2 个回答是肯定，那么对此人患有偏头痛就有 93% 的阳性预测价值；如果这 3 个问题的回答均为肯定，那么就有 98% 的阳性预测价值。在繁忙的诊所，偏头痛标识可用来对偏头痛患者进行快速筛查。一旦获得这些阳性答案，就可以进一步采集详细病史来证实偏头痛的诊断。

十三、原发性头痛的鉴别诊断

由于偏头痛、紧张性头痛、丛集性头痛的最佳治疗方法不同，对三者进行鉴别诊断很重要，因其具有不同的特征，故应该综合考虑这些特征以确定诊断。例如，60% 的偏头痛主要为单侧头痛，而所有的丛集性头痛均为单侧头痛，紧张性头痛为双侧头痛。因偏头痛的头痛部位可位于后部、前部或两侧，因此单从头痛的部位确定偏头痛的诊断是不可靠的。紧张性头痛为弥漫性疼痛，而丛集性头痛几乎总是眶周或眶后疼痛。

患者头痛的频率有很大差别，紧张性头痛可以每月发作 1～30 次，一般人群中大约 30% 的偏头痛患者每月发作 4 次以上，就诊的患者发作次数更多。头痛的程度也有差别，丛集性头痛极为严重，而紧张性头痛通常为轻度或中度疼痛。发作持续时间也不相同，需要强调的是，国际头痛学会分类中特别指出头痛可持续 4～72h。儿童头痛时间较短，某些患慢性头痛的成人，其偏头痛发作持续时间较长，可远远超过 72h。丛集性头痛持续时间较短，且 1 天可反复发作许多次。

疼痛的性质可能有助于鉴别诊断：偏头痛为搏动性；紧张性头痛为钝痛；丛集性头痛为锐痛、钻痛，而非搏动性。发作周期性也很重要，典型的丛集性头痛具有特征性的周期，即 2～3 个月的头痛，其后为 1 年的间歇期，然而周期性偏头痛病例极少。

头痛前出现先兆仅见于偏头痛，其他原发性头痛无此特点。自主神经症状如流泪、眼发红和流涕是丛集性头痛的诊断依据，但是偶有偏头痛患者也有眼睛及其周围的某些自主神经症状。恶心、呕吐及畏光主要见于偏头痛，其他头痛少见。对于偏头痛，活动常加重头痛，而丛集性头痛患者坐立不安，有些患者可通过跑步来减缓疼痛。

家族史对诊断很重要。有资料显示，与偏头痛相似，慢性紧张性头痛可能具有家庭性，而发作性紧张性头痛则无家族性。

（刘运涌 李修彬）

参 考 文 献

陈兰兰, 徐俊, 于海龙, 等. 2017. 偏头痛先兆的临床表现及机制的研究进展. 临床神经病学杂志, 30(3): 224-226.

揭珊珊, 李语婕, 梁晓涛, 等. 2020. 偏头痛先兆临床表现综述. 中华神经医学杂志, 19(5): 537-540.

王巍炜, 胡洪涛. 2018. 偏头痛性脑梗死. 中国卒中杂志, 13(3): 263-266.

Barbosa F, Villa TR. 2016. Vestibular migraine: diagnosis challenges and need for targeted treatment. Arq Neuropsiquiatr, 74(5): 416-422.

Busch V, Frese A, Bartsch T. 2004. The trigemino-cervical complex. Integration of peripheral and central pain mechanisms in primary headache syndromes. Schmerz, 18(5): 404-410.

Coppola G, Di Lorenzo C, Parisi V, et al. 2019. Clinical neurophysiology of migraine with aura. J Headache Pain, 20(1): 42.

Dieterich M, Obermann M, Celebisoy N. 2016. Vestibular migraine: the most frequent entity of episodic vertigo. J Neurol, 263 (Suppl 1): S82-S89.

Dreier JP, Reiffurth C, Woitzik J, et al. 2015. How spreading depolarization can be the pathophysiological correlate of both migraine aura and stroke. Acta Neurochir Suppl, 120: 137-140.

Edelmayer RM, Vanderah TW, Majuta L, et al. 2009. Medullary pain facilitating neurons mediate allodynia in headache-related pain. Ann Neurol, 65(2): 184-193.

Evans RW, Mathew NT. 2004. Handbook of Headache. New York: Lippincott Williams & Wilkins.

Hasırcı Bayır BR, Tutkavul K, Eser M, et al. 2021. Epilepsy in patients with familial hemiplegic migraine. Seizure, 88: 87-94.

Headache Classification Committee of the International Headache Society (IHS). 2018. The international classification of headache disorders.

3rd edition. Cephalalgia, 38(1): 1-211.

Kazemi H, Speckmann EJ, Gorji A. 2014. Familial hemiplegic migraine and spreading depression. Iran J Child Neurol, 8(3): 6-11.

MacGregor EA. 2020. Menstrual and perimenopausal migraine: a narrative review. Maturitas, 142: 24-30.

Olesen J. 2018. International classification of headache disorders. Lancet Neurol, 17(5): 396-397.

Pavlović JM, Allshouse AA, Santoro NF, et al. 2016. Sex hormones in women with and without migraine: Evidence of migraine-specific hormone profiles. Neurology, 87(1): 49-56.

Peng KP, Chen YT, Fuh JL, et al. 2017. Migraine and incidence of ischemic stroke: A nationwide population-based study. Cephalalgia, 37(4): 327-335.

Roceanu A, Antochi F, Bajenaru O. 2014. Chronic migraine-new treatment options. Maedica (Bucur), 9(4): 401-404.

Schoenen J. 2014. Migraine and serotonin: the quest for the Holy Grail goes on. Cephalalgia, 34(3): 163-164.

Sohn JH. 2016. Recent advances in the understanding of vestibular migraine. Behav Neurol, 2016: 1801845.

Tan RY, Markus HS. 2016. CADASIL: migraine, encephalopathy, stroke and their inter-relationships. PLoS One, 11(6): e0157613.

Tietjen GE, Collins SA. 2018. Hypercoagulability and migraine. Headache, 58(1): 173-183.

Vetvik KG, Macgregor EA, Lundqvist C, et al. 2014. Prevalence of menstrual migraine: a population-based study. Cephalalgia, 34(4): 280-288.

Weatherall MW. 2015. The diagnosis and treatment of chronic migraine. Ther Adv Chronic Dis, 6(3): 115-123.

Woolf CJ. 2011. Central sensitization: implications for the diagnosis and treatment of pain. Pain, 152 (3 Suppl): S2-S15.

第六章　偏头痛的鉴别诊断

第一节　原发性头痛

一、紧张性头痛

紧张性头痛（tension-type headache，TTH）又称收缩性头痛，是双侧枕部或者全头部紧缩性或者压迫性头痛。占头痛患者的 40%，是原发性头痛中最常见的类型。

目前紧张性头痛的病理生理学机制尚不清楚，周围性疼痛机制和中枢性疼痛机制是目前认可度较高的两种机制。周围性疼痛机制在发作性紧张性头痛的发病中起重要作用，是由于颅周肌肉或肌筋膜结构收缩或缺血、内外钾离子转运异常、炎症介质释放增多等导致痛觉敏感度明显增加，引起颅周肌肉或肌筋膜结构的紧张和疼痛。中枢性疼痛机制可能是引起慢性紧张性头痛的重要机制，慢性紧张性头痛患者由于脊髓后角、三叉神经核、丘脑、皮质等功能和（或）结构异常，导致其对触觉、电和热刺激的痛阈明显下降，易产生痛觉过敏。中枢神经系统功能异常可出现中枢神经系统单胺能递质慢性或间断性功能障碍。神经影像学研究证实，慢性紧张性头痛患者存在灰质结构容积减少，提示紧张性头痛患者存在中枢神经系统结构的改变。另外，应激、紧张、抑郁等与持续性颈部及头皮肌肉收缩有关，也能加重紧张性头痛。

多数患者在 20 岁左右发病，40～49 岁发病达高峰，终身患病率约为 46%，男女均可患病，女性稍多见，男女比例约为 4∶5。头痛部位不定，可为双侧、单侧、全头部、颈项部、双侧枕部、双侧颜面部等。通常呈持续性轻中度钝痛，呈现头周紧箍感、压迫感或沉重感。许多患者可伴有头昏、失眠、焦虑或抑郁等症状，也可出现恶心、畏光或畏声等症状。体检可发现疼痛部位肌肉触痛或压痛点，颈肩部肌肉有僵硬感，捏压时肌肉感觉舒适。头痛期间日常生活与工作常不受影响。传统上认为紧张性疼痛与偏头痛是不同的两种疾病，但部分病例却兼有两者的头痛特点，如某些紧张性头痛患者可表现为偏侧搏动样头痛，发作时可伴呕吐。

在诊断紧张性偏头痛前首先要排除原发性偏头痛，两者在临床表现上有很多的相似之处，如疼痛的部位、性质、伴随症状等。而一些紧张性偏头痛的患者却兼有两种头痛的特点，紧张性偏头痛患者可以表现出部分原发性偏头痛的症状。偏头痛患者有时候也会说自己的头痛是受自己情绪还有精神紧张程度的影响，紧张性偏头痛的患者也会说自己头痛时的部位正好与原发性偏头痛的部位一致，为双侧颞部，可能还会伴有搏动样的疼痛感，也可伴有呕吐，这样一来，二者的症状就有很多的交叉重叠部分，给二者的鉴别带来了很大的难度。但是二者有各自一些独特的特点，可能会增加鉴别的准确率。偏头痛的特征是发作性、多为偏侧、中重度、搏动样头痛，疼痛部位为双侧颞部；而紧张性头痛的疼痛部位不定，可以是单双侧、全头部、颈项部、枕部、颞部等，许多患者在非疼痛发作期间，也会有一定的症状，如失眠、焦虑、抑郁等，大多数患者会有压力大、紧张等情形。还要仔细询问偏头痛的病史及症状，严格按照原发性偏头痛的诊断标准来。在询问病史时，还要注意患者是否自行进行过治疗，是否服用过镇痛药，有时药物的复用也会导致偏头痛出现类似于紧张性头痛的临床表现，要仔细询问加以鉴别。还可以通过进行试验性治疗来进行鉴别诊断，如用麦角类制剂和曲普坦类制剂进行治疗，效果较好的是偏头痛。

二、三叉神经自主神经性头痛

三叉神经自主神经性头痛是一类阵发性、波动性、单侧性头痛，位于眼眶部、前额部、颞部，并伴随同侧自主神经功能障碍（结膜充血、流泪、流涕、鼻塞、面部出汗等）特征的原发性头痛。

三叉神经自主神经性头痛具有明显的副交感自主神经特征的头痛，为阵发性剧烈性头痛，一般在三叉神经的分布区域产生剧烈的头痛，突然发生又突然停止，也可以表现为闪电样、刀割样、烧灼样的顽固性疼痛。其自主神经症状可于头痛同侧或头痛对侧发生，反映人类三叉神经副交感反射的激活。该头痛会有明显的诱发因素，如说话、洗脸、刷牙等可以刺激到三叉神经的动作均可以引起剧烈的疼痛，持续时间可以是几秒或者几分钟，也可以是周期性的发作，随着病情的进展，发作间期会逐渐缩短，频率会逐渐增高，呈现时钟样摆动。

发病机制：三叉神经自主神经性头痛的发病机制分中枢性假说和周围性假说两种。

分类：根据国际疼痛疾病分类第 3 版的描述，现在将三叉神经自主神经性头痛分为 5 种类别：丛集性头痛、阵发性偏侧头痛、短暂单侧神经痛样头痛发作、持续偏侧头痛、很可能的三叉神经自主神经性头痛。

具体来说包括以下类别。

3.1 丛集性头痛

3.1.1 发作性丛集性头痛

3.1.2 慢性丛集性头痛

3.2 阵发性偏侧头痛

3.2.1 发作性阵发性偏侧头痛

3.2.2 慢性阵发性偏侧头痛

3.3 短暂单侧神经痛样头痛发作

3.3.1 短暂单侧神经痛样头痛发作伴结膜充血和流泪（SUNCT）

3.3.1.1 发作性 SUNCT

3.3.1.2 慢性 SUNCT

3.3.2 短暂单侧神经痛样头痛发作伴头面部自主神经症状（SUNA）

3.3.2.1 发作性 SUNA

3.3.2.2 慢性 SUNA

3.4 持续偏侧头痛

3.4.1 持续偏侧头痛，缓解亚型

3.4.2 持续偏侧头痛，非缓解亚型

3.5 很可能的三叉神经自主神经性头痛

3.5.1 很可能的丛集性头痛

3.5.2 很可能的阵发性偏侧头痛

3.5.3 很可能的短暂单侧神经痛样头痛发作

3.5.4 很可能的持续偏侧头痛

（一）丛集性头痛

丛集性头痛与原发性偏头痛最容易混淆，二者也是我们首先要进行鉴别两种。约 1/2 的偏头痛患者在发作期间至少有 1 次的自主神经症状，如流泪或球结膜充血；丛集性头痛也往往会伴有偏头痛的症状，如约 60% 的丛集性头痛患者会有畏光、畏声等偏头痛的症状，有少数丛集性患者也会出现恶心、呕吐的症状。这是这两个疾病的交叉点，可以从这个交叉点进行鉴别，偏头痛患者畏光、畏声等症状出现在双侧，丛集性头痛患者畏光、畏声等症状出现在单侧。偏头痛患者更易出现恶心、呕吐症状。通过询问病史，进行相关的检查，以及对特定症状的鉴别，也可以对这两种疾病进行鉴别。

症状性丛集性头痛是颅内病变导致的丛集性头痛样发作。鞍旁脑膜瘤、垂体腺瘤、第三脑室区域钙化病变、前部颈动脉动脉瘤、侵入鞍上池的斜坡表皮样瘤、椎动脉瘤、鼻咽癌、同侧半球巨大动静脉畸形以及上颈部脑膜瘤都可导致症状性丛集性头痛。

（二）SUNCT 和 SUNA

Sjaastad 等于 1978 年首次描述了短暂单侧神经痛样头痛发作伴结膜充血和流泪（short-lasting unilateral neuralgiform headache attacks with conjunctival injection and tearing syndrome，SUNCT 综合征）。后来观察到，并不是所有的 SUNCT 患者都显示结膜充血和撕裂样疼痛，还有一种亚型被称作短暂单侧神经痛样头痛发作伴头面部自主神经症状（short-lasting unilateral neuralgiform headache attacks with cranial autonomic symptoms，SUNA）。根据 ICHD-2，如果触发区触发发作后没有不应期，则诊断 SUNA 只需要一个自主神经特征。最近的研究表明，除了 SUNCT 表现出更突出的自主特征、比 SUNA 更容易触发外，两种综合征之间几乎没有差异，而且两种表型可能属于同一谱的一部分。因此，在最新版本的头痛分类（ICHD-3）中，SUNCT 和 SUNA 被指定为短暂单侧神经痛样头痛发作（SUNHA）的子类。SUNCT 和 SUNA 是罕见的，因此这些疾病的确切患病率很难估计。在 1978～2003 年的首次描述中，只报告了 50 例病例。然而，对该诊断的认识已经导致了一系列的病例报告和 7 个大的病例系列，每个病例系列至少有 10 例。威廉姆斯等估计，SUNCT/SUNA 的患病率为 6.6/10 万人，保守的年发病率为 1.2/10 万人。迄今为止，仅报道了 1 例家族性 SUNCT。

SUNCT 和 SUNA 的特征是三叉神经分布（最常见的是第 1 支）突然、短暂地出现严重的单侧疼痛，并伴有同侧脑自主神经症状。

颅内自主神经症状是 SUNCT/SUNA 的定义特征，尽管自主神经症状的类型和严重程度可能有所不同。根据定义，SUNCT 患者同时进行结膜注射和撕裂（伴或不伴其他头面部自主神经症状）；而 SUNA 患者可能有一次或不注射结膜和撕裂（其他头面部自主神经症状）。其他颅内自主神经症状包括鼻塞、鼻漏、鼻裂、上睑下垂、眼睑水肿、前额、面部出汗和（或）潮红，以及耳朵撑胀感。Lambru 等在他们对 SUNCT 和 SUNA 的前瞻性比较研究中发现，与 SUNA 相比，上睑下垂和鼻漏是 SUNCT 中唯一更常见的自主神经症状。SUNCT 中更显著的上睑下垂可能是归因于更强程度的面部副交感神经激活导致 SUNCT 中的眼部交感神经缺陷。颅内自主神经症状主要是单侧和同侧的疼痛，但在 15% 的病例中，这些头面部自主神经症状可能是双侧的。一般来说，V1 分布的疼痛与更严重的结膜充血和流泪有关，而 V2 和 V3 分布的疼痛与更多的鼻漏和鼻塞有关。

SUNCT/SUNA 的疼痛通常是单侧的，通常位于三叉神经第一节段（眶前、眶后、眶上或颞区）的分布。一些患者的疼痛可能开始于另一个区域，并辐射到 V1 分布区域。在其他情况下，疼痛的强度可能在三叉神经第二段（V2）最大，或在三叉神经第三段（V3）较少见。疼痛很少发生在三叉神经外区域，特别是在 C2～C3 的感觉分布中（图 6-1）。大多数患者有单侧疼痛，但 10%～15% 的患者在 SUNCT 和 SUNA 中可能有双侧交替发作。

SUNCT/SUNA 的疼痛通常是严重的（SUNCT 比 SUNA 更严重），大多数患者将其描述为他们所经历过的最痛苦的情况，这两种情况下的语言评分都为 8～10。然而，与丛集性头痛相比，大

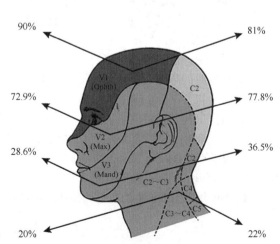

图 6-1 SUNCT 和 SUNA 患者的疼痛分布

V1（Ophth）：三叉神经第一支（眼支）；V2（Max）：三叉神经第二支（上颌支）；V3（Mand）：三叉神经第三支（下颌支）；C2～C5：第 2～5 颈神经

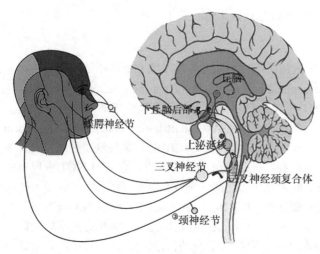

图 6-2 SUNCT/SUNA 的病理生理学及治疗靶点

多数患者（70%）更喜欢在发作期间保持静止，也许是为了避免皮肤触发可能导致的攻击。疼痛最常见的描述为刺、尖锐、射击或电击样疼痛。一些患者可能会将疼痛描述为搏动，但从未孤立存在。

SUNCT/SUNA 的病理生理学及治疗靶点见图 6-2。

1. 下丘脑后部激活可引起三叉神经颈髓复合体和三叉神经自主反射（蓝色）（图 6-2 彩图）的去抑制或激活，导致同侧疼痛和颅内自主神经症状。这种去抑制作用可能是通过抗癫痫药物（拉莫三嗪、奥卡西平、托吡酯和加巴喷丁）和脑深部刺激来调节。

图 6-2 彩图

2. 在腹部血管环压迫三叉神经的患者中，持续刺激可通过上升通路（橙色）（图 6-2 彩图）激活下丘脑后部，随后通过下降通路（紫色）（图 6-2 彩图）引起疼痛和自主症状，这可以通过三叉神经微血管减压来调节。

3. 通过大枕神经阻滞或枕神经刺激，可增加或减少枕神经的交通流量，可以调节疼痛，并对 SUNA 有治疗益处。

目前的证据表明，SUNCT/SUNA 是一个谱系的一部分，其中 SUNCT 有更严重的自主神经症状。与三叉神经痛的分化是重要的，自主神经症状且无不应期，提示为 SUNCT/SUNA。三叉神经痛和 SUNCT/SUNA 之间可能存在着一些重叠，这可以通过三叉神经痛和 SUNCT/SUNA 中存在的共同临床特征和存在神经血管接触来证明。SUNCT/SUNA 的治疗具有挑战性，拉莫三嗪通常被推荐作为一线药物。枕大神经阻滞和枕神经刺激是一种很有前途的治疗方法，需要进一步的研究来阐明它们在 SUNCT/SUNA 管理中的作用。

（三）持续偏侧头痛

持续侧偏头痛是指持续性严格的单侧头痛，伴同侧结膜充血、流泪、鼻塞、流涕、前额和面部出汗、瞳孔缩小、眼睑下垂和（或）眼睑水肿，和（或）烦躁不安或躁动。吲哚美辛对其有特效。

诊断标准：

A. 符合 B～D 的单侧头痛。

B. 头痛时间超过 3 个月，且头痛程度呈中度或重度加重。

C. 至少符合下列 2 项中的 1 项：

1. 至少出现下列各项症状或体征（和头痛同侧）中的 1 项：①结膜充血和（或）流泪；②鼻塞和（或）流涕；③眼睑水肿；④前额和面部出汗；⑤瞳孔缩小和（或）眼睑下垂。

2. 烦躁不安或躁动，或活动可加重头痛。

D. 治疗量的吲哚美辛绝对有效。

E. 不能用 ICHD-3 中的其他诊断更好地解释。

三、其他原发性头痛

（一）原发性咳嗽性头痛

原发性咳嗽性头痛（primary cough headache）是一种少见的原发性良性头痛，发病常与咳嗽、打喷嚏等一系列可以使腹腔压力增高的动作有关。据估计，咳嗽性头痛在人群中的终身患病率为

1%，经过现代科学的不断研究，原发性头痛与继发性头痛有了明显的区别。在曾经的一段时间，有研究学者认为咳嗽性头痛与颅内疾病，或者某些胸腔疾病有关，咳嗽性头痛是这些疾病的预警，而这些主要就是继发性头痛的症状。在临床上，发现的咳嗽性头痛，大多数都是继发性的，原发性的咳嗽性头痛占比很少。

咳嗽性头痛的病理机制目前仍不完全清楚，直观上应该与咳嗽引起的颅内压增高有关。但颅内压增高是如何导致头痛的还不够明确。因为更多人的咳嗽并不引起头痛，Symonds 推测"疼痛可能是粘连性蛛网膜炎所致的颅后窝痛敏结构的牵张引起的"。Williams 分别测量了 16 例患者咳嗽时腰段和枕大池的脑脊液压力后发现，脑脊液从脑部流向脊髓方向时的反流可能引起枕骨大孔区域组织结构的拥挤，进一步造成颅内和脊髓压力差，称为脑脊髓压力分离。他推测 Chiari I 型畸形中，枕大孔区脑脊液的"涨落"会冲击小脑扁桃体而造成疼痛。Williams 还研究了两例 Chiari I 型畸形的患者，术前证实了脑脊髓压力分离，小脑扁桃体解压后，咳嗽性头痛缓解，脑脊髓压力差减小。Sansur 等的研究未发现此现象，并推测是蛛网膜下隙的脑脊液流动受阻引起了颅内压的突然升高而引起头痛。Wang 及其同事的研究推测是原发性咳嗽性头痛源于脑脊液容量过多，咳嗽时脑脊髓压力分离，这可以解释乙酰唑胺、吲哚美辛和腰椎穿刺有效。他们的另一研究是通过MRI 形态学测量发现颅后窝结构拥挤的证据，与健康对照相比，原发性咳嗽性头痛的患者组织/颅后窝体积比增高，斜坡长度更短，斜坡至脑桥的距离也更短，研究认为颅后窝结构过度拥挤可能参与了头痛的发生。近期一项研究通过磁共振静脉成像（MRV）发现 7 例原发性咳嗽性头痛患者中有 5 例颈横静脉和颈静脉狭窄，但静脉狭窄究竟是原因还是结果还有争议。最后，有假说认为静脉管壁高敏压力感受器的分布以及系统感染导致的血管张力改变也可能是发病机制的一部分。

（二）原发性劳力性头痛

原发性劳力性头痛是指由任何形式的运动引起的头痛且不伴有任何颅内疾病。

诊断标准：

A. 至少 2 次头痛发作符合标准 B～C。

B. 剧烈体力活动引起，可发生在活动中或活动后。

C. 持续时间＜48h。

D. 不能用 ICHD-3 中的其他诊断更好地解释。

存在症状性劳力性头痛。第一次发生具有这些特点的头痛时，一定要排除蛛网膜下腔出血、动脉夹层和可逆性脑血管收缩综合征（RCVS）。

原发性劳力性头痛在天气炎热时或高海拔地区尤其易发。诸如"举重"性头痛等亚型已得到公认，但仍未独立分类。不似原发性咳嗽性头痛，可由一连串短暂用力触发（如 Valsalva 样动作），原发性劳力性头痛常由持续的剧烈身体活动引起。在 Vaga 研究中大部分劳力性头痛患者的头痛符合搏动性特点（搏动性在青年患者中较少，且接近 1/2 的患者头痛时间小于 5min）。

有报道在一些患者中口服酒石酸麦角胺可起到预防效果。吲哚美辛对大部分病例有效。

原发性劳力性头痛的病理生理机制仍不清楚。大部分研究者认为是血管源性的，推测继发于体力活动的静脉或动脉扩张是其诱发疼痛的机制。近期研究发现，原发性劳力性头痛患者颈内静脉瓣功能不全的发生率明显高于对照组（70% vs 20%），提示颈静脉反流所致颅内静脉充血可能参与了其病理生理过程。

（三）原发性性活动相关性头痛

原发性性活动相关性头痛由性活动引起，开始通常是双侧钝痛，随着性兴奋而增强，在性高潮时突然变得剧烈，且不伴有任何颅内疾病。

诊断标准：

A. 至少 2 次头痛和（或）颈痛发作符合标准 B～D。

B. 由性活动引起，且仅仅发生于性活动中。

C. 至少符合下列 2 项中的 1 项：

①随着性活动兴奋性的增加头痛程度增加。

②突发爆炸样头痛发生在性高潮之前或性高潮时。

D. 重度头痛持续 1min～24h 和（或）轻度头痛达到 72h。

E. 不能用 ICHD-3 中的其他诊断更好地解释。

原发性性活动相关性头痛不伴随意识障碍、呕吐及视觉、感觉或运动症状，而症状性性活动相关性头痛可能存在这些伴随症状。首次发作的与性活动相关的头痛必须除外蛛网膜下腔出血、颅内或颅外动脉夹层以及可逆性脑血管收缩综合征。

除非血管造影检查（包括传统的、磁共振或计算机断层扫描血管造影术）或经颅多普勒超声检查证实是其他疾病，否则多次在性活动过程中出现爆炸样头痛者应该考虑为源于可逆性脑血管收缩综合征的头痛。

需要注意的是，血管收缩在可逆性脑血管收缩综合征早期可能观察不到，所以该类患者需要进行随访。

最近的研究表明，所有病例中近 40% 的患者呈现超过 1 年的慢性病程。

一些患者一生中仅体验过一次原发性性活动相关性头痛，他们应诊断为很可能的原发性性活动相关性头痛。

原发性性活动相关性头痛可发生在任何性活跃的年龄，男性好发，（男女比为 1.2∶1～3∶1），仅发生于性活动中，大部分病例不伴有自主神经症状，2/3 为双侧，1/3 为单侧，枕部或全头疼痛占所有病例的 80%。原发性性活动相关性头痛的发作频率总是与性活动的频率相关。

（四）原发性霹雳性头痛

原发性霹雳性头痛系指突发、剧烈的头痛，类似于脑动脉瘤破裂的表现，但无颅内动脉病变。诊断标准：

A. 重度头痛符合标准 B 和 C。

B. 突然发作，头痛严重程度在 1min 内达到高峰。

C. 持续时间≥5min。

D. 不能用 ICHD-3 中的其他诊断更好地解释。

霹雳性头痛多与严重的颅内血管病变有关，尤其是蛛网膜下腔出血必须排除。其他尚须排除的颅内血管病变包括颅内出血、脑静脉血栓形成、未破裂的血管畸形（最常见的为动脉瘤）、动脉夹层（颅内及颅外的）、可逆性脑血管收缩综合征及垂体卒中等。其他可引起霹雳性头痛的器质性疾病还有脑膜炎、第三脑室胶样囊肿、自发性低颅压及急性鼻窦炎（特别是气压伤之后）。原发性霹雳性头痛必须在除外所有器质性疾病后才可以诊断。这就要求脑影像学表现正常，包括脑血管和（或）脑脊液检查正常。

需要注意的是，血管收缩在可逆性脑血管收缩综合征早期可能观察不到。因此，即使是暂时的，也不应诊断为很可能的原发性霹雳性头痛。

霹雳性头痛作为原发性头痛的证据不足时，如出现霹雳性头痛，应尽快、全面地寻找病因。

（五）冷刺激性头痛

冷刺激性头痛是指头部受外界寒冷刺激或摄入或吸入冷刺激物所致的头痛。

1. 源于外部冷刺激的头痛　指未受保护的头部暴露于极低温度环境后出现的全头痛。

诊断标准：

A. 至少 2 次急性头痛发作符合标准 B 和 C。

B. 由头部受外界冷刺激引起且仅发生于冷刺激时。

C. 去除冷刺激后 30min 内头痛缓解。

D. 不能用 ICHD-3 中的其他诊断更好地解释。

这种类型的头痛由外部的冷刺激引起，如暴露于寒冷天气、潜入冷水或接受冷冻疗法时出现。部分患者出现额中部剧烈、短暂的刺痛，也可以表现为单侧颞部、额部、眶后疼痛。

2. 源于摄入或吸入冷刺激物的头痛　曾称冰激凌头痛、脑冰冻头痛，表现为短暂的前额或颞部头痛，可能很剧烈，由冷的物质（固体、液体或气体）通过易感人群的上腭和（或）咽后壁而引起。

诊断标准：

A. 至少 2 次急性前额部或颞部头痛发作符合标准 B 和 C。

B. 进食冷的食物、饮料或吸入冷空气，上腭和（或）咽后壁受到冷刺激后立即出现。

C. 去除冷刺激物后 10min 内头痛消失。

D. 不能用 ICHD-3 中的其他诊断更好地解释。

源于摄入或吸入冷刺激物的头痛在一般人群中也很常见，尤其是在偏头痛患者中。快速进食刨冰特别容易诱发此种头痛，但吃冰激凌，即使吃得很慢也容易诱发。头痛位于额部或颞部，通常是双侧的（但是也可以是单侧的，如与偏头痛患者的头痛同侧）。

（六）外部压力性头痛

外部压力性头痛系指由颅周软组织持续受压或牵拉引起的头痛。外部压力性头痛是一种原发性头痛，压迫和牵拉的力量很轻微，不足以引起头皮损伤。换言之，此种压迫和牵拉均为生理性刺激。

1. 外部压迫性头痛　在头皮未受到损伤的情况下，颅周软组织持续受压引起头痛，如颅周紧束绷带、头戴帽子或头盔、游泳或潜水时戴护目镜。

诊断标准：

A. 至少 2 次头痛发作符合标准 B～D。

B. 前额部或头皮持续受压 1h 内出现。

C. 受压处的疼痛程度最重。

D. 在解除外部受压后 1h 内头痛消失。

E. 不能用 ICHD-3 中的其他诊断更好地解释。

2. 外部牵拉性头痛　曾称马尾辫头痛，指在没有头皮损伤的情况下，由持续牵拉颅周软组织引起的头痛。

诊断标准：

A. 至少 2 次头痛发作符合标准 B～D。

B. 仅在向外持续牵拉头皮时出现受牵拉处疼痛程度最重。

C. 解除牵拉后 1h 内头痛消失。

D. 不能用 ICHD-3 中的其他诊断更好地解释。

头痛持续的时间因外部牵拉程度和持续时间的不同而不同。尽管受牵拉处头痛最严重，但是头痛可以扩展到其他区域。

（七）原发性针刺样头痛

原发性针刺样头痛曾称冰锥痛、眼中钉综合征、周期性眼痛、一过性头部刺痛，系指在不存在组织结构或脑神经器质性病变的情况下，出现头部自发性、短暂性的局部刺痛。

诊断标准：

A. 头部自发性的单次或多次系列发作性刺痛符合标准 B～D。

B. 单次刺痛发作持续数秒钟。

C. 刺痛发作频率不固定，每天 1 次至数次。

D. 无头颅自主神经症状。

E. 不能用 ICHD-3 中的其他诊断更好地解释。

研究表明，80% 的刺痛持续时间≤3s，持续 10～120s 的很少有报道。发作频率一般比较低，每天 1 至数次。极少有数天连续发作的病例，曾有一例持续 1 周的报道。

（八）圆形头痛

圆形头痛又称硬币形头痛，系指在不存在任何潜在的结构损伤的情况下，发生于头皮的一个界限分明的局域性疼痛，持续时间差异很大，但通常是慢性的。

诊断标准：

A. 持续性的或间断性的头痛符合标准 B。

B. 局限于头皮的某一区域，符合以下 4 种特点：①界限分明；②形状、大小固定；③圆形或椭圆形；④直径为 1～6cm。

C. 不能用 ICHD-3 中的其他诊断更好地解释。

需要通过病史询问、体格检查和必要的检查排除其他原因导致的头痛，尤其是结构和皮肤病变。头痛可位于头皮的任何部位，但以顶部常见。罕见圆形头痛病例表现为双侧或多灶性，每 1 个受累部位均具备圆形头痛的所有特征。疼痛通常为轻中度，偶为剧烈疼痛。在原有的疼痛基础上，可能会出现自发的或诱发的头痛加重。头痛持续时间差异很大：多达 75% 的报道病例中，本病为慢性病程（即病程大于 3 个月），但也有持续数秒、数分、数小时、数天的报道。受累区域通常表现为感觉减退、感觉倒错、感觉异常、触摸痛和（或）压痛等症状的不同组合。

（九）睡眠性头痛

睡眠性头痛又称睡眠头痛综合征、"闹钟"性头痛，表现为频繁发作的头痛，仅在睡眠中出现，常导致患者痛醒，持续可长达 4h，没有特征性的伴随症状。

诊断标准：

A. 反复发作的头痛符合标准 B～E。

B. 仅在睡眠中出现，会导致患者痛醒。

C. 每月发作天数≥10d，持续＞3 个月。

D. 痛醒后头痛持续≥15min，可长达 4h。

E. 无头颅自主神经症状或坐立不安。

F. 不能用 ICHD-3 中的其他诊断更好地解释。

欲得到有效治疗，必须将其与三叉神经自主神经性头痛的任一个亚型，尤其是丛集性头痛鉴别。需要排除其他在睡眠中发生且能使患者醒来的疾病，尤其要注意睡眠呼吸暂停综合征、夜间高血压、低血糖和药物过量使用，颅内病变也必须除外。但是有睡眠呼吸暂停综合征的患者不能排除睡眠性头痛的诊断。

（十）新发每日持续性头痛

新发每日持续性头痛（new daily-persistent headache，NDPH）是一种罕见的原发性头痛，其特征是持续性头痛具有特定的时间特征，因为它自开始第 1 天即有清晰的记忆，每天持续而没有缓解。NDPH 主要影响既往无头痛病史的个体。虽然新发每日持续性头痛的流行被估计是罕见的，但它被认为是重要的，因为它的持久性和治疗的顽固性通常是致残的，可能会严重影响个人的生活质量，并可能导致精神疾病。

诊断标准：

A. 持续性头痛符合标准 B 和 C。

B. 有明确的并能准确记忆的发作起始时间，在 24h 内变为持续、不缓解疼痛。

C. 持续时间大于 3 个月。

D. 不能用 ICHD-3 中的其他诊断更好地解释。

NDPH 自 1986 年就被知道,当时它被 Vanast 描述为一种自限性和良性的日常头痛。1988 年,当国际头痛障碍分类第一版(ICHD-1)出版时,由于缺乏数据,NDPH 没有被纳入研究。西尔伯斯坦等在 1994 年将 NDPH 描述为"西尔伯斯坦-利普顿标准"中的慢性头痛疾病之一。2004 年,ICHD-2 在"其他原发性头痛"一章中纳入了 NDPH 的诊断标准。在 ICHD-2 诊断标准中,NDPH 的诊断需要慢性紧张性头痛等特征,而偏头痛特征的存在与 NDPH 的诊断相反。然而,进一步的观察表明,NDPH 有时可能主要具有偏头痛的特征。ICHD-3β 和 ICHD-3 没有描述任何特殊的临床特征,只有突然发作和持续的。

新发每日持续性头痛通常表现为突然发作的头痛,自开始第 1 天,即持续没有缓解。NDPH 患者可以精确地记得他们头痛开始的日期。虽然回忆的确切头痛日期在以前的研究(20%~100%)中,甚至一些研究没有提及它,但根据目前的 ICHD-3,明确和清晰记住发病日期是诊断的必要条件。NDPH 多为双侧,可发生在头部任何部位,轻度至重度(大多数为中度)。疼痛是持续的,缺乏特殊的特征,但在一些部位有偏头痛的特征(包括单侧疼痛、搏动性、活动后症状加重、畏光、畏声、恶心和呕吐)。NDPH 通常发生在没有或没有明显头痛史的个体中。然而,如果 NDPH 与既往头痛不同,且没有描述头痛频率增加,则既往有发作性头痛的患者不排除在 NDPH 诊断之外。

虽然在不同的病例系列中有 30%~50% 的患者报告有未指明的头痛家族史,但没有人提到在其他家庭成员中发生相同的疾病。

NDPH 患者的共病症状包括睡眠障碍、头晕、视物模糊、颈部僵硬、注意力不集中、麻木或刺痛等感觉障碍、眩晕、嗜睡等非特异性综合征。与健康受试者相比,NDPH 患者的情绪障碍更为普遍。在一项关于 NDPH 患者精神共病的研究中,65.5% 的患者出现严重焦虑,40% 的患者出现严重抑郁症状。

不幸的是,很少研究涉及 NDPH 的发病机制,我们对它知之甚少。很大一部分 NDPH 患者描述了他们在头痛发作时经历了感染或流感样疾病。一些作者已经将 NDPH 与 EB 病毒(EBV)感染联系起来。在一项病例对照研究中,Diaz-Mitoma 显示 32 例 NDPH 患者中,84% 有活动性 EBV 感染,而性别和年龄匹配的对照组为 25%。在另一项研究中,40 名 NDPH 患儿中 23% 有 EBV 血清学阳性。Li 和 Rozen 对他们研究中的 7 名 NDPH 患者进行了 EBV 滴度检测,发现 7 名患者中有 5 名的 EBV 滴度呈阳性,提示之前有 EBV 感染。Meineri 等在 18 例 NDPH 患者的病例系列中没有发现任何 EBV 感染,但他们发现 42% 的病例(6 例患者)最近有单纯疱疹病毒(HSV)感染的证据,11% 的病例(2 例患者)中发现了巨细胞病毒(CMV)感染的证据。

NDPH 被认为是较难治的原发性头痛类型之一。到目前为止,只有几个回顾 NDPH 治疗的研究,在缺乏双盲对照研究的情况下,还没有明确的治疗策略。在临床实践中,大多数头痛专家治疗 NDPH 的突出头痛表型,无论是偏头痛还是紧张性头痛。然而,即使是积极的治疗方法,通常也会无效或只是部分有效。因此,NDPH 患者很容易过度使用药物。在文献中已经研究了一些 NDPH 的治疗方案:静脉注射氯胺酮、正骨推拿、尼莫地平、各种药物的组合治疗。氯胺酮输注、给予 A 型肉毒毒素、静脉注射利多卡因、静脉注射甲泼尼龙和神经阻滞是对普通预防药物无效的患者可能的治疗选择。一些报告表明,在病程早期(NDPH 发病后 3~12 个月)中给予适当的 NDPH 治疗会有更好的反应。然而,这种关联并没有在所有的研究中建立。

根据 ICHD-3,NDPH 有两种亚型:自限性形式,通常在几个月内解决;难治性形式,对积极治疗有耐药性。

NDPH 的预后最初被认为是良性的。在 NDPH 的原始报告中,Vanast 发现 78% 的 NDPH 患者在 24 个月内未经治疗而无疼痛。在随后的 18 例 NDPH 患者中,有 66% 的患者在 24 个月时无头痛。然而,在随后的研究和临床实践中,NDPH 更有可能持续多年,并且难以治疗。在 Li 和

Rozen 对 56 例 NDPH 患者进行的研究中，所有患者在研究开始时头痛的持续时间至少为 6 个月，在他们的系列研究中，许多患者的 NDPH 持续时间超过 5 年，少数患者的头痛持续时间超过 10 年。在一系列对 30 名来自日本的 NDPH 患者的研究中，发现开始时的平均头痛持续时间为 3.3 年，从 3 个月到 27 年不等。

根据文献，在临床上不可能区分这两种亚型，也不清楚是否有时间线来区分难治性亚型。在 Robbin 的系列研究中，超过 1/2 的持续亚型的 NDPH 患者经历了持续 24 个月或更长时间的每日头痛。人们对 NDPH 仍然知之甚少，但对个人来说却非常沉重。建议进行多中心随机对照试验，以更好地了解 NDPH，并建立基于循证的治疗方法。

第二节　继发性头痛

一、头颈部血管性疾病的头痛

（一）未破裂颅内血管畸形的头痛

1. 未破裂颅内囊状动脉瘤的头痛

（1）疾病介绍：颅内囊状动脉瘤（intracranial saccular aneurysm，ISA）破裂是蛛网膜下腔出血（subarachnoid hemorrhage，SAH）的主要原因。未破裂颅内囊状动脉瘤（unruptured intracranial saccular aneurysm，UISA）是颅内动脉壁的局限性、病理性扩张，存在破裂的风险。头颅 MRI 的广泛应用使得未破裂 ISA 越来越多地被发现，约 1/5 的未破裂动脉瘤患者被发现有头痛，约 1/2 的 SAH 动脉瘤患者在动脉瘤破裂前 4 周内有突发的重度头痛。目前机制尚不明确，在源于未破裂 ISA 的慢性头痛患者中，76% 的患者经氯丙嗪治疗后（血管内或外科治疗），其头痛程度和发作频率均有改善，表明二者可能存在潜在联系。源于未破裂颅内囊状动脉瘤的头痛发病机制尚不明确，可分为外周机制与炎性机制。

（2）机制

1）外周机制：多引起同侧头痛。头痛的确切机制尚不清楚，目前认为其发病机制包括外周起源（动脉、三叉神经及颈脊神经）和中枢起源，而源于未破裂 SIA 的头痛有明确的外周起源，即动脉瘤。首先，动脉瘤的体积增大，其本身形成的牵拉，血管壁撕裂（剥离）、急性扩张（子囊形成）均可刺激血管壁感觉神经而引起头痛；其次，动脉瘤的搏动扩张可能是头痛的另一个因素；再次，动脉瘤管壁的微出血可刺激痛觉神经纤维从而诱发头痛。

2）炎症机制：未破裂 ISA 的瘤壁以肌内膜增生和血栓组织为特征，而破裂 ISA 的瘤壁以脱细胞变性基质和组织不良的管腔血栓为特征。由 ISA 几何形状引起的异常血流动力学可能是血管内皮功能障碍的主要原因，这可能导致细胞毒性和促炎症物质聚集到 ISA 瘤壁，最终导致 ISA 瘤壁脱细胞和退化的过程，并容易破裂。头痛的发病机制中，神经源性炎症物质的释放在介导三叉神经血管疼痛信号从颅内血管至中枢神经系统的传递过程中，发挥着重要的调节作用。

（3）头痛特点：通常无特异性特征，然而新发头痛可能会帮助发现症状性未破裂 ISA，如急性动眼神经麻痹、瞳孔散大及眶后疼痛提示存在后交通动脉瘤或颈内动脉末端动脉瘤。头痛被认为是未破裂 ISA 的主要症状，无先兆偏头痛是未破裂 SIA 患者最常见的头痛类型。头痛的方向性不定，多数为双侧，单侧可为同侧或对侧。在动脉瘤破裂前 3 个月内，头痛性质发生频繁变化需警惕动脉瘤破裂的可能。前哨头痛是源于未破裂 ISA 头痛的高危类型，可能提示近期动脉瘤破裂风险较高。前哨头痛一直颇受争议，动脉瘤的几何形状也可能与前哨头痛有关。磁敏感加权成像（susceptibility weighted imaging，SWI）显示异常信号可以作为动脉瘤相关前哨头痛的提示，从而有助于制订更为积极的治疗策略，进行早期干预。对于突发重度头痛的患者应该进行全面检查，包括头颅影像、脑脊液（cerebrospinal fluid，CSF）检查、血管造影（MRA 或 CTA）。

2. 颅内动静脉畸形的头痛

（1）疾病介绍：动静脉畸形是一团发育异常的病理脑血管，其不经过毛细血管床，直接向静脉引流，形成动静脉之间的短路，多由一支或者几支动脉供血，引流静脉也可是一支或者几支，会导致血流动力学紊乱。畸形血管团内有脑组织，其周围脑组织因缺血而萎缩，呈胶质增生带，有时伴陈旧性出血。畸形血管表面的蛛网膜色白且厚。颅内动静脉畸形（intracranial arteriovenous malformation，AVM）可位于大脑半球的任何部位，呈楔形，其尖端指向侧脑室。根据发生部位的不同，分为脑动静脉畸形、硬脑膜动静脉畸形、脑膜脑动静脉畸形。颅内 AVM 的临床症状可表现为颅内出血、癫痫发作、神经功能缺损、头痛或其他相关症状，如儿童大脑大静脉畸形也称大脑大静脉动脉瘤，可以导致心力衰竭和脑积水。其中，50% 的患者有咳嗽、头痛史。

（2）临床特点：多为发作性，可呈典型的偏头痛样发作，也可以有血管性头痛的特点。当动静脉畸形位于颞叶附近接近硬脑膜时，头痛常比较明显；而当畸形血管破裂致 SAH 或脑内大血肿时，就会出现剧烈的疼痛、颈强直、恶心、呕吐等。可呈单侧局部头痛，也可为全头痛、间断性或迁移性。头痛可能与供血动脉、引流静脉及窦的扩张有关，有时与 AVM 小量出血、脑积水和颅内压增高有关。

3. 硬脑膜动静脉瘘（DAVF）的头痛

（1）疾病介绍：硬脑膜动静脉瘘（dural arteriovenous fistula，DAVF）是指发生在硬脑膜、大脑镰、小脑幕和静脉窦上的异常动静脉分流。由颈外、颈内动脉或椎动脉的脑膜支供血，通过异常的短路引流入相邻的静脉窦并可逆流至软脑膜静脉，使硬脑膜动脉与静脉窦或皮质静脉的病理学直接相通。发病原因不清楚，此病多为先天性，且多见于成人，其诱发因素包括创伤、外科术后、周围静脉炎等。临床可表现为颅内血管杂音、头痛、颅内压增高、颅内出血，少数可发生癫痫、耳鸣、轻偏瘫、失语，海绵窦硬脑膜动静脉畸形可出现额眶或球后疼痛、突眼、视力下降、复视、眼球运动神经障碍等。其中，头痛的原因包括：①硬脑膜动静脉畸形"盗血"严重，致使硬脑膜局部缺血；②颅内压增高；③颅内出血；④扩张的畸形血管对硬脑膜的刺激；⑤持续性颅内血管杂音造成患者精神紧张及休息不好，出现头痛。

（2）头痛特点：头痛可在病变局部，也可遍及整个头部，可呈持续性、搏动性剧烈头痛，在活动、体位变化或血压高时加重。海绵窦区 DAVF 主要的首发症状为非偏头痛样头痛，头痛多表现为持续性胀痛，头痛发病较缓，程度相对较轻，头痛部位与瘘口位于同侧，且部位较局限，以额颞部及眶周为主，低头时加重，部分患者自觉耳鸣，多位于眶上或耳后，听诊可发现颅内杂音。横窦-乙状窦区 DAVF 的头痛多急性发病，以偏侧颞部、顶部疼痛为主。而偏头痛样头痛是除颈内动脉海绵窦瘘外 DAVF 的主要首发症状，头痛部位与瘘口部位无相关性，上矢状窦区 DAVF 常以头痛和运动及言语功能障碍为首发症状，此外还可见癫痫发作和头晕。所有沿颈交界区、小脑幕区、颅前窝底区、颅中窝底区的 DAVF 患者均有头痛症状。

4. 海绵状血管瘤的头痛

（1）疾病介绍：海绵状血管瘤是在出生时即出现的低血流量的血管畸形，又称为静脉畸形。血管损害一般发展较慢，常在儿童期或青春期增大，成人期增大不明显。大多数静脉畸形呈海绵状，故名。海绵状血管瘤可发生在中枢神经系统的任何部位，如脑皮质、基底节和脑干等部位（脑内病灶），以及颅中窝底、视网膜和头盖骨等部位（脑外病灶）。此处主要介绍颅内海绵状血管瘤与头痛的关系。颅内海绵状血管瘤的临床表现因病灶部位不同而有不同的症状，主要有癫痫、出血、头痛、进行性神经功能障碍（占位效应）。

（2）头痛特点：大多数脑海绵状血管瘤病灶位于小脑幕上脑实质内，所以，癫痫发作是脑海绵状血管瘤的最常见症状，而头痛属于非特异症状。头痛与病灶大小、位置、数目无关。

5. 脑三叉神经或软脑膜血管瘤病的头痛

（1）疾病介绍：指由于胚胎时期神经发育异常引起的一侧面部三叉神经分布区和颅内软脑膜

出现不规则的以血管斑痣为主要特点的神经系统疾病，是一种遗传性神经系统综合征，也叫作斯德奇-韦伯（Sturge-Weber）综合征或脑三叉神经血管瘤病。

（2）临床特点：约 60% 的 SWS 患者出现偏头痛，可作为癫痫前驱症状出现或能刺激癫痫发作。同时可表现为一侧面部皮肤和颅内软脑膜出现神经斑痣血管瘤，以一侧面部三叉神经分布区内有不规则血管斑痣为特点；同时会出现一系列神经系统症状，包括癫痫（75%～90%）、对侧偏瘫（30%）、智力减退（50%）、偏头痛（60%）、卒中样发作（33%）等，以及以下眼部症状：血管畸形同侧的青光眼、突眼、斜视、同侧偏盲、视力减退、管状视野、角膜血管翳等，多见于血管畸形累及上睑或额部的患者，但小儿不明显。报道指出 SWS 患者还可合并隐睾及脊柱、卵圆孔未闭等先天畸形，部分患者合并口腔症状。

（二）血管炎的头痛

脑血管炎主要根据病因或累及血管大小分类。

参考最新中国脑血管病分类，根据病因将脑血管炎分类为以下两种。

（1）原发性中枢神经系统血管炎。

（2）继发性中枢神经系统血管炎

1）感染性疾病所致脑血管炎：梅毒、结核、钩端螺旋体病、获得性免疫缺陷综合征、莱姆病等所致血管炎。

2）免疫相关性脑血管炎：①多发性大动脉炎；②巨细胞动脉炎（颞动脉炎）；③结节性多动脉炎；④系统性红斑狼疮性脑血管炎；⑤其他包括抗磷脂抗体综合征、干燥综合征、白塞病等所致血管炎。

3）其他：药物、肿瘤、放射性损伤等所致血管炎。

1. 巨细胞动脉炎的头痛

（1）疾病介绍：巨细胞动脉炎（GCA），又名颞动脉炎，是一种病因不明的，以主动脉及其主要分支肉芽肿性病变为特征的全身大中动脉的系统性血管炎。

（2）临床特点：头痛为本病最常见的症状，头痛常表现为新近出现的单侧或双侧头痛，也可出现枕后部疼痛，可间歇性发作，也可呈持续性发作，程度常较剧烈，呈烧灼样或刀割样，也可呈胀痛、针刺痛，触摸、压迫、转头、咀嚼等动作可加重头痛。触诊可发现颞浅动脉搏动减弱或消失，颞动脉区水肿及压痛。50% 的患者有头皮触痛或可触及的痛性结节。

巨细胞动脉炎多数合并风湿性多发性肌痛，多表现为肩胛带或骨盆带区的关节或肌肉疼痛，可有大关节的晨僵现象。患者可出现全身乏力、发热、出汗等全身症状。

另外，还可出现以下临床表现。

间歇性下颌运动障碍：可能出现间歇性咀嚼疼痛、咀嚼停顿、下颌偏斜，还可出现吞咽困难、味觉迟钝、视力障碍、吐词不清等。

神经系统：表现多样，可出现一过性晕厥、偏瘫、运动失调、感觉异常等表现。

心血管系统：可无任何症状，也可出现脉搏减弱或消失、肢体活动不良等。

呼吸系统：较少见，可表现为咽痛、声嘶、干咳等。

全身症状：发热、乏力、厌食、体重下降等。

2. 原发性中枢神经系统血管炎的头痛

（1）疾病介绍：原发性中枢神经系统血管炎（PACNS）是一种仅局限于中枢神经系统，主要侵犯脑实质的中小血管和软脑膜微血管管壁的炎性疾病，也称原发性脑血管炎或孤立性中枢神经系统血管炎，病变主要在脑，也可侵犯脊髓，动脉和静脉均可受累。发病率仅占所有中枢神经系统血管炎的 1%。在每年发生的脑血管病中，可能占 3%～5%，由于临床表现、生化指标及影像学检查缺乏特异性，在 1959～1986 年的近 30 年时间里，全世界仅报道了 46 例，大多是在尸检中确诊。病因及发病机制不明，可能是由微生物原或非微生物原所诱发的自身免疫异常，在下列情况下导致疾病的发生：①遗传易感性或超敏反应体质，使机体对抗原刺激的反应异常增加；②免疫复合物沉积导致血管损伤；③CD4阳性T细胞-内皮细胞反应性的血管损伤。主要是脑实质和软脑膜小动脉的非特异性肉芽肿性炎症，任何大小动脉均可累及，但主要影响小血管和微血管。炎症可造成血管壁增厚、管腔闭塞、血栓栓塞或坏死的管壁破裂，最终导致缺血性或出血性损害。

（2）临床特点：儿童及成人均可发病，但以40～50岁为发病高峰，平均年龄为42岁。男女发病率无明显差异。多呈急性或亚急性起病，部分患者隐袭起病。病程较长，以亚急性或慢性波动性进展或缓解与复发交替病程为特征，一般从出现症状到确诊平均需要5个月。无明显或有轻度全身非特异性症状，表现为发热、肌痛、关节痛、乏力、体重减轻、红细胞沉降率升高等。

神经损害症状、体征：该病病灶主要大脑皮质、皮质下及深部白质，临床表现因病灶部位、性质及累及血管大小而异。

1）据报道，大脑受累占95%，脑干受累占32%，小脑占18%，脊髓占16%。

2）性质可为缺血或脑出血、SAH。

3）受累血管主要为软脑膜及大脑皮质中小动脉，较少累及静脉及微静脉。

4）临床症状呈现从脑血管病到脑膜脑病综合征，因而出现头痛、多灶性神经功能缺失和弥漫性脑损害三大症状。①头痛：占60%～70%，是最常见的症状，也常为首发症状，可表现为类偏头痛样，程度可轻可重，急性或慢性，罕见雷击样头痛。②多灶性神经功能缺失：多无明确血管病危险因素，由于1次或反复多次的短暂性脑缺血发作（TIA）、脑梗死或出血性脑卒中，引起不同程度的局灶性脑损害、脊髓损害，甚至神经根损害体征（近50%的患者存在脑神经损害，以第Ⅱ、Ⅴ、Ⅷ、Ⅸ对居多）。③弥漫性脑损害：慢性进行性智力下降、意识障碍、精神行为异常，其中以弥漫性+局灶性居多，约占57%；仅局灶性症状者占35%；仅弥漫性症状者占12%。

3. 继发性中枢神经系统血管炎 比原发性中枢神经系统血管炎更常见，常见于一些系统性疾病，包括全身性自身免疫病，如系统性红斑狼疮（SLE）、神经白塞综合征、干燥综合征（Sjögren syndrome）、Susac综合征和多种系统性血管炎；韦格纳肉芽肿病和结节性多动脉炎。继发性中枢神经系统血管炎也可以由安非他明、可卡因、麻黄碱等过量的烈性药物诱发。

（三）源于垂体卒中的头痛

1. 疾病介绍 垂体卒中（pituitary apoplexy，PA）是出血或梗死的垂体腺瘤在蝶鞍内快速扩张，进而压迫邻近结构（海绵窦及第三脑室等），以突发的头痛、急性视力下降为主要表现的一种临床综合征。发病年龄大多在50岁以后，男性较女性多。临床表现包括头痛、恶心呕吐、视力减退、视野缺损、眼肌麻痹及意识障碍。最常用的辅助检查是磁共振。手术治疗和保守治疗均能有效改善患者的预后。手术治疗包括经蝶窦入路手术和开颅手术，多数报告认为经蝶窦入路手术对患者预后更佳。部分患者需要长期激素替代治疗。

2. 临床特点 垂体卒中最常见的症状是头痛和视力障碍，有学者统计垂体卒中时头痛的发生率是87%，恶心呕吐是80%，视力减退是56%，视野缺损是34%，眼肌麻痹是45%，意识障碍是13%。头痛的原因可能是垂体囊性扩张或瘤内出血进入到蛛网膜下隙所致。视觉的损害主要表现为视力下降、盲点扩大、视野缺损；视野缺损常见的有双颞侧偏盲、象限盲，有时也有鼻侧视野缺损，甚至出现单眼失明或者双眼全盲；眼肌麻痹是由于动眼神经、展神经、滑车神经受压所致，动眼神经功能障碍可能是由于肿瘤直接侵袭海绵窦，传递压力至海绵窦的外侧壁，导致营养该神经的血管闭塞所致。孤立的展神经麻痹主要是由于肿瘤向Dorello管区后方扩展所致。虽然有病例报道垂体大腺瘤单独的滑车神经受损，但是孤立的滑车神经受损很罕见，通常伴随其他脑神经联合损害。三叉神经的分支沿着海绵窦侧壁走行，当被拉伸至原来长度的4倍时仍然能保持其功能，故三叉神经功能不全提示肿瘤已到达或超过海绵窦的外侧壁。垂体卒中最严重的并发症是猝死，有人推测其猝死的原因是机体急性肾上腺素分泌不足。腺体本身的梗死或坏死可以导致70%～80%的患者垂体功能减退，这种功能减退通常是永久的，故在临床工作中迅速判断腺垂体轴功能失调和适当补充皮质醇激素显得尤为重要，肾上腺皮质功能减退会触发抗利尿激素的释放和增加水钠的潴留，进而导致低钠血症。垂体瘤向鞍上扩展，可进入第三脑室，阻塞室间孔，进而导致梗阻性脑积水，这是头痛和意识状态改变的原因之一。

（四）源于颈段颈动脉或椎动脉夹层的头痛

1. 源于颈段颈动脉或椎动脉夹层的头痛　主要是由于颈部动脉夹层引起的头痛。颈部动脉夹层是指颈部动脉血管壁撕裂，出现壁内血肿造成血管狭窄、闭塞或破裂的一种血管性疾病。目前病因尚不明确，认为是内在因素与外在因素共同作用的结果。外在因素主要为创伤及机械性损伤，包括一些不易引起重视的特殊头位、轻微外伤、颈部过度活动、颈部按摩、某些体育活动（如举重、打羽毛球、打网球及进行瑜伽）等；内在因素包括某些遗传性疾病、血管危险因素（高同型半胱氨酸血症、糖尿病、高血压、高脂血症、吸烟）。目前发病机制考虑以下两点：①头颈动脉周围有丰富的感觉神经，动脉壁撕裂、壁内血肿引起对血管壁的压迫或扩张，刺激周围感觉神经纤维引起疼痛；②壁内血肿引起的颈动脉或者椎动脉扩张，导致血管壁痛觉敏感结构受到刺激而引起疼痛。该病临床表现多样，但常以头、面、颈部疼痛为首发临床表现，可以表现为偏头痛样头痛、紧张性头痛、三叉神经自主神经性头痛样发作。该病以青壮年患者为主，头痛部位主要位于夹层同侧的眼部、额颞部、枕部，可呈胀痛、跳痛、搏动性疼痛，头痛程度多为中重度，部分患者伴有同侧的霍纳综合征、突然发作的疼痛性耳鸣。辅助检查：脑血管造影被认为是诊断颈部动脉夹层的金标准，但数字减影血管造影（digital subtraction angiography，DSA）并不能显示血管壁的状态，同时因为其有创性而存在潜在的并发症，并不适用于所有患者。CTA和MRA被认为是检测头颈动脉夹层的无创的影像学方法，可以应用于大多数患者，但缺点是对于壁内血肿检出率不高。高分辨MRI可以清楚地显示血管夹层内的膜瓣，以及真、假腔及壁内血肿，目前推荐首选无创性检查。

诊断标准：动脉夹层的头痛、面部或颈部疼痛的诊断标准如下。

A. 任何新发的急性发作的头痛、面部疼痛或颈部疼痛，伴有或不伴有其他神经系统症状或体征，符合标准C和D。

B. 经适当血管检查证实的夹层和（或）神经影像学检查。

C. 疼痛在与夹层有密切时间关系的同一侧发展。

D. 疼痛在1个月内消退。

鉴别诊断：由于该病临床表现可以出现偏头痛样表现，所以与偏头痛的鉴别诊断主要是通过进一步完善辅助检查，以排除颈部动脉夹层导致头痛的可能。

治疗：动脉夹层引起的头痛通常不需要特殊治疗。如果需要镇痛治疗，通常选用具有抗血栓特性的物质，如阿司匹林或布洛芬。对于动脉夹层，推荐采用抗凝或者抗血小板（阿司匹林或者阿司匹林+氯吡格雷）治疗，若病情进展出现颈动脉夹层闭塞，行血管支架植入是最安全的办法。

2. 动脉内膜切除术后头痛（post-endarterectomy headache）　主要为颈动脉内膜切除术引起的头痛，可分为以下3种类型。①最常见的是在术后最初几天发生的弥漫性、轻度孤立性头痛。这是一种良性的自限性疾病，预后较好。②单侧丛集性头痛样疼痛，持续2～3h，每天发生1次或2次。它会在大约2周内好转。③符合罕见的高灌注综合征，术后3d出现单侧搏动和剧烈重度疼痛。它通常发生在血压升高和癫痫发作或神经功能缺损的第7天或大约第7天之前，需要紧急治疗，因为这些症状可能预示着脑出血。

诊断标准：

A. 任何新的头痛，符合标准C。

B. 已进行颈动脉内膜切除术。

C. 以下至少两项证明有因果关系的证据：①颈动脉内膜切除术后 1 周内出现头痛；②颈动脉内膜切除术后 1 个月内头痛消退；③头痛是单侧的，位于颈动脉内膜切除术一侧，具有以下 3 个特征之一：①弥漫性轻度疼痛；②持续 2～3h 的发作，每天发生 1 次或 2 次丛集性头痛样疼痛；③搏动剧烈疼痛。

D. 不能用 ICHD-3 中的其他诊断更好地解释。

3. 颈动脉或椎动脉血管成形术或支架术的头痛　颈部血管成形术引起的头痛，疼痛也可能涉及颈部和面部。该病发病率较低，目前可能原因包括：①大部分患者考虑为高灌注综合征的一部分表现。由于支架植入后，导致脑血流量的增加和脑血流速度增快，部分患者会出现血压急剧升高，从而出现头痛不适，经过控制血压，对症治疗后头痛自行好转。②脑血管痉挛。由于支架对人体而言是一种异体，放完支架之后，支架对血管壁的支撑力刺激到血管的内皮神经，可能会出现血管痉挛，导致头痛。部分患者观察一段时间或加用脑血管扩张药物后，疼痛症状会自行消失。③情绪所致。由于在支架植入术后，脑血流量的突然改变使脑需要一个新的适应过程，很多患者会出现失眠、兴奋及焦虑等，从而出现头痛不适的症状，可辅助应用抗焦虑、促睡眠药物治疗，疼痛症状可逐渐消失。

诊断标准：

A. 任何新的头痛，符合标准 C。

B. 已经进行了颈动脉或椎动脉成形术。

C. 符合以下几点：①血管成形术后 1 周内出现头痛；②血管成形术后 1 个月内头痛消失；③头痛与血管成形术在同一侧。

D. 不能用 ICHD-3 中的其他诊断更好地解释。

（五）源于脑静脉系统疾病的头痛

脑静脉血栓形成（CVT）是指多种病因引起的脑静脉回流受阻，常伴有脑脊液吸收障碍导致的以颅内压增高为特征的特殊类型脑血管病。常见的危险因素：各种遗传性或继发性的血栓形成倾向、高同型半胱氨酸血症、妊娠、产后或口服避孕药、各种急慢性感染或炎症疾病、各种血液系统疾病、肿瘤或外伤等。该病发病机制考虑为静脉窦闭塞引起的静脉窦壁牵拉、颅内压增高、SAH、脑部病变及脑膜炎等。CVT 引起的头痛没有特定的特征，呈急性或者亚急性起病，疼痛性质通常是弥漫性、进行性加重的，但可以是单侧和突然的（甚至是雷声），或者是轻微的，有时是偏头痛样的疼痛。该病影像学检查主要通过 MRI、MRV、DSA 等明确。

目前的诊断标准：

A. 任何新的头痛，符合标准 C。

B. 已诊断出 CVT。

C. 有以下两项证明的因果关系证据：①头痛与其他症状和（或）在时间上密切相关的 CVT 的临床症状，或导致发现 CVT。②符合以下一项或两项：头痛明显恶化，同时伴有 CVT 延伸的临床或放射学症状；CVT 改善后头痛已显著改善或消退。

D. 不能用 ICHD-3 中的其他诊断更好地解释。

治疗：尽早开始，包括对症治疗、肝素治疗和至少 6 个月的口服抗凝剂，并在有指征时对根本原因进行治疗。部分患者治疗后有头痛残留，考虑与单纯的颅内压增高、CVT 复发和无再通增加 CVT 等因素相关。

（六）源于其他颅内血管病的头痛

1. 源于血管造影术的头痛（angiography headache）　由脑血管造影直接引起的头痛，考虑与造影剂造成颅内血管的扩张有关。主要表现为行动脉内造影，如颈动脉或椎动脉造影后，患者出现新发头痛，头痛往往在血管造影结束后 72h 内消失，且不能用其他头痛原因解释。头痛性质主要为脑部弥漫性剧烈头痛，常伴有烧灼感，可自行消退，预后较好。既往有偏头痛发作的患者，行血管造影后可能诱发偏头痛样头痛的发生。

2. 源于可逆性脑血管收缩综合征（RCVS）的头痛　可逆性脑血管收缩综合征是一组由时间长但可逆转的以大脑动脉血管收缩为特征的疾病组成的综合征，通常伴有急性发作的严重性头痛，典型表现为 1～3 个月内反复发作的霹雳性头痛，头痛可在数秒内达到疼痛的峰值，伴或不伴有局灶性神经功能缺损和（或）癫痫发作。目前发病机制尚未明确，可能与血管张力调节的功能障碍和内皮细胞的功能障碍有关。血管张力失调会引起远端血管节段性的收缩与舒张，这种血管的变化考虑与交感神经过度活跃和血液中多种生化因素的氧化应激作用有关。内皮功能障碍是由于负责内皮细胞修复的循环标志物数量减少，调节血管张力的内皮组织出现障碍，使得广泛存在内皮依赖性的血管舒张受损。头痛常由性行为、用力、Valsalva 动作和（或）情绪诱发，脑血管造影可见颅内血管弥漫性节段性收缩狭窄，大脑动脉环及其分支呈"串珠样"改变。

目前诊断标准：

A. 任何符合标准 C 的新发头痛。

B. 已诊断出 RCVS。

C. 至少有以下一项证明有因果关系的证据：①头痛，伴有或不伴有局灶性缺陷和（或）癫痫发作，已导致血管造影有"串珠状"外观和 RCVS 诊断。②头痛具有以下特征之一或两者：在 1 个月内反复发作，并伴有雷击发作；由性活动、劳累、Valsalva 动作、情绪、洗澡和（或）淋浴触发。③发病后 1 个月以上未出现新的明显头痛。

D. 不能用 ICHD-3 中的其他诊断更好地解释。

该病的治疗关键在于对该综合征的早期识别，首先要规避性行为、情绪激动、体力消耗、Valsalva 动作等发病因素，避免使用镇痛药、曲普坦类、麦角胺类等能够加重头痛的血管活性药物。治疗原则为解除脑血管痉挛，降低发作的频率和严重程度。药物上多采用尼莫地平、维拉帕米等钙通道阻滞药和硫酸镁。RCVS 具有自限性，因此源于 RCVS 的头痛总体上预后良好。

3. 源于颅内动脉夹层的头痛　由于颅内动脉夹层而引起的头痛。疼痛大多是单侧的，与夹层血管同侧，通常突然发作。它可以保持隔离状态，也可以是脑卒中（主要是出血性）之前的警示症状。

诊断标准：

A. 任何符合标准 C 的新发头痛。

B. 已诊断出颅内动脉夹层。

C. 以下至少两项证明有因果关系的证据：①头痛与颅内其他症状和（或）临床体征有密切的时间关系，或已诊断为颅内夹层。②头痛在发作后 1 个月内消退。③头痛具有以下特征之一或两者都有：突然或雷击发作；剧烈强度。④头痛是单侧和同侧的。夹层可影响任何颅内动脉，并可能导致缺血性脑梗死、邻近结构受压或颅内出血（SAH 或脑出血）。急性头痛通常是主要症状，也可能是这种疾病的唯一症状。

4. 源于伴皮质下梗死和白质脑病的常染色体显性遗传性脑动脉病（CADASIL）的头痛　CADASIL 是常染色体单基因显性遗传病。由 *NOTCH3* 基因突变引起的遗传性脑小血管病，目前疾病的发病机制尚不明确。可能的发病机制包括脑小动脉结构与功能的异常、血管平滑肌细胞骨架结构紊乱、细胞膜离子通道异常、细胞增殖能力及信号通路活性改变以及可能的血脑屏障破坏。该病起病年龄多在 30～60 岁，临床主要表现为有先兆偏头痛、皮质下缺血事件、情绪障碍、认知障碍和痴呆、运动障碍和其他神经系统表现。自然病程为 20～40 岁出现偏头痛，40～60 岁出现缺血性脑卒中（包括短暂性脑缺血发作和反复发作的腔隙性脑梗死，一般不出现大动脉闭塞所致的大面积梗死），>60 岁出现进行性痴呆，多为皮质下痴呆，以记忆力下降和额叶功能障碍为主，伴有空间障碍、焦虑、抑郁等精神异常现象，平均死亡年龄为 60～70 岁。颅脑 MRI 可有以下特征性表现：①双侧大脑半球皮质下、半卵圆中心、侧脑室周围广泛对称分布的点片状或弥漫性脑白质长 T_1、长 T_2 信号，双侧颞极脑白质特征性 T_2 信号增高，外囊、脑干（脑桥、中脑、延髓）及胼胝体也较常受累；②脑白质多发腔隙性梗死，由于脑卒中反复发作，常表现为多发、同时存在的新鲜及陈旧性梗死灶；③颅内多发点状出血灶。

该病诊断的"金标准"是病理检查发现微小动脉平滑肌细胞表面出现嗜锇性颗粒物质和（或）基因检查发现 NOTCH3 基因致病变异。

目前的诊断标准：

A. 反复发作的具有典型先兆、偏瘫或延长先兆的偏头痛，符合标准 C。

B. 伴有皮质下梗死和白质脑病的常染色体显性遗传性脑动脉病（CADASIL），已通过 NOTCH3 突变的基因检测和（或）皮肤活检证据证实。

C. 符合以下两项或其中一项：①有先兆偏头痛是 CADASIL 最早的临床表现。②有先兆偏头痛发作改善或停止，当 CADASIL 的其他表现［如缺血性脑卒中、情绪障碍和（或）认知功能障碍］出现并恶化。

D. 不能用 ICHD-3 中的其他诊断更好地解释。

治疗：对于 CADASIL 引起的偏头痛，临床尚无明确的药物治疗指南，对于有先兆偏头痛可服用非甾体抗炎药和镇痛药。鉴别：由于该病早期呈现偏头痛样头痛发作，通过头痛症状往往难以鉴别，但患者通常伴有反复卒中样发作、痴呆、表情淡漠及精神障碍等症状，颅脑 MRI 有特征性表现，最终可行皮肤活检和基因检测进一步明确。

5. 源于线粒体脑肌病伴高乳酸血症和卒中样发作（MELAS）的头痛 线粒体脑肌病伴高乳酸血症和卒中样发作（MELAS）综合征是最常见的线粒体病，多为母系遗传，少数为散发。该病主要是由于线粒体的基因缺陷导致代谢底物不能进入线粒体或不能被其充分利用，造成细胞功能减退甚至坏死，主要累及脑和横纹肌。临床表现较常见的有反复发作的头痛、卒中样发作、癫痫样发作和发育异常、听力下降等。MELAS 综合征导致的头痛主要表现为偏头痛样头痛发作，常伴有频繁呕吐。其机制可能是由于线粒体基因突变，导致线粒体氧化代谢功能障碍，感觉神经细胞兴奋性增强，同时颅内痛觉感受器的阈值降低，导致偏头痛样发作。辅助检查：血生化检查可提示血液中乳酸含量增高，但易受运动、标本采集时间等多种因素的影响；肌肉病理检查观察到不整红纤维、细胞色素氧化酶染色缺失、琥珀酸脱氢酶染色强反应性血管以及电镜下的异常线粒体；动态脑电图可显示癫痫样放电；肌肉病理检查、动态脑电图并非 MELAS 综合征的特异性表现。最终需要线粒体基因突变检测以明确诊断。

诊断标准：

A. 反复发作的头痛符合标准 C。

B. 与 MELAS 相关的线粒体遗传异常已被证明。

C. 符合以下两种情况中的两种或一种：①有或没有先兆的反复偏头痛发作。②局灶性神经功能障碍和（或）癫痫发作之前的急性头痛。

D. 不能用 ICHD-3 中的其他诊断更好地解释。

治疗：目前临床上多采用改善代谢的治疗药物，如肌酸、L-精氨酸和辅酶 Q10、左旋肉碱；同时注意避免使用线粒体毒性药物。

鉴别：患者除了有偏头痛典型的头痛特征外，常伴有卒中样发作、癫痫样发作和发育异常、听力下降，可行血乳酸、肌肉活检、脑电图、基因检测等进一步鉴别。

6. 源于烟雾病的头痛 烟雾病（moyamoya disease，MMD）是一种慢性进行性血管病变，其特征是双侧颈内动脉末端、大脑中动脉和大脑前动脉近端闭塞或狭窄，闭塞动脉病变附近出现小侧支血管，通过颈外动脉和（或）椎基底动脉系统供应大脑的动脉侧支代偿性发育。该病的病理生理学机制尚不完全清楚，目前考虑主要是动脉壁的增生、内弹力板的增厚和平滑肌细胞的增殖，导致主要的前循环动脉变窄。随之而来的脑实质低灌流导致侧支循环的代偿性发展，包括血管生成和先前存在的小穿支血管的进行性扩张。常见的临床表现有缺血性脑卒中和短暂性脑缺血发作（TIA），部分患者以头痛、脑内出血、癫痫和运动障碍为表现。头痛的部位大多数位于额、颞部，头痛发作时无明显先兆症状，可因情绪激动、劳累或天冷而出现头痛症状。部分患者常伴有恶心、呕吐症状，头痛大部分可以通过休息自行缓解，少部分患者需要通过服用镇痛药物缓解头痛。

目前烟雾病的诊断需要依据 DSA 等有创检查或 CTA、MRA 等无创检查结果，诊断标准包括：①颅内颈内动脉终末段和（或）大脑前动脉起始段、大脑中动脉起始段严重狭窄或闭塞；②闭塞动脉附近存在异常血管网；③单侧或双侧病变。

根本的治疗方法主要是行血管旁路移植术。

鉴别：患者可有额、颞部头痛表现，但患者通常伴有 TIA 或卒中样发作，可通过 MRA 及 DSA 检查进一步明确诊断。

7. 源于脑淀粉样血管病的偏头痛样先兆　脑淀粉样血管病（cerebral amyloid angiopathy，CAA）是一种常见的脑小血管病，是 β 淀粉样蛋白（Aβ）在大脑皮质、皮质下白质及软脑膜上的动脉和毛细血管持续性沉积所致。CAA 临床表现多样，可表现为症状性急性脑叶出血、慢性进行性认知减退、短暂的局灶性神经发作以及 CAA 相关炎症引起的亚急性认知障碍或行为改变。脑叶出血患者常有头痛表现，考虑为脑出血刺激脑膜所致；短暂性局灶性神经系统发作表现为短暂性、刻板性、反复发作、以感觉为主的神经系统症状，持续数分钟可自行缓解。此外，部分患者还可有肢体抽搐等部分性发作表现和类似偏头痛先兆症状的表现，如闪光、暗点等视觉干扰。

目前的诊断标准：

（1）"很可能的" CAA：结合临床和 MRI、CT 影像学检查证实。局限于大脑叶、皮质或皮质-皮质下（包括小脑）的多发性脑出血，或局限于大脑叶、皮质和皮质-皮质下的单发性出血合并局灶性脑皮质表面铁沉积（cortical superficial siderosis，cSS）（<4 个脑回）或弥散性皮质表面含铁血黄素沉积（≥4 个脑回）。

（2）"可能的" CAA：结合临床和 MRI、CT 影像学检查证实。局限于大脑叶、皮质或皮质-皮质下的单发性出血，或局灶性或弥散性皮质表面含铁血黄素沉积（皆要求患者年龄≥55 岁；缺乏其他引起脑出血及 cSS 的原因）。鉴别：患者可出现偏头痛先兆发作，通常 MRI 上可见脑白质高信号、脑出血、微出血等表现，故可鉴别。

8. 源于视网膜血管病伴白质脑病和多系统损害的头痛

（1）疾病介绍：视网膜血管病伴白质脑病和多系统损害（retinal vasculopathy with cerebral leukoencephalopathy and systemic manifestations，RVCL-S）是一种由 3′端修复核酸外切酶 1（three-prime repair exonuclease 1，TREX1）基因突变引起的常染色体显性遗传的小血管病。RVCL-S 常累及血管丰富的脏器组织，如视网膜、脑、肾和肝等，并继发多脏器功能障碍导致患者早亡。

（2）临床特点：RVCL-S 是一种累及多系统，尤其是眼、脑和肾等血管丰富的脏器的小血管病。典型的 RVCL-S 表现为：20 岁以后出现血管性视网膜病和雷诺现象并进行性加重；35 岁前后出现肾病；40 岁以后出现肝病和贫血，部分患者出现偏头痛和亚临床甲状腺功能减退，此时视网膜血管病的症状仍不严重；50 岁前后可出现与颅内白质脑病和占位性病变相关的脑功能障碍并逐渐进展，多于 60～65 岁死亡。

RVCL-S 的血管性视网膜病主要表现为视力下降和视野缺损，神经系统症状表现为局灶性神经功能缺损、偏头痛、认知障碍、精神症状和癫痫等。局灶性神经系统症状主要包括偏瘫、面瘫、失语和偏盲等。随着病程进展，认知能力逐渐衰退，出现淡漠、烦躁、记忆和判断困难等症状。精神症状常见，主要包括抑郁和焦虑。

RVCL-S 的多系统损害表现包括肝病、贫血、肾病、高血压、雷诺现象和消化道出血等。肾病通常以肌酐轻-中度升高和轻度蛋白尿为特征，但在某些家系中也可以很严重，甚至危及生命。

肝病通常表现为碱性磷酸酶和 γ-谷氨酰转移酶的轻度升高。最近的一项横断面研究结果显示，亚临床甲状腺功能减退症是该病的常见表现，在 40 岁以上的患者中 37% 有亚临床甲状腺功能减退症。轻度至中度贫血常见，通常为正常红细胞性贫血，部分与显微镜下胃肠道出血和毛细血管扩张有关。雷诺现象往往症状轻微，并不引起缺血性损伤，可自行缓解。

二、源于颅内非血管性疾病的头痛

（一）特发性颅内高压引起的头痛

特发性颅内高压（idiopathic intracranial hypertension，IIH）是由颅内压增高引起的。该病主要影响肥胖的育龄年轻女性，其患病率为每 100 000 名普通人群中有 0.5～2 人，并且随着全球肥胖人数的增加，预计还会进一步增加。这种疾病的根本原因，以及性别偏好及其与肥胖的病理生理关系，在很大程度上仍然未知。已经提出了几种机制可作为 IIH 的原因，如脑脊液的过量产生、流出阻塞、静脉窦压力升高及最近的淋巴通路功能障碍，以及激素改变。

鉴于这些理论都不能解释整个临床情况，治疗方法主要依赖于减轻体重和使用碳酸酐酶抑制药以减少脑脊液的产生。随着越来越多的证据表明脑脊液过量产生不太可能是 IIH 的驱动因素，乙酰唑胺治疗可能针对的是结果，而不是导致这种疾病的原因。

IIH 最突出的两个症状是视神经乳头水肿和慢性头痛导致的进行性视力恶化，尽管其他症状包括脑神经麻痹、认知缺陷、耳鸣和嗅觉功能障碍通常也是临床表现的一部分。虽然已知视觉功能障碍主要由压力引起的视神经乳头水肿引起，但 IIH 相关性头痛的起源尚不清楚，治疗方法的研究也较少。

IIH 相关性头痛在国际头痛学会的头痛分类（ICHD-3）中有定义。虽然 ICHD 对促进许多头痛疾病的理解和治疗选择产生了巨大影响，因为它允许创建同质的患者群体，从而提高诊断准确性和更有效的临床试验，但 ICHD 对 IIH 相关性头痛的影响较小。原因是 IIH 相关性头痛的定义相当不具体，这是由于其临床表现高度可变，经常与原发性头痛（尤其是偏头痛）相似或重叠。因此，虽然对 IIH 的理解在不断进步，但不幸的是，在 IIH 相关性头痛中，情况并非如此。IIH 中的头痛如上所述，慢性头痛是 IIH 的另一个主要症状。头痛是 IIH 患者寻求医疗建议的最常见原因，因为它对患者的生活质量有深远的影响。由于在许多 IIH 患者中，尽管脑脊液压力正常化，但头痛仍长期持续存在，这使情况更加复杂。研究表明，脑脊液压力与头痛的存在或强度之间没有相关性。腰椎穿刺后的短暂改善并非 IIH 相关性头痛所独有，在其他慢性头痛中也可观察到。当 IIH 相关性头痛具有偏头痛表型时，伴随的症状，如恶心、畏光和畏声也倾向于在腰椎穿刺后得到改善。由于这些原因，腰椎穿刺引起的头痛和伴随症状的短暂改善无法区分 IIH 相关性头痛的病理生理起源。很明显，将其简单地归因于 CSF 压力升高的直接影响是不合理的，至少在大多数 IIH 患者中是这样。了解 IIH 相关性头痛的病理机制，包括相关的神经元网络和分子介质，我们将能够理解并可靠地对其区分，在个体患者中，IIH 相关性头痛是其自身的实体，还是脑脊液压力的结果——诱发先前存在的偏头痛加重，或者它甚至可能揭示以前临床上不明显的偏头痛。这种区分也可以让我们理解一些患者在脑脊液压力正常化后头痛持续存在，而其他患者则没有。可以推测，尽管脑脊液压力正常化但头痛持续存在的患者亚组实际上可能具有额外的偏头痛生物学，这可能是头痛慢性化和 IIH 后头痛维持的驱动力。不幸的是，到目前为止，还没有结构化的临床研究可以详细回答这个问题，尽管这些知识对于 IIH 相关性头痛的治疗管理是必不可少的。在评估特定药物治疗 IIH 的疗效时，主要看是否可改善视神经乳头水肿和视觉障碍，IIH 相关性头痛的起源常与慢性偏头痛相一致。

（二）自发性低颅压

自发性低颅压（spontaneous intracranial hypotension，SIH）是由脊髓脑脊液渗漏引起的。导

致硬脑膜无力的潜在结缔组织病与自发性脊髓脑脊液渗漏有关。在过去的几十年中，发现了更多的自发病例，并且发现了更广泛的临床 SIH 谱系。体位性头痛是 SIH 的主要症状；一些患者还有其他表现，主要是耳蜗-前庭体征和症状。与其他体位性头痛综合征的鉴别诊断至关重要，脑 CT、脑 MRI、脊柱 MRI 和 MRI 脊髓造影是 SIH 诊断的首选成像方式。侵入性成像技术，如 MRI 脊髓造影、CT 脊髓造影和放射性同位素脑池造影，正在逐渐被放弃。没有随机临床试验评估 SIH 的治疗。在少数情况下，SIH 自发消退或仅通过保守治疗即可消退。如果在保守治疗后体位性头痛持续存在，则无须事先进行渗漏识别的腰椎硬膜外血液补片（EBP）（所谓的"盲"EBP）是一种广泛使用的初始干预措施，并且可能会重复多次。如果 EBP 失败，在使用侵入性成像技术识别 CSF 渗漏部位后，其他治疗方法包括靶向硬膜外贴片、手术减少硬膜囊体积或直接手术闭合。干预后预后一般较好，但可能出现严重并发症。

颅内压降低的原因分析：原因不明的脑膜憩室结缔组织病；马方综合征、埃勒斯-当洛（Ehlers-Danlos）综合征、关节高度灵活、未分类的结缔组织病、脊柱炎硬膜撕裂创伤继发性低颅压真性低血容量状态（全身水分减少）脑脊液分流过度引流硬脑膜穿刺术后创伤性脑脊液漏也可以是轻微的；咳嗽、打喷嚏、性交、体力消耗、窒息、锻炼和运动、从地面上收集物体（即使是小的）、位置的改变、无关紧要的跌倒、过山车和颈部推拿。在大约 30% 的患者中记录到了诱发事件。然而，在许多情况下，没有明确的触发因素。

（三）源于颅内非感染性炎症疾病的头痛

1. 源于神经系统结节病的头痛 神经结节病引起的头痛：结节病在多个器官系统中可引起肉芽肿性炎症。肺是最常受影响的器官。在 50% 的肺部受累病例中，也有其他器官受累。中枢神经系统是被累及较少的器官系统之一，占所有病例的 5%～15%。如果存在神经系统受累，则几乎可以影响中枢和周围神经系统的每个部分。

2. 淋巴细胞性垂体炎（lymphocytic hypophysitis，LYH） 是垂体肿块患者鉴别诊断的重要条件。LYH 的主要临床表现包括头痛、鞍区受压相关症状、垂体功能减退、尿崩症和高催乳素血症。头痛是 LYH 患者的常见主诉，被认为与垂体肿块的占位效应有关，经及时、充分的糖皮质激素治疗或术后可迅速缓解，预后良好。组织学上，LYH 是原发性自身免疫性垂体炎（PAH）中最常见的类型，约占所有 PAH 病因的 70%，LYH 的特点是垂体大量淋巴细胞和浆细胞浸润，垂体功能障碍。LYH 是一种罕见病，年发病率仅为每 900 万人中有 1 例。LYH 的患病率与诊断方式有关，因使用不同的临床或病理诊断基础，LYH 发生率的计算可能不准确。LYH 患者多为年轻女性，60% 的病例是在妊娠期间确诊的，尤其是在妊娠晚期和产后早期。虽然组织病理学检查是诊断 LYH 的金标准，但活检和手术有可能发生不良事件，如垂体功能进一步恶化。临床诊断可以基于临床表现、激素变化和 MRI 特征的组合。LYH 的特征性表现往往是鞍区受压的症状，如头痛、视野缺损、垂体功能减退、尿崩症和高催乳素血症。据报道，头痛通常是由垂体增大的占位效应引起的，通常在垂体缩小后永久消退。

LYH 是 PAH 最常见的亚型，以弥漫性淋巴细胞和浆细胞浸润伴垂体纤维化为特征，病理过程为垂体的炎症改变、水肿、肿大，继之为垂体细胞破坏。实质纤维化，最终导致垂体萎缩伴垂体功能减退。然而，目前对 LYH 的自然病程仍知之甚少，病情可能会自发消退或迅速恶化。此外，临床表现可能因病程不同而有很大差异。60% 的 LYH 患者最常见的主诉是头痛，其次是闭经/勃起功能障碍（59%）和复视（27%）。

据报道，LYH 表现为额部、颞部或枕部头痛，严重的迟钝或进行性头痛，甚至三叉神经自主神经性头痛。患者最初可表现为间歇性头痛，后来出现持续性前额疼痛，其性质波动，持续时间长。当病因得到有效治疗或自行消退，但 3 个月后头痛未消退或无明显改善时，诊断为慢性颅内疾病头痛（CPIDH）是合理的。如果患者头痛持续并反复恶化超过 8 个月，则可以考虑为 CPIDH。有人提出头痛与脑脊液淋巴细胞增多有关，但 Honegger 等并未发现头痛程度与脑脊液白细胞计数之间存在明确的相关性。有人提出，导致海绵窦受累和硬脑膜机械牵拉的垂体肿块是与 LYH 相关的继发性头痛的潜在病理机制。经常有报道称脑膜和硬脑膜受压、海绵窦受累可引起头痛。也有报道称，50% 的 LYH 患者头痛合并了高催乳素血症，但在本例中无此问题。也有报道称，症状的严重程度和 LYH 表现的发作速度通常与垂体增大和周围结构受压程度无关，而与自身免疫因子介导的内分泌细胞破坏有关，本例患者长期慢性头痛表现可能与此病理特征有关。

3. 短暂头痛、神经功能缺损伴脑脊液淋巴细胞增多（HaNDL）综合征的头痛 HaNDL 综合征是一种罕见的良性、自限性综合征，常以脑卒中形式起病。目前病因不明确，考虑与感染、炎症、青春期激素水平变化、自身免疫病相关。发病机制考虑为病毒性疾病引发的皮质扩散性抑制（CSD）并导致短暂的血管舒缩变化。临床表现为中度至重度头痛、脑卒中引起的功能缺损和脑脊液淋巴细胞增多症。脑卒中致功能缺损的症状表现为偏瘫、偏身感觉异常、失语和精神状态改变。头痛表现为中度至重度、发作性的伴或无先兆偏头痛样头痛，也可表现为发作性霹雳性头痛，且通常滞后于这些局灶性神经症状。脑脊液分析通常显示压力升高、淋巴细胞增多、蛋白质升高、没有感染性原因及寡克隆带和 IgG 指数阴性。诊断：3 个有用的诊断标志物是脑脊液淋巴细胞增多、脑电图减慢和异常，但可逆的神经影像学发现，特别是脑灌注成像上的可见病变部位灌注、扩散不匹配。该病预后普遍良好，治疗上通常以对症治疗为主，包括镇痛药、镇吐药。但考虑到颅内压增高有导致长期视力障碍的风险，若出现视神经乳头水肿时，可考虑使用碳酸酐酶抑制药。鉴别：该病可出现典型偏头痛样发作，但通常伴有可逆性脑卒中引起的功能缺损症状出现，脑灌注成像可见灌注、扩散不匹配，且脑脊液分析通常显示压力升高、淋巴细胞增多。此可与偏头痛相鉴别。

（四）源于颅内肿瘤的疼痛

生长于颅内的肿瘤通称为脑瘤，包括由脑实质发生的原发性脑瘤和由身体其他部位转移至颅内的继发性脑瘤。其病因至今不明，肿瘤发生于脑、脑膜、脑垂体、脑神经、脑血管和胚胎残余组织者，称为原发性颅内肿瘤。由身体其他脏器组织的恶性肿瘤转移至颅内者，称为继发性颅内肿瘤。颅内肿瘤可发生于任何年龄，以 20～50 岁最多见。

原发性颅内肿瘤的病因及发病机制，目前还不是很清楚，还在不断的研究当中，有关病因学调查归纳起来分为环境因素与宿主因素两类。环境致病源包括物理因素，如离子射线与非离子射线；化学因素，如亚硝酸化合物、杀虫剂、石油产品等；感染因素，如致瘤病毒和其他感染。除了治疗性的离子射线照射以外，迄今还没有毫无争议的环境因素。宿主的患病史、个人史、家族史同颅内肿瘤的发生、发展均有关系，但是很多没有实际的证据，都还在不断的研究过程中。对于继发性的颅内肿瘤，其发病原因及机制就是各个系统肿瘤发病的原因及机制，如吸烟是肺癌的发病原因、乙肝是肝癌的致病原因等一系列的发病原因及发病机制，都是已经有循证医学证据的确定病因。

颅内肿瘤的临床表现主要有头痛、颅内压增高，或肿瘤本身压迫、牵拉颅内痛敏结构时会引起头痛，出现在 50%～60% 的原发性颅内肿瘤和 35%～50% 的颅内转移瘤患者中，表现为发作性头痛、呕吐、癫痫，以及精神及意识障碍，表现为思维、情感、智力、意识、人格和记忆力的改变。意识障碍出现较晚，表现为嗜睡甚至昏迷。前囟膨隆、头围增大及颅缝分离现象可在儿童高颅压患者中出现，并可因脑积水而致叩诊呈破罐音。还可出现生命体征的改变。

1. 垂体腺瘤 是临床上常见的颅内肿瘤，在以头痛为主诉就诊的患者中，有部分患者经全面检查后诊断为垂体腺瘤。既往文献报道，头痛是垂体腺瘤患者的临床症状之一，其发生率在垂体腺瘤患者中占 33%～72%，部分患者肿瘤切除后头痛缓解，但也有研究表明既往无头痛病史的垂体腺瘤患者术后可出现持续的头痛。

目前，经过大量有关的调查研究发现，认为垂体腺瘤患者头痛的发生与肿瘤大小、是否侵犯海绵窦无关。认为垂体腺瘤头痛的发生不是单纯的结构问题，更多的可能是与家族史和内分泌因素相关。垂体腺瘤侵袭海绵窦是无功能性垂体腺瘤病例发生头痛的危险因素，而肿瘤体积的大小与头痛的发生无相关性。

下面主要介绍垂体腺瘤头痛的发病机制。

（1）肿瘤自身因素：肿瘤压迫、侵犯周围组织结构；早先研究认为垂体腺瘤患者的头痛与肿瘤侵犯海绵窦，压迫三叉神经血管、牵拉硬脑膜等痛觉感受器有关。但这一观点无法解释部分垂体微腺瘤患者在肿瘤不侵犯海绵窦的情况下也会出现头痛。相关学者进行了一系列的对照研究试验发现，认为垂体腺瘤患者头痛的发生与肿瘤大小、是否侵犯海绵窦无关。垂体腺瘤头痛的发生不是单纯的结构问题，更多的可能是与家族史和内分泌因素相关。为了明确垂体腺瘤病例结构性因素与头痛的关系，排除内分泌因素的干扰，相关学者专家调查了 295 例无功能性垂体腺瘤病例，发现在无功能性垂体腺瘤患者中有部分存在头痛，头痛的发生率为 41.4%。其中 96.5% 为垂体大腺瘤，且头痛发作部位多集中在三叉神经分布区域，说明无功能性垂体腺瘤患者头痛的发生可能与肿瘤压迫三叉神经节痛觉感受器有关。另有学者对内分泌功能正常的无功能性垂体腺瘤患者的研究显示，垂体腺瘤侵袭海绵窦是无功能性垂体腺瘤病例发生头痛的危险因素，而肿瘤体积的大小与头痛的发生无相关性，这更加证实了之前的研究结果。

（2）肿瘤造成颅内压增高：垂体大腺瘤由于肿瘤体积巨大造成颅内压增高，也可能导致头痛。根据垂体腺瘤 Hardy-Vezina 分级，垂体腺瘤 Ⅱ 级即肿瘤填满鞍上池但不伴有隔膜及其完整性破坏的患者颅内压最高，而当肿瘤持续增大突破鞍膈，颅内压反而会下降。因为肿瘤一旦突破鞍膈，颅内压就不再取决于蝶鞍，而取决于颅腔容积。

（3）其他：有研究发现，组织学上 Ki-67LI 表达 ＞3% 是垂体腺瘤头痛发生的一个危险因素。Ki-67 是一种可识别增殖细胞的抗体，头痛可能与肿瘤组织的高度增生有关。内分泌因素可能在垂体腺瘤患者头痛的发生中占据着重要作用，但其具体的影响机制目前还不明确。

2. 第三脑室胶样囊肿的头痛　脑室胶样囊肿是属于脑室内肿瘤的一种类型，较少见，好发于青年人。囊肿一般位于第三脑室及侧脑室，极少数位于第四脑室。囊肿逐渐增大时可阻塞室间孔。一般认为来源于胚胎旁突体残余，亦有人认为起源于室管膜，占颅内肿瘤的 0.05%～0.2%，囊肿小时可无症状，逐渐长大则阻塞室间孔，产生头痛、呕吐等颅内压增高的症状。囊肿小、可移动时，形成活瓣作用，头痛为阵发性，骤然发生，变换体位时消失。囊肿大时不活动，头痛呈持续性，累及下丘脑可有嗜睡、隐性糖尿病、肥胖等表现。其症状主要表现在两方面：①囊肿堵塞脑脊液循环通路引起颅内压增高导致的脑积水症状；②囊肿的局部压迫引起相应的脑局部功能损害症状。严重者可引起病理性猝死。查体除视神经乳头水肿外，多无体征。CT 及 MRI 可协助诊断。该疾病在发病早期，头痛会受到体位的影响，体位变化时，可能会使头痛加重，或者使头痛戛然而止，这可作为其和其他偏头痛的一个鉴别点，还可以应用相应的影像学检查，对脑脊液循环的通畅程度进行检测以对其进行鉴别。

3. 源于癌性脑膜炎的头痛　脑膜癌病是指恶性肿瘤细胞广泛转移浸润至脑膜、蛛网膜下隙而引起的类似脑膜炎相关症状的一种颅内转移病变。严格地讲，应该统称为肿瘤脑膜转移。其发病率较低，临床表现多不典型，且缺乏特异性。该疾病是脑脊髓膜弥漫性的癌细胞浸润，而脑和脊髓实质内并无明显肿块的一种非独立性疾病。因其临床表现与脑膜炎相似，故又称癌性脑膜炎，后又根据病理解剖显示的脑膜并无明显炎症改变及癌细胞不形成肿块的特点，将其改称为脑膜癌病。癌性脑膜炎是癌症的一个严重并发症，致残率、致死率很高，预后极差。

该疾病呈急性或亚急性起病，进行性加重，均有不同程度的头痛或伴有恶心、呕吐。首发症状为剧烈头痛，早期可只表现为顽固性头痛，恶心、呕吐可不明显。随着疾病的进展可逐渐出现脑膜刺激征，如颈强直等。还可伴有意识障碍或精神症状。侵犯至特异的脑神经时，可表现为支配区域的相应症状。如侵犯至脊神经时，可表现为疼痛，部分患者还可出现肢体无力。有的可侵犯脑实质，导致患者快速死亡。

由于该疾病侵犯的主要是脑膜，所以在 CT 结果上没有很明显的阳性体征，在磁共振增强扫描上可有广泛的脑膜强化，对该疾病的诊断有一定的意义。临床上极易误诊为中枢神经系统感染、SAH、癫痫、脑梗死等，及时进行脑脊液细胞学检查有助于诊断。不能确诊时，应反复多次重复进行腰椎穿刺（腰穿）检查，如能在脑脊液中找到典型的癌细胞，可确诊。更加明确的诊断是在脑脊液检查中找到癌细胞，可以对该疾病进行鉴别诊断。该疾病往往有其他部位的原发性肿瘤，通过之前其他部分的检查和治疗的病程，往往可以做出判断。

（五）源于鞘内注射的头痛

鞘内注射化疗药物已成为防治中枢神经性白血病最有效的方法。在腰穿时将不易通过血脑屏障的药物直接注入蛛网膜下隙的方法就是鞘内注射，由此能够大大增加脑脊液中的药物浓度，从而达到更好的治疗效果。而随之发生的中枢神经系统的毒性作用或并发症却给患者带来了极大的痛苦。脑脊液中药物浓度的增加及颅内压的增高，都有可能导致头痛，而这种头痛，往往在停止鞘内注射药物之后就会消失，从而不难进行鉴别诊断。

（六）源于癫痫发作的头痛

癫痫病是一种突发性、短暂性大脑功能失调性疾病，俗称"羊羔风"，也叫"羊角风""羊角疯""羊儿疯""羊癫疯""羊癫风"等，发病率较高，可发生于任何年龄，青少年尤为多见。癫痫发作时，患者昏倒在地、四肢抽搐、两眼上视、口吐涎沫、小便失禁，意识数秒或几分钟消失，也有的患者出现短暂的意识障碍。

癫痫性头痛可能系各种疾病导致的间脑部位异常放电所致。头痛呈剧烈搏动性痛或炸裂痛，发作和终止均较突然，为时数秒至数十分钟，偶可长达 1d，发作频率不等，可伴有恶心、呕吐、眩晕、流涕、流泪、腹痛、意识障碍或恐怖不安等。

癫痫性头痛在临床上需要和很多疾病进行鉴别，如偏头痛、基底型偏头痛、丛集性头痛、颈性偏头痛、肌收缩性头痛等。脑电图是诊断癫痫最重要的辅助检查方法，脑电图对发作性症状的诊断有很大价值，有助于明确癫痫的诊断及分型和确定特殊综合征。神经影像学检查，包括 CT 和 MRI，可确定脑结构异常或病变，对癫痫综合征的诊断和分类颇有帮助，有时可做出病因诊断，如颅内肿瘤、灰质异位等。只要能够诊断出患者有癫痫，就可以和其他类型的偏头痛加以鉴别，如果还是难以鉴别，可以进行治疗性试验，癫痫性头痛与几种偏头痛的治疗方法有较大差异，不同的治疗方法会有很大的差异。但在临床上不常推荐。

三、源于某种物质或物质戒断性头痛

（一）源于某种物质使用或接触的头痛

1. 酒精诱发的头痛　约 1/3 的偏头痛患者饮酒会诱发偏头痛发作，乙醇、乙醇代谢产物及含乙醇饮料中的生物胺、亚硫酸盐、类黄酮酚类物质可通过舒张血管和（或）炎症介质等多种途径刺激脑膜痛觉感受器，从而诱发偏头痛发作。

目前研究表明，所有形式的乙醇都会诱发头痛，乙醇被认为是诱发偏头痛的主要原因。乙醇可以通过以下途径诱发偏头痛。

（1）舒张血管：目前许多使用非侵入性成像技术的研究已经证实，在口服或静脉注射乙醇后，低剂量、中等剂量的乙醇会通过直接或间接的血管舒张机制增加脑血流量及脑灌注，诱发偏头痛。

（2）激活大脑皮质：乙醇可以通过促进活性氧的形成或 NO 和 CGRP 的释放，导致或促进皮质扩散性抑制（CSD）的启动。CSD 是一种短暂的神经元和胶质去极化，在大脑皮质中缓慢传播，可激活三叉神经传入通路，导致对痛觉敏感的脑膜发生炎症性改变，通过中枢和外周反射机制产生头痛，是诱发偏头痛的重要途径之一。

（3）促进 5-HT 的释放：急性饮用一些含乙醇饮料会导致血小板和中枢神经系统储存的 5-HT 突然释放。5-HT 可作为血管活性物质参与偏头痛的发病，还作为神经递质参与偏头痛的痛觉调制。

（4）影响糖代谢：乙醇的代谢过程是一种耗能过程，其产生大量机体不能利用的热能，只能通过加强肺、肾、心脏、胃肠道的活动而将其排除，在此过程中需消耗大量 ATP。研究发现，乙醇可以通过影响糖酵解、糖异生等糖代谢过程导致低血糖或高血糖，低血糖有潜在的引发头痛的作用，尤其是空腹时饮酒，可诱发头痛与脑干通路中的 5-HT 和去甲肾上腺素水平改变或应激激素的释放，如肾上腺糖皮质激素的释放，可导致血管收缩或舒张，并刺激三叉神经、脑干、皮质通路。

（5）肝酶诱导作用：乙醇在小剂量时对肝酶有诱导作用，大剂量则会与药物竞争相同的肝酶受体，抑制药物的正常代谢过程，但由于肝酶的基因多态性，不同个体之间有较大的差异。当偏头痛患者应用对乙酰氨基酚等非甾体抗炎药治疗头痛时，乙醇可以增加细胞膜的通透性，加重药物对胃肠道的刺激，从而加重偏头痛发作过程中的恶心、呕吐等消化道症状。

（6）降低维生素 D 水平：乙醇还能抑制甲状腺激素的分泌，从而使肠道对钙、维生素 D 的吸收率明显下降，使得偏头痛患者血清维生素 D 水平降低。大量研究发现，血清维生素 D 水平与全身炎症程度呈负相关，此外维生素 D 缺乏与多巴胺能神经递质系统的改变有关，通过 5-HT 机制可参与偏头痛发作。还有，相关的研究表明，乙醇的代谢产物乙醛也是导致酒精性头痛的物质。

2. 组胺诱发的头痛　组胺诱发的血管搏动性头痛与偏头痛特征类似，并在神经源性炎症和伤害性感受的传导中扮演着重要角色。这种组胺诱发的头痛呈剂量依赖性，但是在不同的个体之间存在着很大差异。偏头痛患者比正常人更容易受到外源性组胺的影响而诱发头痛。组胺在体内通过二胺基氧化酶（diamine oxidase，DAO）降解，DAO 的缺乏会导致体内组胺水平的升高，引起组胺不耐受并引发一系列的临床症状，其中头痛最为常见。有研究者在偏头痛患者中观察到血浆组胺及其氨基酸前体组氨酸的增加以及白细胞自发释放组胺。

（二）药物过度使用性头痛

药物过度使用性头痛是指在原发性头痛的基础上长期、过度、规律使用镇痛药物，进而发展成新的头痛类型或者是在原发性头痛的基础上进行性加重，是长期过度使用镇痛药物的不良事件。其发病率在世界范围内为普通人口的 1%～2%，在慢性每日头痛患者中占 11%～70%。药物过度使用性头痛不仅使患者丧失了部分日常生活能力和劳动力，而且增加了医疗费用，其社会影响和经济负担远远超过原发性头痛。依据过度使用镇痛药物的种类、时间及是否伴随共病和复发，药物过度使用性头痛可分为简单型和复杂型等，其大多为难治性慢性头痛，常有精神障碍共病，以焦虑和抑郁为多。好发于女性、文化程度低、经济水平差等人群中，其头痛特点为部位不固定，性质以搏动性、闷痛及胀痛为主，头痛程度为中至重度，大多数患者伴情绪、睡眠障碍，且大多数为复杂型。

1. 麦角胺过度使用性头痛　原发性头痛的患者每月规律应用麦角胺≥10d，而且持续 3 个月以上，可导致每月头痛天数≥15d。

诊断标准：

A. 头痛符合药物过度使用性头痛的诊断标准。

B. 每月规律服用麦角胺≥10d，持续 3 个月以上。

2. 曲普坦类过度使用性头痛　原发性头痛的患者每月规律应用曲普坦类药物≥10d，而且持续 3 个月以上，导致每月头痛天数≥15d。

诊断标准：

A. 头痛符合药物过度使用性头痛的诊断标准。

B. 每月规律服用曲普坦类药物≥10d，持续 3 个月以上。

注：在诊断时要注明具体使用的曲普坦类药物名称。

曲普坦类药物会提高无先兆偏头痛或有先兆偏头痛患者的发作频率，使其发展为慢性偏头痛。证据表明，患者过量使用曲普坦类药物比过量使用麦角胺可更快出现慢性头痛。

3. 对乙酰氨基酚（扑热息痛）过度使用性头痛

诊断标准：

A. 头痛符合药物过度使用性头痛的诊断标准。

B. 每月规律服用对乙酰氨基酚≥15d，持续 3 个月以上。

4. 非甾体抗炎药过度使用性头痛

诊断标准：

A. 头痛符合药物过度使用性头痛的诊断标准。

B. 每月规律服用一种或多种非甾体抗炎药（非乙酰水杨酸）≥15d，持续 3 个月以上。

注：在诊断时要注明具体使用的非甾体抗炎药名称。

5. 阿司匹林过度使用性头痛　阿司匹林是一种非甾体抗炎药，但是具有独特的活性。因此，阿司匹林过度使用性头痛被列为一个独立的亚型。

诊断标准：

A. 头痛符合药物过度使用性头痛的诊断标准。

B. 每月规律服用阿司匹林≥15d，持续 3 个月以上。

6. 阿片类药物过度使用性头痛

诊断标准：

A. 头痛符合药物过度使用性头痛的诊断标准。

B. 每月规律服用一种或多种阿片类药物≥10d，持续 3 个月以上。

注：①在诊断时要注明具体使用的阿片类药物名称；②一些前瞻性研究表明，过度使用阿片类药物的患者撤药之后的复发率更高。

7. 复方镇痛药物过度使用性头痛　许多复方镇痛药物在市场上都有销售，这种药物被头痛患者广泛使用，而且与药物过度使用性头痛密切相关。因此，复方镇痛药物过度使用性头痛被作为 1 个独立的诊断。最常见的复方镇痛药物是普通镇痛药物加上阿片类药物、布他比妥和（或）咖啡因。

诊断标准：

A. 头痛符合药物过度使用性头痛的诊断标准。

B. 每月规律服用一种或多种复方镇痛药物≥10d，持续 3 个月以上。

注：①复方镇痛药物指的是由两种或两种以上镇痛药或其辅助药组成的镇痛药；②在诊断时要注明具体使用的复方镇痛药物名称。

四、源于感染的头痛

源于颅内感染的头痛

1. 源于细菌性脑膜炎或脑膜脑炎的头痛　细菌性脑膜炎：急性起病、恶寒、高热、恶心、呕吐，同时出现如刀割样的剧烈头痛，初期后头痛加重，体位改变时头痛加剧，通常为搏动性，可出现颈强直、克尼格征等脑神经症状，常有意识障碍，病初即出现昏迷者一般预后不良。

2. 源于病毒性脑膜炎或脑炎的头痛

（1）病毒性脑膜炎：急性发病、发热（37～38℃）、头痛、恶心、呕吐等，但颈强直、克尼格征等脑膜刺激征多为轻度，一般病程良好。

（2）病毒性脑炎：有单纯疱疹脑炎、日本脑炎及风疹、麻疹等伴发的继发性脑炎等，一般都伴有脑膜炎，有脑膜炎刺激症状、脑脊液细胞数增多，以意识障碍、痉挛、脑局灶症状等为主要所见，但发病初期有头沉、搏动性头痛。在出现包括精神错乱、谵妄的意识障碍阶段，头痛则不常见。此外，还有发热、意识障碍、脑脊液细胞数不高的急性脑病，此时在初期也会出现激烈的搏动性头痛，主要为颅内压增高所致的牵涉痛。另外，克-雅（Creutzfeldt-Jakob）病等的迟发性病毒感染，症状以痴呆为主，通常不头痛。

3. 源于颅内真菌或其他寄生虫感染的头痛　真菌性脑膜炎：常为亚急性发病，无前驱症状，多以头痛、恶心、呕吐、眩晕等发病，头痛在病初呈间歇性，逐渐转为持续性，约 50% 的患者有颈强直、克尼格征、布鲁津斯基征等脑膜刺激征，也有动眼神经、面神经麻痹等脑神经瘫痪、视神经乳头水肿等高颅压症状。

五、源于内环境紊乱的头痛

（一）源于低氧血症和（或）高碳酸血症的头痛

1. 高海拔性头痛　高海拔性头痛是海拔上升后的一个常见的症状，是一种高原反应，发生率超过 80%。这种头痛的特点为双侧额颞叶钝痛或压迫感，程度为轻度到中度，用力、运动、劳累、咳嗽、弯腰时头痛加重。头痛往往发生在进入海拔 2500m 以上地区时，并且在 24h 内出现，在海拔下降后 8h 之内头痛可缓解。急性高原反应除头痛外，尚可伴有恶心、厌食、无力、头昏、眼花和睡眠障碍等症状。根据头痛发作的时间，可分为急性头痛和慢性（普通）头痛。如果短期内快速进入高海拔地区，往往立即出现剧烈头痛，头痛性质为钝痛、刺痛或跳痛，伴有气急、心悸、头晕、眼花、恶心、呕吐、疲乏、肢体麻木及情绪改变等症状。若为长时间在高原地区居住者，多伴有失眠、烦躁不安、记忆力减退，从事脑力劳动者较体力劳动者稍多，中年女性多于男性。高海拔性头痛的原因是高海拔地区空气稀薄，大气中氧分压降低，肺泡内氧分压也降低，直接影响肺泡气体交换、血液载氧和氧合血红蛋白在组织内的释放速度，造成供氧不足，产生缺氧，再加上高原环境具有寒冷、强风、干燥、强紫外线照射的特点，从而导致出现高原反应。高原反应对人体呼吸、循环、消化、神经等系统均可产生不同程度的影响，使人体各系统功能发生暂时性紊乱，并产生相应的症状，如呼吸急促困难、心率增快、血压升高、头晕、头痛、腹胀、恶心、呕吐、心情烦闷、精神抑郁、孤独恐惧、体力下降等。中枢神经系统特别是大脑对缺氧极为敏感。

高海拔地区属于低压、低氧环境，也就是大气压和氧气都明显低于正常地区。人体如果暴露在这种环境中，就可以产生各种不适，是高原地区的常见反应，主要的症状包括额颞部胀痛、食欲缺乏、全身无力、呼吸困难等。因此到高原地区的时候可以带一个氧气罐，头痛的时候可以吸一吸氧，不过这不能完全阻止高原反应，只能够暂时缓解。

头痛是多个急性高海拔疾病最常见的临床表现，如临床仅表现为孤立的头痛症状，则为高海拔性头痛（HAH），如同时合并头晕（眩晕）、疲乏、食欲缺乏等症状，则为急性高山病（AMS），如进一步出现意识改变及神经功能缺损，则考虑为高原脑水肿（HACE）。因此，HAH、AMS、HACE 被认为是高海拔低气压低氧环境暴露相关的一组谱系疾病，HAH 可能是 AMS、HACE 演变的更早期阶段。缺氧是诱发 HAH 的主要原因，平原人群进入高海拔地区后，面对低氧、低气压，机体通过提高通气量、增加红细胞数量等一系列生理反应，增加氧的摄取、减少氧的消耗，以适应高原环境，这种快速适应高海拔环境变化的能力在个体间存在很大差异，而中枢神经系统是对缺氧最敏感的器官，因此适应不良的早期临床表现为 HAH。

国际头痛疾病分类将 HAH 归类于内环境紊乱引起的头痛，发生于海拔 2500m 以上地区，通常表现为双侧额部或额颞部的钝痛或压迫性痛，程度为轻中度，用力活动会加重，可伴随恶心症状。离开高海拔环境 24h 内能自然缓解。

诊断标准：头痛符合标准；升至海拔超过 2500m 处；至少符合下列 3 项中的 2 项：①头痛的发生与海拔上升存在时间相关性；②符合下列 2 项中至少 1 项：头痛随海拔上升症状加重，脱离高海拔环境 24h 内即可缓解；③头痛至少符合下列 3 项中的 2 项：双侧头痛，轻至中度头痛，用力、移动、拉伸、咳嗽、弯曲运动会加重头痛，不能用 ICHD-3 中的其他诊断更好地解释。如合并恶心、呕吐、乏力、头晕、失眠症状者，根据路易斯湖评分可诊断 AMS。大部分 HAH、AMS 患者经治疗后症状可缓解，1%～2% 的严重患者可进展至 HACE，出现精神症状、视神经乳头水肿、视网膜出血、共济失调等。

2. 飞机旅行引起的头痛　根据日本航空公司统计，1993～1998 年飞机上发生的急救事件为 1116 件，每 1000 次航班有 1.88 件，其中头痛位于第 12 位，约发生 30 件。飞行中的机舱内压力可发生变化，除了降低 0.7～0.8 个大气压外，还有氧分压降低、二氧化碳分压升高、低湿度、加速度、振动、噪声等环境急剧的变化。喷气式飞机的噪声使头痛和脑血流量增加，但加速度负荷几乎对循环系统没有影响。因为感冒和鼻窦炎等可妨碍鼻窦腔和鼻腔的空气流通，所以急剧的气压降低可引起鼻窦腔的空气膨胀，结果发生被称为鼻窦腔痛的前额部及上颌部的疼痛。并且把减压后再一次加压时出现的头痛称为真空性头痛，特别是在飞机着陆时发生。搭乘飞机引起的原发性头痛，有偏头痛和丛集性头痛，认为这些头痛皆与三叉神经、自主神经的病理生理密切相关，即因低氧血症、高碳酸血症等引起脑血管扩张的环境变化或自主神经系统，尤其是影响到交感神经的应激等呈现过敏反应而诱发头痛发作。此外，还有气压性损伤（barotrauma），即因急剧气压变化导致鼻窦腔黏膜下血肿引发的头痛，这些病例和丛集性头痛、偏头痛及鼻窦炎、鼻炎等病例在飞机下降时发生的头痛，显示鼻窦黏膜易受到负压刺激。

3. 潜水性头痛　本病是潜水员容易发生的症状。有报道认为潜水 10m 以下就会出现。主要症状为头痛、头晕、面部潮红、活动失调等，给予高压氧治疗之后头痛可以缓解。

诊断标准：

A. 满足 C 及 D 的头痛，无特殊头痛性质。

B. 水深 10m 以上的潜水。

C. 在潜水中发现，无减压病，在以下的二氧化碳中毒症状中，至少有 1 项且伴头痛：①头部摇晃感；②精神错乱；③呼吸困难；④颜面发热感；⑤协调运动障碍。

D. 用 100% 氧气治疗后头痛在 1h 内消失。

4. 睡眠呼吸暂停引起的头痛

诊断标准：

A. 头痛为再发性，至少具有以下 1 项特征且满足 C 和 D。①1 个月内头痛超过 15d；②两侧性、有压迫感、恶心、不伴有光过敏或声音过敏；③每次头痛在 30min 内消失。

B. 整夜睡眠用多种波动描记器可确认睡眠时无呼吸（呼吸障碍指数为 5 以上）。

C. 起床时头痛。

D. 睡眠时无呼吸，经有效治疗后，72h 内头痛停止，不复发。睡眠时无呼吸患者与正常人相比，晨起头痛（morning headache）呈有意义增多。睡眠时睡眠呼吸暂停头痛的确诊有必要用多导睡眠监测记录夜间睡眠情况。睡眠时睡眠呼吸暂停头痛的机制为低氧血症、高碳酸血症，与睡眠障碍的关系尚不清楚。

12%～18% 的睡眠呼吸暂停综合征患者伴有头痛，患病率随年龄增长而增长。头痛表现为晨起双侧压迫样头痛，4h 内缓解，头痛程度较轻，不伴有恶心、畏光或畏声等症状。老年人新发的晨起头痛应进行睡眠呼吸暂停筛查，并进行睡眠监测，诊断上需要和新发每日头痛相鉴别。尽管观察性研究显示持续气道正压治疗可缓解 49%～90% 患者的头痛，但氧饱和度监测的研究显示，伴或不伴头痛的睡眠呼吸暂停患者，氧饱和度并无显著性差异。因此，目前头痛的发生机制尚不清楚，简单氧饱和度降低不能解释睡眠呼吸暂停性头痛的病理生理。

（二）透析引起的头痛

透析头痛的诊断标准：

A. 至少有 3 次满足 C 和 D 的急性头痛。

B. 患者正在接受血液透析。

C. 至少血液透析 2 次就有 1 次头痛。

D. 每次透析后在 72h 内头痛消失和（或）肾移植成功后完全消失。

头痛一般伴有低血压和透析失衡综合征（dialysis disequilibrium syndrome）等。透析失衡综合征首先表现为开始头痛，其后意识水平降低，最终出现昏睡，可伴或不伴有痉挛。本综合征比较少见，通过调整透析参数可防止其发生。大量摄入咖啡因的患者若因透析急速去除了咖啡因，则首先考虑咖啡因脱离性头痛。

（三）源于高血压的头痛

1. 源于嗜铬细胞瘤的头痛

诊断标准：

A. 间歇的头痛发作，至少具备以下 1 项特征：①发汗；②心悸；③焦虑；④面色苍白，并满足 C 标准。

B. 生化学检查、影像学诊断或手术任意 1 种以上方法确诊为嗜铬细胞瘤。

C. 头痛和血压急剧上升同时出现。

D. 血压恢复正常时，1h 内头痛消失或者明显改善。

嗜铬细胞瘤患者有 51%～80% 可见发作性头痛，通常重症表现为额部及枕部，一般为搏动性或者持续性头痛。此头痛 50% 在 15min 以内、70% 在 1h 以内消失，头痛发作时间短为其特征。其他特征有恐惧感或焦虑（或者两者都有），经常有死亡感、震颤、视觉障碍、腹痛或者胸痛、恶心、呕吐，并且有时有异常感觉。如果确认有儿茶酚胺及其代谢产物的排泄增加，可确定诊断。

2. 源于高血压危象而无高血压脑病的头痛

诊断标准：

A. 头痛至少具备下列 1 项特征：①两侧性；②搏动性；③活动时加重，且满足 C 和 D 标准。

B. 高血压危象定义为收缩压（160mmHg 以上）和（或）舒张压（120mmHg 以上）升高，但是无高血压脑病的临床特征。

C. 头痛在高血压危象时出现。

D. 血压一旦恢复正常，头痛于 1h 内消失。

E. 通过适当的检查除外升压有害物质或者药品使用原因的可能性。

发作性高血压可见于在颈动脉内膜除去后或者颈部放射线照射后等压力感受器反射障碍的情况，而且也可见于肠嗜铬细胞瘤患者。

3. 源于高血压脑病的头痛

诊断标准：

A. 头痛至少具备以下 1 项特征：①全头疼痛；②搏动性；③活动时加重，且满足 C 和 D 标准。

B. 至少伴有以下 2 项，血压持续上升超过 160/100mmHg。①精神错乱；②意识水平下降；③包含失明的视觉障碍（不包括典型的偏头痛先兆引起的视觉异常）；④痉挛。

C. 头痛和血压上升同时出现。

D. 通过有效治疗及控制高血压，3个月内头痛消失。

E. 除外引起神经症状的其他原因。

高血压脑病为代偿性脑血管收缩已经不能防止血压上升引起脑过度灌注时的发病，正常大脑循环的自我调节功能丧失，血管内皮通透性增高，产生脑水肿（血管源性水肿），MRI上的改变经常见于顶枕叶白质，非常明显。从影像表现上，近年将其命名为可逆性后部白质脑病综合征（reversible posterior leukoencephalopathy syndrome，RPLS）。但作为RPLS的原因，除高血压脑病以外也有很多报告。慢性高血压患者的高血压脑病，通常舒张压超过120mmHg，在Keith-Wagner分类的3或4级伴有高血压性视网膜病变，但也有原是正常血压者血压在160/100mmHg时发生脑病征象，显示出血压的波动幅度是本病发病的要因。嗜铬细胞瘤或升压有害物质的摄入，都易成为高血压脑病的原因。

4. 源于子痫前期或子痫的头痛

（1）先兆子痫引起的头痛：其诊断标准如下。

A. 头痛至少具备以下1项特征：①两侧性；②搏动性；③活动时加重，且满足C和D标准。

B. 妊娠或产褥期（产后7d内）及以下两方面定义的先兆子痫：①至少间隔4h测定的两次血压为高血压（>140/90mmHg）；②24h尿蛋白超过0.3g。

C. 血压高时发生头痛。

D. 高血压经有效治疗后头痛可在7d内消失。

E. 升压有害物质、药品使用或者嗜铬细胞瘤可能为其病因，应通过适当的检查以排除。

先兆子痫表现为多种多样的脏器损害，也可有高血压或蛋白尿及组织水肿，以及血小板减少和肝功能异常。胎盘在先兆子痫的发病中具有重要作用，认为与母亲伴有广泛免疫活性的高度炎症反应有关。

（2）子痫引起的头痛：其诊断标准如下。

A. 头痛至少具有以下1项特征：①两侧性；②搏动性；③活动时加重，且满足C和D标准。

B. 妊娠或产褥期（产后4周内）具有以下各项特点定义的子痫。①至少间隔4h，两次测定的血压为高血压（>140/90mmHg）；②24h尿蛋白超过0.3g；③发生痉挛。

C. 血压高时出现头痛。

D. 高血压经有效治疗后头痛在7日内消失。

E. 升压有害物质、药品使用或者嗜铬细胞瘤可能为其原因，应通过适当的检查以排除。

F. 除外脑卒中的可能。

子痫不仅在妊娠期，在产褥期也可发生。

5. 源于自主神经反射障碍的头痛

（1）简要特点：脊髓损伤以后，会表现出自主神经反射异常，迷走神经的兴奋可导致心动过缓，而损伤水平以下的外周血管的收缩可产生高血压和立毛现象。阵发性的高血压，收缩压可高达250mmHg，舒张压可高达200mmHg。高血压发作时可引起呼吸短促、胸痛和心力衰竭。表现出剧烈的头痛、寒战、发冷、焦虑不安、恶心、想排尿等症状，也有短暂的视物模糊、口腔金属味、头晕、头昏等症状。

（2）与偏头痛的鉴别诊断：自主神经反射障碍综合征见于胸6及其以上节段脊髓损伤，是由于下面脊髓失去了脊上中枢控制，从而使其紧张度变得特别高，从而引起心血管、内脏和腺体的症状群。

（3）临床表现：血压显著升高、心动过速或过缓、阵发性出汗和皮肤苍白、瞳孔变大。引发因素：膀胱压力过高、尿路感染、肠道张力过高、压疮、骨折、深静脉血栓形成等。治疗方法首要是预防。坚持执行膀胱和肠道康复方案，每日进行皮肤护理、避免感染。一旦发生自主神经性过反射应首先去除诱因，如因膀胱或肠道压力过高引起的，排空膀胱或肠道即可解决危机。

（四）心源性头痛

心源性头痛（cardiac cephalalgia）由 Liption 等于 1997 年正式提出，用于描述发生在心肌缺血时的一种继发性头痛，其经常由劳力诱发或加重，休息或服用硝酸甘油后缓解。冠状动脉粥样硬化性心脏病（冠心病）严重危害着人类健康，是目前影响人类生存率和病死率的主要原因之一。因此，对心绞痛、心肌梗死等急性心肌缺血事件做出迅速、确切的诊断是进行针对性治疗和降低病死率的关键。在临床工作中，对于典型心绞痛症状患者的诊断并不困难，对于诸如胸闷、气短、乏力等相对不典型的心绞痛患者在临床上也较为常见，一般不易漏诊。近年来有文献报道，头痛也可以作为心绞痛、心肌梗死的主要临床表现，但较为少见，所以临床上对由于心脏缺血性疾病导致的头痛往往容易出现误诊。特别是单纯表现为头痛的患者更易被误诊为神经内科疾病而延误诊断，造成不可预知的后果，严重者可造成患者的死亡。一般来说，典型心绞痛表现为胸骨体中段或上段之后的疼痛，可波及心前区，并放射至左肩、左臂内侧达环指和小指，或至颈、咽或下颌部，疼痛性质常为压迫、发闷或紧缩感，也可有烧灼感，偶伴有濒死感，疼痛出现后常逐步加重，然后在 3～5min 内逐渐消失，多于活动或饱餐、情绪激动时加重，休息或舌下含服硝酸酯类药物后可缓解。而不典型心绞痛也为临床常见病，尤其老年女性常表现为胸闷、胸前刺痛、异位痛、持续痛，甚至仅表现为呼吸困难，诱发及缓解方式与典型心绞痛症状也多不尽相同。

1. 病理生理学机制 有关心源性头痛的产生机制目前还未阐明，随着对其研究的不断深入，产生了各种各样的假说，其中较为公认的假说有以下 4 种。第一种假说认为头痛与肩部放射痛一样是神经传导共同通路所致，也属于牵涉痛。目前认为，急性心肌缺血引起心绞痛是由于尚未坏死的心肌因缺血、缺氧引起局部产生代谢致痛物质，如腺苷、K^+、H^+、乳酸及激肽类物质刺激心脏的交感神经末梢，经交感神经末梢传入椎旁交感神经节（从颈上神经节到第 5 胸交感神经节），再传到相应脊髓节段（一般为颈 8～胸 5 脊髓节段）的后角神经元并交叉至对侧的脊髓丘脑束上行入丘脑，再由丘脑传到大脑皮质而产生疼痛。然而由于心脏缺乏特定的痛觉纤维，来自相同脊髓节段的躯体组织的痛觉纤维也经过上述传导路径传导至大脑皮质，所以中枢常把由心脏传入的疼痛信息误认为来自躯体，常分布在胸 1～5 脊髓节段支配的体表，这就是"心脏痛"所致的牵涉痛。当发作心绞痛时，由于"共同通路"存在，可以出现左肩背部及左上肢甚至小手指的疼痛不适，甚至还可放至咽部及下颌部，而对于下颌部这一较高部位的放射痛已有学者证实，是由于心脏交感神经与三叉神经的分支下颌神经"共享"神经传导通路所致。基于这一理论，可认为心源性头痛也可能是支配头部表面的痛觉神经与心脏的交感神经通过共同的神经传导通路造成的，属于牵涉痛的一种，但这一点还有待神经解剖学进一步证实。第二种假说则认为心绞痛发作当时，短暂的心输出量下降致使左心室、右心房压力升高，血液回流受阻，颅内静脉淤血，颅内压增高导致了头痛。第三种假说认为在心绞痛发作时心肌缺血产生的代谢产物及炎症因子可以经血液循环调控远程疼痛。而且 5-羟色胺、缓激肽、组胺、P 物质等心肌缺血相关的代谢产物已被认为是潜在的致疼痛因子。第四种假说的理论依据是，心绞痛致使短暂的心脏舒张功能下降，心腔内压力骤然升高，心室壁牵张，释放脑利钠肽，脑利钠肽可通过显著扩张颅内静脉而导致头痛。

以上 4 种假说较为常见，目前较为广泛认知的是第一种，已得到很多学者的支持。此外，也有少数学者认为冠状动脉和颅内血管同时发生痉挛导致了心源性头痛的发生。当然，有关心源性头痛发生的确切机制还有待进一步研究。

一旦考虑为心源性头痛，就可以进行各种心血管系统的检查，心电图为首选检查，如果条件允许，可将心电图作为头痛患者的常规检查项目，但是常规心电图的阳性率只有 65% 左右。此时，进行平板运动试验往往可以证实头痛发作和急性心肌缺血发生具有密切关系。心肌酶也是一种评估手段，15% 的患者发现，肌酸激酶、肌酸激酶同工酶、肌钙蛋白等心肌损伤标志物明显增高。这些都可以作为诊断时的参考依据。

2. 鉴别诊断　很多类型的头痛有自己明确的病史和相应的症状，通过一些检查和分析就可以明确地鉴别出来。与心源性头痛最难鉴别的主要是以下 3 种：无先兆偏头痛、硝酸酯类药物所致头痛、单纯表现为头痛的颅内出血或颅内肿瘤，这 3 类头痛与心源性头痛较难鉴别。鉴于这 3 类头痛的治疗与心源性头痛的治疗方向存在偏差，一旦误诊误治就会造成不可预知的后果，因此其与心源性头痛的鉴别诊断就显得尤为重要。

心源性头痛的患者也可表现为偏头痛，偏头痛也可因心绞痛患者应用硝酸甘油引起，且两者均可表现为伴有恶心的严重头痛，并且任何运动也易成为诱发因素。前者需要硝酸酯类药物扩张冠状动脉，后者则需要血管收缩药（曲普坦、麦角胺制剂等）缓解头痛。显然，血管收缩药为缺血性心脏病患者禁忌，而对偏头痛患者应用硝酸酯类药物也可能会加重病情。可见，错误的诊断可能带来完全相悖的治疗方案，造成严重的临床后果。因此，区别心源性头痛和无先兆偏头痛十分重要。无先兆偏头痛缺乏典型的先兆，常为双侧颞部及眶周疼痛，可为搏动性，疼痛持续时伴颈肌收缩可使症状复杂化。发作时常有头皮触痛，呕吐偶可使头痛终止。普通和典型偏头痛的一种有用的床边检查是：压迫同侧颈动脉或颞浅动脉可使头痛程度减轻。因此，只要临床医师牢牢掌握上述心源性头痛的 7 个临床特征及无先兆偏头痛的临床特点，就能降低漏诊或误诊发生率。剧烈突发的头痛往往是颅内出血、心搏骤停的表现，颅内出血的原因往往是脑血管病，颅内肿瘤浸润血管则较为少见。抗心绞痛药物（特别是抗血小板聚集和抗凝药物）在此类疾病中是绝对禁忌。脑血管病的患病人群往往也具备多个心脑血管危险因素，并可能同时患有冠心病，因此当其发作头痛时需要与心源性头痛相鉴别。这就要求在接诊突发的、剧烈的头痛患者时要高度警惕，无论是心源性头痛还是颅内出血均可称为致命性疾病，及时、迅速地执行头颅 CT 检查以明确有无脑出血是必要的。另外，部分心绞痛患者应用硝酸酯类药物可诱发丛集性头痛，而丛集性头痛又可诱发心绞痛发作。前者只要适当减少硝酸酯类药物或停用后一段时间即可缓解，而后者一旦停用硝酸酯类药物还可能会加重心肌缺血，对于心源性头痛的患者则会加重头痛，从而增加了诊断及治疗的难度。这时，明确患者有应用硝酸酯类药物易出现头痛的病史尤为关键；其次，患者头痛发作时是否伴有心电图 ST-T 异常改变可以给予部分提示；最后，在试着减少硝酸酯类用药的同时，注意观察患者头痛症状的变化，同时加强非硝酸酯类抗心绞痛药物治疗，以上措施可用以预防不良心血管事件的发生。

（五）源于甲状腺功能减退的头痛

1. 简要特点　甲状腺功能减退的患者会出现头痛、头晕症状，甲状腺激素是身体内正常存在的激素，身体内很多细胞、组织、器官的正常工作，均有赖于甲状腺激素处于正常范围内。当患者出现甲状腺功能减退时，甲状腺激素水平偏低，很多组织、器官和细胞便不能正常工作，因为甲状腺功能减退时甲状腺激素合成分泌减少，机体处于低代谢状态，机体的代谢缓慢，包括血流的速度也会缓慢，有些患者容易出现血脂升高的情况。由于血脂升高，血液的黏稠度增加，血流的速度会更加缓慢，进入大脑中枢神经系统的血液、血流量都会减少，从而导致脑细胞的供氧能力下降，患者就容易出现嗜睡、乏力、头晕或头痛等症状。

2. 与偏头痛的鉴别诊断　甲状腺功能减退患者除了出现头痛、头晕，还容易出现心动过缓、心率慢、食欲缺乏、怕冷、少汗、关节疼痛、嗜睡、黏液性水肿、表情淡漠等一些低代谢综合征的症状。及时补充左甲状腺激素，使体内甲状腺激素水平恢复至正常，血脂降至正常，患者头痛、头晕的情况就可以得到缓解。

（六）源于禁食的头痛

1. 简要特点　如在不吃饭时表现出头痛，正常情况下有以下几个因素：①最多见的因素是低血糖反应，人在不吃饭的时候属于分解过量、消耗过量而又摄入不足的情况，这时会产生一过性低血糖反应，当血糖小于 3.9mmol/L 的时候就会表现出周身严重的不适，当血糖继续降低会表现出头晕伴有头痛、一过性意识不清、大汗淋漓、心悸、手颤等表现；②不吃饭时的头痛还会因脑血管供血不足而造成，正常情况下，在脑细胞供血不全和大脑血管缺血缺氧时，也会表现出头痛、头晕的临床症状和表现；③常存在内分泌功能失调和代谢紊乱的患者，可表现出不吃饭而头痛的临床症状，如这种症状在女性更年期和青春期时多见。

2. 与偏头痛的鉴别诊断

（1）禁食头痛的症状：正面位置，具有弥漫性，无脉动疼痛的中度至中度强度。

（2）治疗方法：源于禁食的头痛在进食后不到 72h 内消退。

六、源于头颅、颈部、眼、耳、鼻、鼻窦、牙、口腔或其他面部或颈部构造疾病的头痛或面痛

（一）源于颈部疾病的头痛

1. 简要特点 所谓的颈源性头痛主要是指颈椎病变引起的头痛，包括颈椎间盘突出、椎管狭窄、颈椎肌肉的劳损，还有肌肉痉挛引起的头痛，以及枕大神经、枕小神经引起的疼痛。由颈部病变引起的疼痛就称为颈源性头痛。颈源性疼痛的主要症状是颈部活动改变引起的头痛，是以慢性、单侧头部疼痛为主要表现的综合征。疼痛性质是一种牵涉痛。除了头痛以外，还伴随着颈部的僵硬、活动不便，有的患者还伴有上肢、下肢的一些症状。采用一些影像学检查，会发现患者的颈椎有明显的增生退变。

2. 与偏头痛的鉴别诊断 现如今，国际颈源性头痛研究组确定颈源性头痛的诊断标准为：①单侧头痛；②头颈部活动受限制；③颈部非常规体位时疼痛加重；④负重后疼痛加重；⑤疼痛发生在同一侧肩臂部，疼痛性质是一种牵涉痛。值得特别强调的是诊断性麻醉阻滞是颈源性头痛的诊断标准之一。

与偏头痛的治疗方法不同，颈源性头痛的首选治疗方式为保守治疗，主要包括口服药物治疗、物理治疗和手法治疗。

（二）源于眼部疾病的头痛

1. 源于屈光不正的头痛

（1）简要特点：屈光不正有近视、远视、散光、屈光参差等状态，临床当中某些屈光不正患者，不仅有视物模糊，可能还伴有头痛症状，主要原因如下：部分近视患者看东西模糊，但不愿意配眼镜，导致长期眯眼，双眼始终处于疲劳状态，故引发神经疲劳；再加上体质较弱或者在工作生活中用眼过度，可能会导致头痛症状；部分屈光不正患者在配戴不适合、不正确的眼镜后，尤其是伴发有散光情况下，不仅不能带来清晰视觉，甚至会加重眼睛疲劳、不适状态，故产生头痛感觉；对于屈光参差患者，由于两眼度数相差 200 度以上，在配戴眼镜后导致两边不平衡，眼睛会觉得不对称、不舒服，长期引发眼睛疲劳、酸痛，甚至造成神经系统疲劳，故引发头痛。

（2）与偏头痛的鉴别诊断：屈光不正（近视、远视或散光）系由于眼肌过度疲劳造成眼外肌及额颞部肌肉的持久收缩而致头痛，注视久后头痛加重。屈光不正的头痛特点是起病缓慢，病程较长，头痛发生在眶部及额颞部或全头部，多数无明确部位，有压迫感及沉重感，呈持续性胀痛或钝痛，程度轻重不一，常伴有眼痛、流泪、视物模糊、恶心，晨起时头痛较轻，午后加重，视力疲劳时经闭目休息后头痛可减轻或消失。屈光不正引起头痛的治疗方法：①配戴眼镜，近视配镜的选择以能矫正视力的最低度数凹球镜为宜。有内外斜视者宜早配戴眼镜。②配接触镜，根据工作需要和视力情况确定。使用接触镜时要预防角膜并发症。③手术，在角膜上做放射状角膜手术改变曲率以矫正屈光异常。

远视和散光，很容易引起屈光不正性的头痛，这是因为长期的近距离作业，如阅读、书写等，

睫状肌持续性收缩，强行调节，容易造成调节疲劳，从而引起反射性的头痛。尤其是混合性的散光，由于视网膜前、后两个焦点成像不同，使调节和融合的作用加强，因而更容易产生调节疲劳，导致头痛。

2. 源于急性闭角型青光眼的头痛

（1）简要特点：急性闭角型青光眼发作时，由于眼压急剧升高，虹膜睫状体充血、水肿，造成三叉神经末梢受压，使其反射到神经的分支、分布区，从而引起严重的偏头痛，并从这一侧与三叉神经和迷走神经中枢，以及髓质呕吐中枢之间的神经相联系。通过神经纤维连接，当眼压急剧升高时，就会发生偏头痛，同时还会发生恶心、呕吐的症状。

治疗方法就是降低眼压，即使用降眼压的药物来将眼压能够迅速地降下来，以避免视神经过度损伤。通常可以先使用眼药配合口服药物如醋甲唑胺来联合降眼压。如果上述方法效果不佳，也可以输注甘露醇来降低眼压，如果仍然无效，最后就要考虑前房穿刺，放出过量的房水，使眼压能够降下来。

（2）与偏头痛的鉴别诊断：急性闭角型青光眼患者感觉剧烈眼痛及同侧头痛时常合并恶心、呕吐，有时可伴有发热、寒战、便秘及腹泻等症状。急性闭角型青光眼引起疼痛的程度因人而异，可以有感觉眼部不适及眼周围胀感以至于最严重的眼痛和头痛。通常眼局部充血越明显，疼痛越严重。疼痛沿三叉神经分布区，亦可局限于眼部或者扩展反射到前额、耳部、上颌窦及牙齿等处。

3. 源于眼部炎症疾病的头痛

（1）简要特点：由于眼部疾病，如虹膜睫状体炎、角膜炎、角膜溃疡、眼眶感染、眼部肿瘤和眼外伤等病变时，刺激和损害了支配眼部的神经末梢而引起的头痛称眼源性头痛。虹膜炎眼压增高时会引起头痛。虹膜炎不会直接导致疼痛，可以间接地导致疼痛的症状。因为眼痛和头痛症状很难区分，头眼部有定位不准确的疼痛，所以虹膜炎可能会引起疼痛。虹膜炎的典型症状是眼痛。如果慢性的虹膜炎造成继发性的青光眼，出现眼压增高，可能会出现青光眼方面的症状。

（2）与偏头痛的鉴别诊断：眶部组织炎症、视神经炎、球后肿瘤都可引起眼部及额部疼痛，并伴有视力障碍。眼源性头痛是眼科疾病引起的头痛，有典型的单侧悸痛或跳动性头痛，头痛的部位多在单侧额顶部、额颞部或额眶部。头痛的性质为阵发性、搏动性痛或跳痛，常伴有恶心、呕吐。偏头痛过后随之出现眼肌麻痹，表现为完全性动眼神经麻痹症状、眼睑下垂、眼球偏外下方；眼球向上、下、内运动明显受限，伴有瞳孔散大；偏头痛减轻时眼球运动障碍反而加重，多为单眼发病，亦可双眼或交替发病。急性起病者可伴有视力减退，同时有眼部的出血、角膜的水肿，测眼压有助于确诊。

（三）源于耳部疾病的头痛

1. 简要特点　耳源性头痛是指由耳部疾病引起的头痛。耳部神经分布特别丰富，主要有三叉神经、舌咽神经、迷走神经和颈神经支配，因此当病变累及以上神经末梢时，可引起剧烈头痛，甚至难以忍受。以下为耳源性头痛常见的疾病。

（1）急性乳突炎：指颞骨乳突部气房及其骨质的化脓性炎症，一般为化脓性中耳炎的并发症。患者出现耳部及乳突部疼痛，可引起头痛。

（2）岩部炎：指颞骨岩部气房和骨质的化脓性炎症。患者一般以头痛就诊，有剧烈钻痛感，夜间加剧。

（3）耳源性硬脑膜外脓肿：指颞骨骨板与硬脑膜间化脓性炎症形成的脓肿，可伴有头痛、发热和脑膜刺激征，但一般无颈强直。

（4）耳源性硬脑膜下脓肿：指硬脑膜与蛛网膜间局限性脓肿，常继发于化脓性中耳炎。患者出现高热、剧烈头痛、颈强直时，可发生谵妄和昏迷。

（5）耳源性脑膜炎：指局部软脑膜和蛛网膜的化脓性炎症，常分为局限性、浆液性、化脓性三种类型。

（6）耳源性脑脓肿：指中耳感染病原体后化脓形成的单个或多个脓肿。头痛一般为主要症状，常表现为剧烈头痛，即便患者神志不清仍有呻吟声。

（7）耳源性脑积水：指脑室和蛛网膜下隙有脑脊液蓄积，并引起颅内压增高。由于三叉神经受刺激，常表现为剧烈头痛，呈持续性钻痛或跳痛，主要发生在额部或颞部。腰穿后头痛可减轻。

2. 与偏头痛的鉴别诊断 耳源性头痛的特点：可产生患侧耳部局限性头痛，有时放射到同侧颞、顶、枕部，甚至整个半侧头部；疼痛性质多为搏动性、持续性，有时也可为胀痛、间断性；疼痛较剧烈，有时难以忍受。当出现头痛剧烈、性质改变、部位扩散，并伴有恶心、呕吐、发热或某些神经系统损害时，多表示出现了颅内并发症。

（四）源于牙齿疾病的头痛

1. 简要特点 当牙痛引起头痛时，常见于两种疾病，一种是牙神经发炎导致头痛，另一种是智齿发炎，休息不好也会导致头痛。牙神经发炎学名为牙髓炎，常见原因为龋齿。当龋齿中感染波及牙髓使牙神经发炎后即产生疼痛，主要特点是疼痛比较剧烈，并且疼痛具有放散性、不定位的特点，疼痛可以放射到同侧头部、耳部和颞部。因此，当发生局部牙痛，并且伴有偏头痛、耳朵痛时，应高度怀疑牙髓炎存在，需要逐一进行患侧牙齿检查，确定病原牙并进行根管治疗。另外，如果口腔内有没有完全萌出的智齿，智齿发炎也会伴发半侧偏头痛，是由于智齿发炎以后，饮食不是特别好，同时也会影响休息，所以有可能出现偏头痛现象。

2. 与偏头痛鉴别特点 牙病所致的头痛常位于患侧颞部、额部及面部，疼痛的性质多为搏动性痛、钝痛、刺痛。当出现继发性三叉神经痛时，则出现起始于患牙的发作性剧烈头痛。疼痛沿三叉神经第2、3支分布区域放射，甚至可波及整半侧头部，疼痛剧烈，如闪电样、刀割样，每次历时数秒至数分钟，可多次发作，夜间可减轻。牙痛、牙龈炎症多呈持续性灼痛、胀痛或跳痛，疼痛局限于病变部位，向额颞部放射。颞颌关节病变为持续性钝痛，可由局部向颞部放射，张口时疼痛加重。

（五）源于鼻或鼻窦疾病的头痛

1. 简要特点 鼻炎引起的头痛，也就是鼻源性头痛，主要是由感染引起的头痛和非感染引起的头痛。鼻腔疾病引起头痛，是由于三叉神经的翼腭神经节和鼻睫神经受到刺激而发生。感染性鼻源性头痛，往往伴有鼻腔及鼻窦的急性炎症感染。急性鼻窦炎引起的头痛性质，往往有一定部位和时间，与炎症的鼻窦部位有关。鼻窦炎引起的头痛，是由于鼻窦内脓性分泌物、细菌毒素和黏膜肿胀，刺激和压迫神经末梢所导致。非感染性鼻源性头痛，多见于鼻中隔高位偏曲、鼻内肿瘤、萎缩性鼻炎及过敏性鼻炎等。

2. 与偏头痛的鉴别诊断 鼻源性头痛患者一般均有鼻病史，但都无颅内压增高体征。当转动头部、低头或咳嗽时头痛加剧，但神志始终清楚。鼻源性头痛多表现为隐痛或钝痛，无波动感，与头位变动有关，滴入鼻黏膜血管收缩剂后头痛可减轻。急性鼻窦炎常伴有较剧烈的头痛，额窦、筛窦及蝶窦的炎症疼痛多在前额部，常呈钝痛或隐痛，可放射到眶部和颞部。上颌窦炎症疼痛多在面部，可放射到前额部。头痛常是鼻窦恶性肿瘤的一个晚期症状，额部癌肿多引起患侧额部头痛。筛窦癌肿可引起鼻梁部疼痛等。

（六）源于颞下颌关节紊乱的头痛

1. 简要特点 颞下颌关节的患者有部分会伴发头痛症状，主要是因为颞下颌关节紊乱综合征的患者很多都会伴随咀嚼肌问题，如咀嚼肌痉挛、咀嚼肌筋膜炎、咀嚼肌疼痛及紧咬牙的情况，患者往往都会伴随有头痛，通常跟颞下颌关节病密切相关。如果出现颞下颌关节紊乱综合征，并伴有头痛症状，应尽早到正规医院的口腔科、口腔颌面外科或口腔关节科就诊。通过治疗去除引起颞下颌关节紊乱综合征的病因，如夜磨牙、紧咬牙、咬合紊乱等，通常去除病因后，颞下颌关节紊乱综合征的症状会明显减轻，头痛症状也会逐渐消失。

2. 与偏头痛的鉴别诊断　源于颞下颌关节紊乱的头痛为太阳穴部位的头痛，下颌运动时疼痛加重。临床检查可确认为颞肌区头痛，颞肌触诊或下颌运动可引发颞部熟悉的头痛。颞下颌关节紊乱综合征的头痛表现多样，大多为紧张性头痛，疼痛主要来源于肌，如肌筋膜痛，呈持续钝痛，多为双侧，患者常诉头部有紧束感，通常不会显著影响日常生活。少数的颞下颌关节紊乱综合征患者有偏头痛，其疼痛来源于神经血管，疼痛呈搏动性、单侧性，疼痛剧烈，可伴恶心、呕吐、眩晕等症状，可显著影响日常生活。

第三节　痛性脑神经病变和其他面痛

（一）三叉神经痛

三叉神经痛是原发性三叉神经痛的简称，表现为三叉神经分部区域内短暂的反复发作性剧痛。以成年及老年人多见，40岁以上患者占70%～80%，女性多于男性。三叉神经痛常局限于三叉神经第2、3支分布区，以上颌支、下颌支多见。发作时表现为以面颊，以及上、下颌及舌部明显的剧烈电击样、针刺样、刀割样或撕裂样疼痛，持续数秒或1～2min，突发突止，间歇期可完全正常。患者口角、鼻翼、颊部或舌部为敏感区，轻触可诱发，称为扳机点或触发点。严重病例可因疼痛出现面肌反射性抽搐，口角牵向患侧，即痛性抽搐。病程呈周期性，发作可为数日、数周或数月不等，缓解期如常人。随着病程迁延，发作次数逐渐增多，发作时间延长，间歇期缩短，甚至为持续性发作，很少自愈。神经系统体格检查一般无阳性体征，患者主要表现为因恐惧疼痛而不敢洗脸、刷牙、进食，面部口腔卫生差、面色憔悴、情绪低落。

鉴别：三叉神经痛发病前常无预兆，呈突然发病。有面部扳机点或触发点，患者发病时多用手掌使劲揉搓面部以缓解疼痛。

（二）舌咽神经痛

舌咽神经痛是一种少见的神经性疼痛，占颅面部疼痛综合征的0.2%～1.3%，以舌根部、咽喉部、扁桃体窝、下颌角、耳深部及乳突等部位出现的阵发性剧痛为特点，疼痛剧烈时可能会伴有心动过缓、低血压、晕厥、抽搐或心搏骤停等症状，严重影响生活质量甚至危及生命。对舌咽神经痛的诊断主要依据临床症状，如扳机点的触发、疼痛的部位及性质等，临床治疗可有效缓解症状。舌咽神经痛是一种出现于舌咽神经分布区的阵发性剧痛，可分为原发性和继发性舌咽神经痛两大类。

鉴别：①病因可能与小脑后下动脉、椎动脉压迫神经进入区有关，除此之外，可由于小脑脑桥角处肿瘤、炎症、囊肿及鼻咽部肿瘤或茎突过长症等原因引起。②疼痛部位在患侧舌根、咽喉、扁桃体、耳深部及下颌后部，有时以耳深部疼痛为主要表现。③疼痛性质为突然发作，骤然停止，每次发作持续数秒或数十秒，很少超过2min，亦似针刺样、刀割样、烧灼样、撕裂样及电击样的剧烈性疼痛。若为继发性的疼痛则时间长或呈持续性，诱因和扳机点可不明显，且夜间较重。④诱因常为吞咽、咀嚼、说话、咳嗽、打哈欠时诱发疼痛。⑤50%以上有扳机点，部位多在咽后壁、扁桃体、舌根等处，少数在外耳道。若为继发性的，则扳机点可不明显，同时有舌咽神经损害症状，如软腭麻痹、软腭及咽部感觉减退或消失等。⑥其他症状：吞咽时常引起疼痛发作，虽然发作间期无疼痛，但因惧怕诱发疼痛而不敢进食，患者因进食进水少而变得消瘦甚至脱水，出现咽部不适感、心律失常及低血压性晕厥等。⑦神经系统查体无阳性体征。若为继发性的，可有咽、腭、舌后1/3感觉减退、味觉减退或消失、腮腺分泌功能紊乱。也可有邻近脑神经受损症状，如第Ⅸ、

Ⅹ及Ⅺ对脑神经损害以及霍纳综合征表现。

（三）中间神经痛

中间神经痛又称膝状神经痛或 Hunt 神经痛，最早于 1909 年报道，临床上十分少见。典型症状为中间神经分布区的电击样疼痛，患者常因"阵发性耳痛"就诊，由于耳区感觉神经重叠分布，故其诊断十分困难。中间神经痛通常为一侧性的面部疼痛，多在晚上睡后 1 个多小时出现，持续30min 到几小时，发作时可伴有痛侧的流泪和鼻黏膜充血。中间神经痛分为两种类型：一种是以耳痛为主的耳型，疼痛在耳内或耳前开始，呈间歇性、阵发性或持续性剧烈疼痛，可扩散到面部深层结构，但其疼痛程度则较耳痛为轻，这种类型常需与舌咽神经痛相鉴别；另一种为边界不清的面部疼痛，通常为连续几小时的疼痛，可伴有同侧副交感神经活动过度的表现，患者以中年或老年男性居多。

鉴别：①疼痛性质：发作性烧灼痛，持续时间长，达数小时，短者可持续数分钟；②疼痛部位：主要位于一侧外耳道、耳郭及乳突等部位，严重者可向同侧面部、舌外侧、咽部及枕部放射；③伴随症状：局部常伴有带状疱疹，还可有周围性面瘫，以及味觉和听觉改变。

（四）枕神经痛

枕神经痛是指枕大神经或者枕小神经由于器质性或者功能性问题导致放射至其支配区域疼痛的疾病，在临床中十分常见。引起枕神经痛的原因主要有颈椎周围的退行性改变及损伤、炎症、肿瘤等。枕区外伤、感冒、枕神经卡压或椎基底动脉供血不足皆为引起后枕部或枕下区疼痛的原因。这种疼痛可以向顶区、颞区扩散，疼痛多呈现针刺样跳痛或者放射样疼痛，有一些明显的诱因可以增加痛感，如咳嗽、转头、情绪紧张、焦虑等。

鉴别：枕神经痛呈阵发性剧烈疼痛，位于枕部和后颈部，向头顶（枕大神经）、乳突部（枕小神经）和外耳部（耳大神经）放射，沿神经走行的上颈部偶有触痛。疼痛性质多为持续性钝痛，并伴阵发性加剧，也有间歇性发作。头颈部活动、咳嗽、喷嚏时疼痛加剧。枕外隆凸下常有压痛，枕大和枕小神经通路也可有压痛，枕神经分布区可有感觉过敏或轻度感觉缺失，其他神经体征少见。Ｘ线、CT、MRI 等影像学检查有助于确定颈枕区病变。

（五）颈-舌综合征

过度转颈使寰枢关节一过性半滑脱，压迫神经根引起枕区和颈部神经根性剧痛，以及舌神经传入纤维受累导致同侧一半舌麻木，称为颈-舌综合征。颈动脉功能障碍可能引起包括一半面、舌在内的半身麻木，这与颈-舌综合征孤立的一半舌出现麻木容易鉴别。因舌神经传入纤维在舌下神经内与第二颈神经根一起经过寰枢关节处，当第二颈神经根受压时可同时损伤舌的传入纤维而引起半侧舌麻木。

鉴别：本综合征最突出的特点是猛转头时出现枕颈区剧痛，同时一半舌麻木，这种麻木感有别于椎基底动脉功能障碍或周期性偏头痛所引起的口周围麻木，后者多伴有同区刺痛，但舌无异常感觉。

（六）痛性视神经炎

视神经炎（optic neuritis）是视神经任何部位发炎的总称，泛指视神经的炎性脱髓鞘、感染、非特异性炎症等疾病。当肿胀（炎症）损害视神经时，即会发生视神经炎。视神经炎大多为单侧性，视神经炎多见于儿童，球后视神经炎多见于青壮年。视神经是一束神经纤维，可将视觉信息从眼睛传递到大脑。视神经炎的常见症状包括眼球运动引起疼痛，以及一只眼睛的暂时性视力丧失。视神经炎的体征和症状可能是多发性硬化症（MS）的初始指征，也可能发生于多发性硬化症病程后期。多发性硬化症是一种引起脑部神经和视神经发炎并对其造成损害的疾病。除多发性硬化症外，视神经发炎还可能伴发于其他疾病，如感染或狼疮等免疫性疾病。在极少数情况下，视神经脊髓炎会引起视神经炎和脊髓炎。

鉴别：痛性视神经炎的疼痛多与眼球运动有关，并伴有视力下降。眼球转动时眼球后部牵引样疼痛、眶深部压痛、视力突然下降，甚至发病数日即可降至光感或无光感。源于缺血性动眼神经麻痹的头痛患者，瞳孔对光反射迟钝或消失，或对光反射不持久。眼底检查：视神经炎时视神经乳头充血、轻度隆起（3D 以下）、边缘不清、生理凹陷消失，视网膜静脉充盈迂曲，视神经乳头周围视网膜水肿混浊、火焰状出血及黄白色渗出，有时可波及黄斑部导致黄斑部出现放射状水肿、皱褶。球后视神经炎时，早期眼底基本正常，晚期视神经乳头颜色变淡，视神经萎缩。

（七）Tolosa-Hunt 综合征

托洛萨-亨特（Tolosa-Hunt）综合征（THS）特指因海绵窦、眶上裂或眶尖部非特异性肉芽肿性炎症导致的痛性眼肌麻痹。临床表现主要为一侧眶周痛或头痛伴同侧眼球运动神经麻痹、眼交感神经麻痹及三叉神经眼支和上颌支分布区感觉减退，糖皮质激素治疗有效，有复发和缓解的过程。THS 中的脑神经损害可为通过海绵窦的任一神经，即第Ⅲ、Ⅳ、Ⅵ对脑神经和（或）第Ⅴ对脑神经第 1 支，亦有第Ⅶ对、第Ⅷ对脑神经及视神经受累的报道。动眼神经是最常出现的单个神经受损，支配瞳孔放大的交感神经也偶有受累，甚至有些病例中只表现为单纯眼内肌受累。

鉴别：Tolosa-Hunt 综合征为①单侧头痛且头痛在第Ⅲ、Ⅵ和（或）Ⅳ对脑神经麻痹之前 2 周出现或同时出现；头痛位于同侧眉眼部；②同侧第Ⅲ、Ⅵ和（或）第Ⅳ对脑神经一条或多条麻痹且 MRI 或活检提示海绵窦、眶上裂或眶部的肉芽肿性炎症。

（八）三叉神经交感-眼交感神经综合征

三叉神经交感-眼交感神经综合征（Raeder 综合征）：Raeder 最先于 1918 年和 1924 年报道了 5 例 "三叉神经旁的眼交感神经麻痹" 病例，并提出引起这种综合征的病变位于颅中窝的三叉神经节附近。除疼痛和部分交感神经麻痹外，可有第Ⅱ～Ⅵ对脑神经中的 1 个或多个受累，故又称为三叉神经旁综合征，主要表现为神经痛和不典型霍纳综合征。Raeder 综合征主要表现为不典型霍纳综合征和神经痛，部分患者可伴有鞍旁脑神经病变。该综合征为颈交感神经第三级神经元经颈内动脉的行径受损。由于支配面部汗腺的交感纤维在颈动脉分叉前即已发出（沿颈外动脉走行）而未受累，所以该综合征不伴有面部汗腺分泌功能障碍，这与典型霍纳综合征不同。Shoja 等将 Raeder 综合征分为两型。Ⅰ型表现为神经痛和蝶鞍旁脑神经受累症状，多伴肿瘤、外伤、感染等，需要彻底检查确定颅内病变性质，预后取决于具体病因；Ⅱ型表现为自限性的神经痛和眼交感神经麻痹，但无鞍旁脑神经受累症状，病因多为炎症、免疫性或血管性疾病等（有时病因不明），有自限性，预后较好。两型均以男性患者居多。Raeder 综合征的预后主要取决于病因：Ⅰ型根据病因可进行手术、放化疗等；Ⅱ型主要给予保守治疗，使用血管收缩药、镇痛药及阿米替林可缓解疼痛。

鉴别：Griman 等将该综合征分为 3 组亚型：第 1 组表现为多发性鞍旁脑神经（第Ⅲ、Ⅳ、Ⅴ、Ⅵ对脑神经）受累或有三叉神经（第 2、3 支或全部）受累症状；第 2 组伴有典型的偏头痛病史；表现为非典型的疼痛，可仅出现三叉神经第 1 支受累。第 1 组需查找鞍旁肿瘤或动脉瘤，第 2、3 组两者相类似，预后良好。因此可将第 1 组称为 Raeder 综合征Ⅰ型，第 2 组及第 3 组合并为 Raeder 综合征Ⅱ型，这样有助于从临床表现、病因上指导治疗方案的制订及预后判断。两者特点：Raeder 综合征Ⅰ型的病因包括肿瘤、外伤（颅骨骨折）、感染、颈内动脉瘤，临床特征为眼部交感神经麻痹、三叉神经症状、多发性鞍旁脑神经受损，其预后取决于病因。Raeder 综合征Ⅱ型病因包括偏头痛、慢性炎症（中耳、鼻旁窦、牙齿等）、半月神经节带状疱疹，表现为眼部交感神经麻痹，可有或无三叉神经症状，其预后好，有自限性。Ⅰ型较Ⅱ型更为罕见，两型都以男性患者居多。

（九）复发性痛性眼肌麻痹神经病

复发性痛性眼肌麻痹神经病：本病的病因不明，但用免疫抑制药类固醇进行药物治疗有良好效果。有人推测本病可能是一种免疫反应性疾病，病理改变仅限于海绵窦段的颈内动脉外膜及其附近的硬脑膜，病理性质为非特异性慢性炎性肉芽组织。痛性眼肌麻痹多见于单眼受累，少数患者亦可侵犯双眼。主要临床表现可归纳为两大特点：①早期为球后、眶区持续性剧烈疼痛，刺痛或撕裂样痛，可放射至额部或颞部，严重者伴有恶心、呕吐，此为三叉神经眼支被激惹所致；②疼痛数日后出现急性完全性或不完全性第Ⅲ、Ⅳ对脑神经及第Ⅴ对脑神经第 1 支、第Ⅵ对脑神经麻痹。三叉神经受累时，多数患者只侵犯第Ⅴ对脑神经第 1 支，少数患者亦可同时侵犯第Ⅴ对脑神经第 1、2 支。脑神经受累的原因是海绵窦的硬脑膜炎症影响了有关的脑神经。另外少数患者可出现其他眼部体征：①炎症侵犯视神经时则有视力障碍；②视神经乳头水肿；③眼内肌受累；④眼球突出、眼睑水肿、球结膜充血。这可能是由于眼肌麻痹，致肌肉松弛，使眼眶静脉血液回流不畅，造成淤血而引起眼睑水肿和球结膜充血。

（十）灼口综合征

灼口综合征（burning mouth syndrome，BMS）：是一种表现为口腔黏膜灼痛，但不伴有明显口内检查异常、临床损害体征及组织学改变的良性病变。2%～3.7% 的人群患有该病，其中女性的数量约为男性的 7 倍。绝经后女性患者占绝大多数，男性及绝经期前、围绝经期女性也可能受到该病的困扰。灼口综合征的症状多样，烧灼感也会出现在口腔内的任何一个部位，但是对大多数患者来说，烧灼感通常位于舌尖和舌侧、舌背、上腭、唇内侧黏膜。患者可能会觉得有被热的食物烫过的感觉，可能出现酸、苦或金属味觉，还会感到口干。灼口综合征的发病通常是渐进的，没有已知的促发因素或者行为，病因复杂。目前认为可能的诱发因素有局部、全身、精神和神经等多方面因素，传统的观点认为精神因素占主要作用；局部因素包括残根、残冠、真菌感染等；全身因素包括更年期综合征、糖尿病、医源性菌群失调、维生素缺乏等。

鉴别：以口腔黏膜（以舌表面为主）烧灼样疼痛，或具有异常感为主诉；临床上有 3 个典型特点：①最常见的表现为在醒来后整个 1d 的时间症状持续存在；②晨起时没有或有少许的烧灼感，症状在白天随时间推移加重，晚上症状最重；③最不常见的表现为有间歇性的症状，存在无症状期。

（十一）持续特发性面痛

持续特发性面痛（persistent idiopathic facial pain，PIFP）是指持续性面痛和（或）口腔痛，临床表现多样，但仍是反复发作，每天超过 2h，持续超过 3 个月，无神经损害的临床证据。持续特发性面痛（PIFP）最初被称为非典型面部疼痛，是指沿着三叉神经分布区内的疼痛，不适用于其他脑神经痛的经典呈现。疼痛通常持续时间长或持续大部分时间（如果不是连续的），为单侧，并且没有自主症状或体征。它被描述为严重的疼痛、破碎的感觉或燃烧感。PIFP 通常没有特定的原因。然而，三叉神经近端或远端损伤均可导致该病。中枢或外周脱髓鞘可引起 PIFP 症状。感染原因也应考虑在内。

鉴别：疼痛在面部，每天都存在，并持续一整天或大部分时间；疼痛被局限于脸部一侧的有限区域，并且是严重的；此外，疼痛与感官损失或其他物理迹象无关，实验室或影像学研究没有异常。

（徐　鹏　赵春霞）

参 考 文 献

Duggal AK, Chowdhury D. 2021. SUNCT and SUNA: an Update. Neurol India, 69(Supplement): S144-S159.

Lambru G, Rantell K, Levy A, et al. 2019. A prospective comparative study and analysis of predictors of SUNA and SUNCT. Neurology, 93(12): e1127-e1137.

Weng HY, Cohen AS, Schankin C, et al. 2018. Phenotypic and treatment outcome data on SUNCT and SUNA, including a randomised placebo-controlled trial. Cephalalgia, 38(9): 1554-1563.

Yamani N, Olesen J. 2009. New daily persistent headache: a systematic review on an enigmatic disorder. J Headache Pain, 20(1): 80.

第七章　偏头痛的实验室检查

第一节　偏头痛血液学检查

伤害性刺激可引起外周组织释放和生成多种化学和细胞因子，参与激活和调制伤害性感受器，包括：①组织损伤产物，如缓激肽、前列腺素、5-羟色胺、组胺、乙酰胆碱、腺苷三磷酸、H^+和K^+等；②感觉神经末梢释放，如谷氨酸、P物质、降钙素基因相关肽、甘丙肽、胆囊收缩素、生长抑素、一氧化氮等；③交感神经释放，如神经肽Y、去甲肾上腺素、花生四烯酸代谢物等；④免疫细胞产物，如白细胞介素、阿片肽、激肽类等；⑤神经营养因子；⑥血管因子，如一氧化氮、激肽类、胺类等。创伤和炎症反应产生的这些介质可直接激活伤害性感受器，使高阈值痛觉感受器转化为低阈值痛觉感受器，进而产生痛觉致敏。

随着生物标志物研究的不断进展，人们对偏头痛的病理生理学有了更深入的理解，也为偏头痛患者的诊断和治疗带来了更多的可能，多种生物标志物已成为偏头痛治疗的潜在靶点，为偏头痛的精准诊断、治疗选择及预后评估带来了新的选择，提供了新的思路与方法。

一、一般性检查

（一）偏头痛发作期一般性检查

一般性血液学检查有助于进行偏头痛的鉴别诊断，排除继发性头痛的因素。研究表明，偏头痛发作患者的白细胞计数（WBC）、中性粒细胞绝对值（N）、淋巴细胞绝对值（L）、血小板计数（PLT）、中性粒细胞/淋巴细胞比率（NLR）与健康者之间存在差异，偏头痛发作患者的WBC、N、NLR升高，PLT降低，提示WBC、N、PLT尤其是NLR可以作为偏头痛发作时的血清学重要炎症标志物。

（二）偏头痛发作间期一般性检查

Hülya Olgun等同样发现，偏头痛发作期间血清C反应蛋白（CRP）、N、NLR、单核细胞/淋巴细胞比率（MLR）和C反应蛋白/白蛋白比率（CAR）水平较高，CAR和L水平较低。观察到有先兆偏头痛的血清NLR水平高于无先兆偏头痛患者。与无家族史的患者相比，有阳性家族史的偏头痛患者的NLR水平更高。虽然无特异性，但血清NLR、MLR、PLR和CAR水平可能是具有不同临床特征的偏头痛亚型相关的潜在生物标志物，如偏头痛发作期、有先兆偏头痛和有偏头痛家族史的患者。炎症标志物的升高程度可能表明疾病的严重程度。

二、代谢标志物检查

代谢组是指一个细胞、组织或器官中代谢物的集合，包含一系列不同类型的小分子，通常分子量<1000Da，如肽、脂类、核酸、碳水化合物等。代谢组学指对一个生物系统内所有的小分子代谢物进行定性和定量分析，检测生物系统受刺激或扰动后其代谢产物的变化。利用代谢组学，可以动态跟踪有机体代谢物的整体组成，解析和辨识研究对象的病理、生理状态及其与基因组成、环境因子等的关系。代谢组学作为后基因时代一种新兴的临床研究手段，可以用于寻找偏头痛潜在的生物标志物、探索偏头痛的发病机制、寻找新的治疗靶点及提供新的有效手段。

（一）代谢组学对偏头痛生物标志物筛选的意义

迄今为止，偏头痛仍缺乏特异性的生物标志物，目前虽有研究报道了偏头痛患者血液、组织、脑脊液中的潜在生物标志物，但研究结果尚不一致。因此，筛选出特异性及敏感性好的生物标志物对偏头痛患者的诊断及治疗具有重要作用。

1. 非靶向代谢组学对偏头痛生物标志物筛选的意义　非靶向代谢组学是对有机体内源性代谢物的全面系统分析，可以获取大量代谢物数据，从中发现差异代谢物。应用液相色谱-质谱法、通路分析和富集分析表明，在偏头痛患者中色氨酸、精氨酸和脯氨酸代谢及氨酰 tRNA 生物合成是三个变化最明显的通路。受试者操作特征曲线（ROC 曲线）分析表明糖基-1-脯氨酸、N-甲基-DL-丙氨酸和蛋氨酸是偏头痛潜在的敏感而特异的生物标志物，其特异性可能比偏头痛的传统生物标志物 5-羟色胺更强。

2. 靶向代谢组学对偏头痛生物标志物筛选的意义　靶向代谢组学是针对特定一类代谢物的研究分析，如胆汁酸、磷脂等，相对于非靶向代谢组学其筛选范围小，但针对性强，重复性和敏感性也较高。应用液相色谱/串联质谱检测，发现慢性偏头痛患者血清中的 3-羟基邻氨基苯甲酸、L-犬尿氨酸、5-羟基吲哚乙酸、喹啉酸、3-羟犬尿氨酸及犬尿酸的水平显著降低；相反，色氨酸、黄尿酸及邻氨基苯甲酸显著升高。从而推测 L-犬尿氨酸可以通过抑制 NMDA 受体的激活对偏头痛起保护作用。利用 ^{1}H-MRS 技术发现，偏头痛患者的 N-乙酰天冬氨酸（N-acetyl aspartate, NAA）/肌酸（creatine, Cr）值显著降低，胆碱（choline, Cho）/Cr 和肌醇（myoinositol, MI）/NAA 值显著增加。另外，偏头痛的持续时间及发作频率与 NAA/Cr 值的降低和 Cho/Cr 值的增加显著相关。

（二）代谢组学对偏头痛发病机制的意义

代谢组学揭示，偏头痛患者的代谢物变化不同于健康对照组，为偏头痛发病机制的研究提供了新的思路和方法。

1. NMDA 受体激活对偏头痛发病机制的意义　NMDA 受体是一种离子通道型谷氨酸受体，其激活在偏头痛的发病机制，如皮质扩散性抑制、三叉神经血管系统激活中起重要作用。通过代谢组学，发现与 NMDA 受体结合的神经递质及其代谢物的变化，从而推测 NMDA 受体的激活可能是偏头痛的发病机制。应用液相色谱/串联质谱检测，发现慢性偏头痛患者血清中 3-羟基邻氨基苯甲酸、5-羟基吲哚乙酸、L-犬尿氨酸、3-羟犬尿氨酸、犬尿酸及喹啉酸的水平显著降低；相反，黄尿酸、色氨酸及邻氨基苯甲酸显著升高。这提示在偏头痛的发病机制中，L-犬尿氨酸单向代谢为邻氨基苯甲酸，消耗了 3-羟犬尿氨酸和犬尿酸。犬尿酸是 NMDA 受体甘氨酸位点的竞争性拮抗剂，在偏头痛实验动物的模型中，L-犬尿氨酸或犬尿酸的合成类似物可抑制三叉神经节的激活，抑制皮质的扩展和血脑屏障通透性的变化，因此犬尿酸通过抑制 NMDA 受体的激活而对偏头痛起保护作用。

2. 谷氨酰胺神经传导受损对偏头痛发病机制的意义　通过代谢组学，可发现偏头痛患者谷氨酰胺、谷氨酸及其代谢产物的差异，从而推测谷氨酸神经传导受损参与了偏头痛的发生及其慢性化。N-乙酰天冬氨酰谷氨酸（N-acetyl-based aspartate glutamate, NAAG）是哺乳动物神经系统中最丰富的肽类神经递质，在神经元内 NAAG 合成酶的催化下，以 N-乙酰天冬氨酸和谷氨酸为原料合成。谷氨酰胺（glutamine, Gln）在神经胶质细胞中由谷氨酸和氨通过谷氨酰胺合成酶合成，后释放入细胞外基质，再运输进入神经元，通过谷氨酰胺酶转化为谷氨酸，再生的谷氨酸在兴奋性神经传导中起直接作用。研究显示，家族性偏瘫型偏头痛（familial hemiplegic migraine, FHM）患者小脑上蚓部的脑实质分数、NAAG 和谷氨酸水平显著降低，肌醇（myoinositol, MI）水平显著升高。其中脑实质分数和 NAAG 水平与小脑评分显著相关。结果表明，FHM 患者小脑上蚓部存在区域性神经元损伤，局部萎缩与 NAAG 水平相关，谷氨酸水平的降低可能部分反映了谷氨酸神经传导受损，研究结果对监测 FHM 进展有一定帮助。

3. 神经活动增加对偏头痛发病机制的意义　通过代谢组学，可发现偏头痛患者能量代谢物的异常，从而推测出偏头痛患者存在神经活动的增加，以进行内源性神经保护和渗透调节。以雄性大鼠腹腔内注射硝酸甘油法制作偏头痛模型，以生理盐水作为对照组，采用选择性弛豫增强磁共振光谱序列对比代谢差异。注射硝酸甘油后 10min，偏头痛模型小鼠的乳酸水平显著增高。注射硝酸甘油后 2h，对照组的牛磺酸水平进行性下降，而偏头痛模型组仍升高。与对照组相比，偏头痛模型组的总肌酸水平随时间显著下降，而甘氨酸、谷氨酸及 Gln 水平随时间升高。乳酸的升高和总肌酸的下降提示神经活动增加及糖酵解的改变，可能与跨神经元细胞膜的钠离子梯度改变及钠钾 ATP 酶活性增加相一致。牛磺酸水平的显著增加可能是内源性神经保护和渗透调节以维持内环境稳态的结果。偏头痛模型组代谢谱的变化与神经活动及血管舒张的早期变化一致，也与神经保护和渗透调节的逐步增强一致。

（三）代谢组学对偏头痛治疗的意义

目前偏头痛的治疗主要包括发作期的治疗，如非甾体抗炎药、麦角类制剂和曲普坦类药物，以及预防性治疗（如 β 受体阻滞药、钙通道阻滞药、抗惊厥药等）。在外源性药物的作用下，机体的代谢水平会发生改变，代谢组学方法可以发现药物作用下机体代谢水平的变化，从而探索药物对偏头痛的影响，以阐明药物的作用机制，同时也可以对偏头痛的治疗进行疗效评估及预测，为偏头痛的个体化、精准化治疗提供帮助。

1. 盐酸氟桂利嗪治疗偏头痛　采用皮下注射硝酸甘油制备偏头痛大鼠模型，利用气相色谱高通量飞行时间质谱仪（GC-TOF-MS）分析正常组、模型组及盐酸氟桂利嗪干预组血清及三叉神经颈髓复合体（TCC）部位的代谢状态。与模型组相比，盐酸氟桂利嗪组血清中 5-甲氧基色胺、L-天冬酰胺、α-乳糖等代谢物及脑组织 TCC 部位中肌苷、甘油酸、D-葡萄糖、磷酸乙醇酸等代谢物发生改变，主要涉及氨基酸代谢通路、能量代谢通路等，由此推测盐酸氟桂利嗪可能通过影响氨基酸代谢、能量代谢等改善硝酸甘油致偏头痛模型大鼠的代谢紊乱。

2. 大川芎方治疗偏头痛　采用同样的偏头痛大鼠模型在不同时间点检测谷氨酸代谢变化及整体代谢状况，探讨大川芎方（DCXF）治疗偏头痛的作用机制，采用 GC-TOF-MS 技术，检测在给药后 30min、60min 及 90min 后获取的血样和 TCC 样品，结果表明 DCXF 可以改善偏头痛大鼠血清和 TCC 的代谢状况，并显示出治疗的时间趋势，主要与氨基酸代谢有关（谷氨酸、天冬氨酸和丙氨酸代谢）。应用 Western Blot 及 RT-PCR 技术检测了与谷氨酸代谢相关的蛋白质及其对应的 mRNA，发现在给药后 60min 和 90min，DCXF 可以增加谷氨酰胺合成酶的表达，在给药后 90min，DCXF 可以增加兴奋性氨基酸转运体-1 的表达。因此，推论 DCXF 可以增加谷氨酰胺合成酶及兴奋性氨基酸转运体-1 的表达，从而促进 TCC 及血清的谷氨酸循环，起到治疗偏头痛的作用。

3. 正天丸治疗偏头痛　利用高效液相色谱飞行时间质谱仪（UPLC-Q-TOF-MS）分析偏头痛模型组及正天丸干预组大鼠的血浆代谢谱，初步筛选出 3,4-二羟苯乙二醇、磷脂酰胆碱及未确定化合物（质荷比为 312.32）3 种差异代谢物。磷脂酰胆碱的差异提示正天丸可能存在纠正神经细胞传递紊乱的作用。3,4-二羟苯乙二醇是去甲肾上腺素的重要代谢产物，提示正天丸可能通过提高痛阈值起到镇痛作用。

4. 天麻钩藤饮治疗偏头痛　通过 16S rRNA 测序和液相色谱-质谱法技术，分析正常对照组、偏头痛组及天麻钩藤饮（tianma gouteng drink，GU）给药组肠道微生物群落结构和血浆代谢组学的差异，并进行血浆生物标志物与肠道菌群的相关性分析。结果发现，对照组与偏头痛组的肠道微生物结构和功能存在差异，GU 干预后，偏头痛组肠道微生物的失调得以改善，其血浆代谢产物的变化与肠道菌群的变化是一致的，主要涉及的代谢通路包括精氨酸和脯氨酸代谢、色氨酸代谢、烟酸和烟酰胺代谢，以及酪氨酸代谢。通过热痛觉过敏试验，证实 GU 可以提高偏头痛模型大鼠的热阈值，同时检验 4 种与偏头痛相关的血浆生化指标。研究发现，与对照组相比，偏头痛组的 NO、CGRP 及 ET 水平升高，5-羟色胺水平降低，而 GU 给药后，这 4 种生化指标与对照组无显著性差异。从而证实 GU 治疗对偏头痛有效，并推测食物或天然药物可以通过调节肠道菌群，影响脑-肠轴，从而对偏头痛起到治疗作用。

三、生物化学标志物检查

研究发现，偏头痛患者血液、脑脊液及唾液中存在潜在的阳性标志物，多与偏头痛的炎性病理生理过程相关，但研究结果尚不一致，甚至完全相反。因此，筛选出特异性及敏感性俱佳的生物化学标志物对于偏头痛患者的靶向治疗具有至关重要的作用，多种生物标志物已成为偏头痛治疗的潜在靶点，为偏头痛患者的治疗带来了新的选择。

（一）血管学标志物

1. 炎症介质　偏头痛具体的发病机制尚不明确，而三叉神经血管系统的炎症反应已成为重要的病理生理学基础，环境、激素水平、情绪等因素均有可能诱发炎症反应，从而导致诸多炎症介质释放，主要包括白细胞介素（interleukin，IL）（如 IL-1、IL-6、IL-10）、转化生长因子、高敏 C 反应蛋白（high-sensitive C-reactive protein，hs-CRP）、肿瘤坏死因子-α（tumour necrosis factor，TNF-α）等。研究发现，偏头痛患者的纤维蛋白原和 hs-CRP 升高。在逻辑回归分析中，无先兆偏头痛和有先兆偏头痛（MA）增加了纤维蛋白原升高的可能性，而 MA 增加了因子Ⅱ和 hs-CRP 升高的可能性。纤维蛋白原和因子Ⅱ与女性的 MA 相关，与男性 MA 无关。在偏头痛亚组中，先兆的总年数（而非头痛）预测 hs-CRP 升高，而先兆的平均数（而非头痛）预测除因子Ⅱ之外的所有生物标志物。说明升高的血管生物标志物与偏头痛尤其是 MA，以及先兆年限和先兆发作次数相关。

与此同时，偏头痛患者的促凝血相关物质增加，特别是在 MA 患者中。此外，ET-1、脑利尿钠肽、硫代巴比妥酸反应性物质、非对称二甲基精氨酸等物质也可能与偏头痛有一定程度的关联。

2. 脑脊液生物标志物　目前认为，皮质扩散性抑制或脑膜刺激可激活三叉神经血管系统，进而引起偏头痛症状。从血液到大脑的内感受性信号在血脑屏障的神经血管单元和血-脑脊液屏障的脉络膜丛上皮中可受到精细的调节。通过血-脑脊液屏障、细胞黏附和炎症的生物标志物研究偏头痛的病理生理学，发现根据年龄和性别调整后的脑脊液/血浆纤维蛋白原没有随着平均每月的头痛症状发生显著变化，这表明血-脑脊液屏障变化是衡量总体偏头痛易感性的一个指标，而不是对偏头痛频率的反应。

血浆可溶性血管细胞黏附分子-1（soluble vascular cell adhesion molecules 1，SVCAM-1）水平在衰老过程中逐渐升高，同时研究表明脑内皮细胞血管细胞黏附分子-1（VCAM-1）可能是年龄相关性神经退行性变性疾病的治疗靶点。然而，偏头痛患者的血浆 SVCAM-1 水平与对照组无差异，脑脊液-血中白蛋白和纤维蛋白原的平均水平显著较高，偏头痛发作频率较高的患者，脑脊液平均水平而非血浆 SVCAM-1 水平显著升高。偏头痛患者脑脊液纤维蛋白原和 SVCAM-1 的变化可能是由细胞黏附的改变引起的，因为纤维蛋白原和纤溶酶原都参与了细胞黏附，并且纤维蛋白原阻断了 VCAM-1 在序列上的整合素结合位点。表明偏头痛患者 SVCAM-1 水平增加可以保护较高的脑脊液纤维蛋白原水平。较高的钠离子水平被证明可以刺激 VCAM-1 的激活，这与偏头痛关系密切，因为有广泛的证据表明，在临床偏头痛病理生理学中存在较高的脑脊液钠离子水平。此外，在发作性偏头痛（episode migraine，EM）中观察到的 SVCAM-1 水平在每月头痛发作频繁的患者中描述性更高，并且该趋势在所有频率组中都有统计学意义，这意味着 SVCAM-1 的偏头痛反应作用，而纤维蛋白原比值与头痛频率呈负相关。脑脊液中的 SVCAM-1 可能是偏头痛和慢性偏头痛（chronic migraine，CM）发生率较高的生物标志物。

3. 线粒体生物标志物 线粒体在偏头痛的病理生理学中起着重要作用。氧化磷酸化的紊乱可能导致氧化应激的增加和细胞氧化还原状态的紊乱，血管内皮细胞和平滑肌细胞的反应为线粒体生物产生增加，最终导致血管管腔狭窄。剪应力和壁剪应力的增加可能触发血小板聚集。随之产生缺氧、缺血、谷氨酸代谢改变和离子稳态可能触发的皮质扩散性抑制，从而激活三叉神经血管系统导致头痛。采用有创诊断方法，在 MA 患者的肌肉活检中发现了粗糙红纤维和细胞色素 c 氧化酶阴性纤维，可作为线粒体病的典型组织学变化。此外，核黄素和辅酶 Q10 作为线粒体呼吸链的调节剂对预防偏头痛有一定的疗效。

肽分子成纤维细胞生长因子-21（fibroblast growth factor-21，FGF-21）和生长分化因子-15（growth differentiation factor-15，GDF-15）作为诊断线粒体病的非侵入性和经济的手段，是已建立的生物标志物，它们对线粒体病的敏感性和特异性均高于其他代谢参数，如乳酸、丙酮酸、乳酸/丙酮酸值或肌酸激酶。FGF-21 在调节葡萄糖和脂肪酸代谢的能量稳态中发挥着重要作用，具有抗炎和神经保护能力。在线粒体病的诊断方面，GDF-15 比 FGF-21 具有更高的敏感性和特异性。GDF-15 水平升高与慢性炎症、氧化应激和组织损伤有关。

研究发现，大量偏头痛患者的血清 GDF-15 水平升高，而 FGF-21 水平没有升高。FGF-21 水平在偏头痛患者和对照组之间没有差异，但受到体重指数增加的显著影响。较高的 FGF-21 水平与较高的头痛发作平均强度、健康相关的生活质量和焦虑相关。GDF-15 在偏头痛患者中具有年龄依赖性。类似的发现也适用于 FGF-21 和体重指数之间的关系。

4. 内皮细胞 偏头痛为缺血性脑卒中或心血管事件的危险因素，内皮细胞功能障碍在偏头痛患者中已得到证实。促血管生成因子是潜在的内皮刺激因子，它们的紊乱可将内皮细胞异常与血管疾病发生风险的增加联系起来。使用酶联免疫吸附试验（ELISA）可测定偏头痛患者和对照组的血清血管内皮生长因子、血管生成素、血管生成素-2、血小板生成素的血清浓度，发现在发作间期的偏头痛患者中，血清血管内皮生长因子和血管生成素浓度降低。偏头痛发病年龄与血管内皮生长因子、血管生成素-2 和血小板生成素浓度相关，这表明在发作间期的偏头痛患者中，血管内皮生长因子和血管生成素这两种协同的促血管生成因子的消耗可能导致内皮功能障碍和血管疾病风险的增加。

偏头痛患者存在血管功能障碍的证据越来越多。微小 RNA（miRNA）已成为血管内皮功能的重要调节因子。偏头痛患者的 miRNA 的表达均上调，且 miR-155 和 miR-126 的水平与晕厥频率相关。有先兆偏头痛患者 miRNA 表达水平明显高于无先兆偏头痛患者。表明偏头痛患者的血液循环中内皮特异性 miRNA 水平升高，并可能与晕厥共病有关。

内皮组细胞（endothelial group cell，EPC）在内皮细胞重塑和修复方面起着非常重要的作用，在有先兆偏头痛的年轻患者中，缺血性脑卒中的风险反复增加，这可能是由内皮功能的改变引起的。偏头痛患者的 EPC 数量减少及功能异常，这表明 EPC 可能是偏头痛和心血管风险之间的潜在联系，这也从一定程度上解释了偏头痛患者易合并心脑血管疾病的原因。

（二）神经学标志物

1. 神经肽类 神经肽泛指存在于神经组织并参与神经系统功能作用的内源性活性物质，是一类特殊的信息物质。其特点是含量低、活性高、作用广泛而又复杂，在体内可调节多种多样的生理功能，如痛觉、睡眠、情绪、学习与记忆，甚至神经系统本身的分化和发育都受到神经肽的调节。众多研究发现了偏头痛患者神经肽类的异常改变，如降钙素基因相关肽（CGRP）、S100B、血管活性肠肽（vasoactive intestinal polypeptide，VIP）、垂体腺苷酸环化酶激活肽（pituitary adenylate cyclase activating polypeptide，PACAP）、神经激肽 A、P 物质、基质金属蛋白酶-9、β-内啡肽、神经元特异性烯醇化酶、促食欲素等，多与三叉神经血管系统的激活有关，并参与神经源性炎症的发生、发展。

　　研究发现，只有 VIP 和 PACAP 增加了慢性偏头痛（CM）的风险，但不增加 EM 的风险。尽管 CM 的发作间期血清 CGRP 和 VIP 高于 EM 或健康对照组（healthy control，HC），但它们在区分偏头痛类别方面的效用较低。CM 中的 PACAP 血清水平高于 EM 或 HC，并且具有更多区分 CM、EM 和 HC 的能力。Rasoul Eslami 等发现，中、高等强度的有氧训练可以降低偏头痛女性的头痛强度、频率和持续时间。对于头痛强度和持续时间，中等强度有氧训练比高等强度有氧训练更有效，然而，它们都不能改变偏头痛女性的 PACAP 和 P 物质含量。Pablo Irimia 等采用酶联免疫吸附试验发现，慢性偏头痛患者发作间期的血浆胰岛淀粉素水平较高，可作为慢性偏头痛的诊断生物标志物。

　　2. 神经递质　除了肽类物质外，脑膜神经纤维还含有神经递质，在突触传递中担当"信使"的特定化学物质，简称递质。其由突触前膜释放后立即与相应的突触后膜受体结合，产生突触去极化电位或超极化电位，导致突触后神经兴奋性升高或降低。随着神经生物学的发展，陆续在神经系统中发现了大量的神经活性物质，分为外周神经递质和中枢神经递质，如谷氨酸、5-HT、激素（如前列腺素），可以影响与神经源性炎症相关的神经肽的激活与释放。此外，还包括一氧化氮合酶，它能够释放逆行信号分子 NO，这些因素都参与偏头痛的病理生理过程。

　　和肽素是一种下丘脑应激激素，它与精氨酸-升压素一起在下丘脑中合成，并以等摩尔量从神经垂体释放进入血液循环，可以指示个体的应激水平。研究发现，偏头痛患者的和肽素水平显著高于健康对照组。此外，与健康对照组相比，偏头痛患者的总氧化状态和氧化应激指数水平更高，总抗氧化状态水平显著降低。在继发性氧化应激增加的儿童偏头痛病例中，血浆和肽素增加，在儿童偏头痛病例的诊断中，可与氧化应激生物标志物如总抗氧化状态、总氧化状态和氧化应激指数作为补充参数一起使用。

（三）脂肪因子及脂质组学标志物

　　许多学者都认为肥胖和偏头痛之间存在一定的联系，脂肪细胞因子主要包括脂联素、瘦素等。脂肪因子与炎症因子水平相关，可能参与偏头痛的病理生理过程并促进偏头痛的慢性化。脂联素是由脂肪组织主动分泌，可参与多种代谢过程，包括脂肪酸氧化和葡萄糖稳态，被认为与肥胖呈负相关，脂联素发挥促炎还是抗炎特性，取决于所涉及的脂联素的形式和多聚体。研究表明，偏头痛患者的脂联素和瘦素水平增加。对偏头痛患者血清脂质组学分析发现，来自 4 类脂质的总共 29 种血清代谢物包括酰基肉碱、溶血磷脂酰胆碱和溶血磷脂酰乙醇胺等在内的多种脂质在偏头痛患者和对照中显著不同，提示其可能为偏头痛的潜在生物标志物。

四、遗传学标志物检查

　　偏头痛具有很强的遗传基础，主要表现在单基因突变导致的罕见偏头痛疾病，如 FHM，以及与诸多基因多态性相关的常见家族聚集性偏头痛。偏头痛相关的基因主要与 7 个方面相关：血管稳态、神经递质的转运和接收、神经递质代谢、神经起源、炎症、离子通道、膜电位和性激素。可靠的遗传标志物，可以用来预测疾病的易感性及其严重程度。

　　偏头痛具有中等遗传成分，遗传力估计在 0.10～0.57，这取决于估计的类型。不同的方法已经被用来识别和理解涉及单基因和多基因偏头痛的基因功能。对于前者，可通过对遗传标记进行连锁定位和对具有该疾病的家系中的候选基因进行测序，然后对细胞和动物模型的功能进行研究来实现。近年来，下一代测序技术加速了与单基因偏头痛相关疾病相关基因和变异的发现。关于多基因形式，在大型偏头痛病例对照队列中进行的全基因组关联分析（GWAS）极大地帮助了我们理解许多导致常见偏头痛的遗传因素和途径，以及随后的转录组学和功能实验，以便进一步了解其因果机制。

（一）单基因偏头痛遗传学

一些罕见的遗传性偏头痛可能由单个基因突变引起，这为一些潜在的遗传因素对偏头痛的影响提供了有价值的见解。这些疾病包括偏瘫型偏头痛和家族性偏头痛（偏头痛以孟德尔方式遗传），以及一系列可表现出症状的单基因神经和血管疾病交叉。后者包括发作性共济失调、阵发性运动障碍和卒中综合征、脑常染色体显性动脉病伴皮质下梗死和白质脑病，这些类型通常具有偏头痛和相关症状的发作，如运动无力、眩晕和恶心，以及其他特征性症状。

（二）多基因偏头痛遗传学

单基因偏头痛相对少见，大多数偏头痛是多基因的，也就是说，它是一种复杂的疾病，其中基因的多种变异导致了潜在的风险，每一种通常都有相对较小的影响。疾病易感性是这些遗传变异相互作用以及与环境和生活方式因素相互作用的结果。需要不同的方法来研究导致偏头痛的基因和位点，而要治疗这些符合孟德尔遗传的疾病，主要基于在偏头痛患者与对照组之间，发现与偏头痛相关的等位基因发生变异的频率。常见的遗传变异主要包括单核苷酸多态性（single nucleotide polymorphism，SNP）、小插入或缺失、短串联重复序列和拷贝数变异。疾病易感性是这些基因突变与环境和生活方式因素相互作用的结果。需要不同的方法来研究导致偏头痛的基因和位点，而要治疗这些单基因遗传病，主要基于在偏头痛患者与对照组之间，发现与偏头痛相关的等位基因发生变异的频率。这些研究要求很高，因为尽管每种变异都可能导致偏头痛的易感性，但它既不是必要的，也不是充分的。大多数位点的效应量通常都很小，需要对大量个体进行基因分型，才能稳定地获得通过显著性阈值的结果。一个 SNP 的等位基因频率的显著差异并不一定意味着该 SNP 本身是一个易感因素，但一个因果变异可能与它处于连锁不平衡状态。将相关的多态性与引起影响的变异联系起来，甚至与受影响的基因联系起来，往往具有挑战性。

（三）治疗偏头痛的 GWAS

关于常见的偏头痛形式，大型的 GWAS 已经极大地扩展了我们对相关基因的认识，强调了神经元和血管通路的作用。解剖偏头痛的遗传结构有助于更好地理解亚型和共病疾病之间的关系，并可能在诊断或制订治疗方案方面有作用。还需要进一步的工作来确定因果多态性及其影响机制，基因表达和表观遗传因素的研究将有助于架起遗传学与偏头痛病理生理学之间的桥梁。

在过去的 10 年中，GWAS 已经报道了 42 个与全基因组意义上偏头痛相关的基因位点。最近的大型偏头痛遗传学研究是由国际头痛遗传学联盟进行的，通过结合 22 个欧洲血统的 GWAS 进行荟萃分析，确定了 38 个位点，包括 28 个等待独立复制的新位点。目前还没有研究在不同种族的大队列中对偏头痛进行基因分析。这些确定的位点为偏头痛易感性的基因和途径提供了新的见解和额外的证据。大型的多种族偏头痛研究大大提高了我们对偏头痛易感性的病因学的理解。

GWAS 可用于深入了解偏头痛的功能过程。然而，用于遗传分析的高质量脑组织样本短缺。一种方法是使用更容易接近的组织作为替代物，如外周血。目前的证据表明，外周血是偏头痛遗传学研究的生物学有效底物，可用于识别生物标志物和治疗途径，通过 RNA 测序，可研究偏头痛发作期间基因表达的变化，揭示可能参与偏头痛潜在机制的基因和途径，确定潜在的偏头痛发病机制。

应用 Illumina HT-12 v4.0 基因芯片测量全血基因表达，发现免疫-炎症通路在偏头痛患者的发病、临床表现和进展中发挥着重要作用。此外，全血中的基因表达关联是可测量的，这表明对血液基因表达的分析可以使我们了解偏头痛的生物学机制，确定生物标志物，并促进发现新的途径，从而确定药物治疗的新靶点。

GWAS 提出了一种无偏倚的方法来识别 SNP 和潜在的基因，这些基因密切参与偏头痛，可以深入了解其通路和病理生理学。SNP 阵列使在一个样本中可同时对数十万到数百万个 SNP 进行基因分型，基本上允许整个基因组被扫描。早期的 GWAS 发现了偏头痛易感性 SNP，这些基因主要具有神经元功能，包括 MTDH、PRDM16、TPRM8 和 LRP1。LRP1 已被证明能对许多相关的细胞事件发挥调节作用。TPRM8 可编码受寒冷环境激活的非选择性阳离子通道，并与疼痛传感器通道有关。PRDM16 在白血病发生和骨骼肌棕色脂肪细胞分化中发挥作用，并且能促进胎儿造血和神经系统的干细胞维持、成年神经干细胞维持、神经发生和室管膜细胞分化，有时通过调节氧化应激来调节神经干细胞分化。GWAS 显示，除了参与突触、神经元功能和分化的基因（MEF2D 和 ASTN2）外，具有血管功能的基因（TGFBR2、PHACTR1）也可能在偏头痛易感性中发挥重要作用。

五、表观遗传学标志物检查

表观遗传因素在偏头痛的发病机制中扮演着重要角色，因此，研究偏头痛的表观遗传学变化是至关重要的。这可能有助于理解偏头痛的病理生理学，甚至确定候选的生物标志物和新的、更有效的治疗靶点。表观遗传是指在不改变原有基因序列的前提下，对染色体区域进行化学和结构修饰，并以此介导遗传、环境和随机因素对局部转录潜能的影响。主要的表观遗传修饰是 DNA 甲基化、非编码 RNA 的基因沉默和组蛋白翻译后修饰。真核生物的 DNA 甲基化是通过 DNA 甲基转移酶在胞嘧啶环的碳 5 位置添加一个甲基，当它发生在启动子区域时修饰 DNA 功能，并经常抑制基因转录。对组蛋白 N 端尾部的修饰，如组蛋白甲基化或乙酰化，决定了染色质结构和染色质的基因转录或基因表达沉默的倾向。非编码 RNA 是一种大小和功能可变的 RNA 分子，不编码蛋白质，如 miRNA。它们在基因表达调控中的作用目前仍在研究中。miRNA 可以与 mRNA 结合，通过干扰 mRNA 翻译成蛋白质来调节转录后基因的表达。

（一）DNA 甲基化

通过对偏头痛患者开展首项表观基因组关联分析，鉴定出了 62 个非重叠的差异甲基化区域，该区域富含基因组的调节元件，涉及疼痛感知、炎症过程及血管功能等诸多环节。Winsvold 等首次研究了头痛随时间变化的表观遗传学变化，通过对 CM 与 EM 患者的甲基化差异进行分析，发现最强相关的 CpG 位点与 SH2D5 和 NPTX2 基因有关，而这两个基因均参与了突触可塑性的调节，并发现与钙离子结合、生物黏附和雌激素受体信号转导相关基因的富集有关，而神经元可塑性的调节已被证明与皮质扩散抑制直接关联。

1. 降钙素基因途径　CALCA 基因编码降钙素基因相关肽（CGRP）。CALCA 的表达通常仅限于内分泌细胞和神经元，该基因不由胶质细胞表达。RAMP1 基因与降钙素受体（calcitonin receptor-like receptor，CRLR）共同形成 CGRP 受体，参与了 CGRP 活性的调控。CGRP 水平的升高与偏头痛的发病机制有关。研究表明，CALCA 和 RAMP1 基因的调控与偏头痛易感性有关。CALCA 基因在非 CALCA 表达组织中被炎症系统激活，主要产生降钙素原，并提示神经源性炎症参与了偏头痛的发病机制，降钙素原构成偏头痛的生物标志物。通过利用大鼠比较参与偏头痛病理生理的白细胞和组织（硬脑膜、三叉神经节、三叉神经尾核）中不同基因的甲基化，包括 CALCA、RAMP1、CRCP 和 CALCRL，表明在所有组织中，CALCA 和 RAMP1 基因的甲基化模式都观察到相关性，而其他基因则并非如此。因此，对 CALCA 和 RAMP1 的研究结果可以推断为神经组织。

2. 偏头痛的慢性化　从发作性偏头痛向慢性偏头痛转变的生物学机制尚未被发现。研究显示，与头痛慢性化关联最强的 CpG 位点位于 SH2D5 和 NPTX2 基因中，这两者都可调节突触可塑性，表明调节突触可塑性基因的甲基化变化与头痛的慢性化相关，DNA 甲基化机制参与了偏头痛慢性化。当考虑到与头痛慢性化最密切相关的 200 个 CpG 位点的更广泛列表时，观察到参与钙离子结合的基因具有统计学意义的富集。然而，这些基因的甲基化变化是频繁头痛发作的原因还是结果尚未明确。

（二）组蛋白修饰

组蛋白甲基化是将 1 个、2 个或 3 个甲基转移到组蛋白尾部的某些氨基酸上的过程。每个级别的修饰可能有不同的生物效应，这取决于环境和受影响的残基。组蛋白调控，从而导致染色质重构，在调节基因转录和促进神经元可塑性的长期变化中起到了关键作用。除了假设组蛋白 H3 乙酰化参与了 CALCA 的表达外，其他 8 个组蛋白乙酰化的变化被报道与偏头痛相关。

1. 皮质扩散性抑制中的组蛋白改变　皮质扩散性抑制被认为是激活三叉神经血管系统的病理生理机制，这种现象的特征是神经元和神经胶质细胞的去极化波，它们在大脑皮质上缓慢传播，随后自发的神经元活动被持续抑制。皮质扩散性抑制期间发生的皮质变化和金属蛋白酶激活破坏了血脑屏障，导致化学介质激活脑膜血管周围的三叉神经末梢。皮质扩散性抑制似乎也通过诱导组蛋白修饰参与了基因表达的表观遗传控制。组蛋白 H3 上赖氨酸的三甲基化发生在所有活性基因中，而 H3K9 的三甲基化发生在转录惰性致密异染色质中。

2. c-Jun 氨基末端激酶（C-Jun N-terminal kinase，JNK）信号通路参与表观遗传调控　偏头痛患者表现出明显的大脑过度兴奋性，它会对外部和内部刺激产生非典型的反应，有可能引发偏头痛发作。口腔和鼻腔中的三叉神经纤维对多种环境刺激都很敏感，如化学刺激物和毒素。JNK 介导的诱导转录因子 c-Jun 的磷酸化在很大程度上决定了其激活基因转录的潜力。磷酸化是对神经纤维损伤、神经系统感染和炎症反应的信号级联反应的最后一步。体外研究评估了大鼠三叉神经元暴露于神经毒性刺激（芥末油）后，JNK/c-Jun 级联作用调节组蛋白 H3 乙酰化水平。这是第一个 JNK 参与三叉神经外周神经元对化学环境刺激的表观遗传调节提供可靠证据的研究。

（三）非编码 RNA

非编码 RNA 分子不是被翻译成蛋白质，而是调控基因表达。近年来，在广泛的非编码 RNA 分子中，miRNA 得到了广泛的研究。miRNA 可降低 mRNA 水平，通过形成 RNA 诱导的沉默复合物在转录后基因调控中发挥重要作用。miRNA 也参与了疼痛信号传递：在复杂的区域疼痛综合征、骨关节炎和纤维肌痛患者中已经观察到 miRNAs 失调，表明 miRNAs 在偏头痛中发生了改变。研究发现，在偏头痛发作期和发作间期均观察到高水平的 miRNA-34a-5p 和 miRNA-382-5p。miRNA-34a-5p 与炎症和血管内皮应激反应相关，而 miRNA-382-5p 主要在神经元和脑脊液中观察到，且仅在血清中少量存在。血脑屏障在偏头痛发作期间被破坏，这表明 miRNA-382-5p 水平的升高可能起源于中枢神经系统结构或脑脊液。偏头痛不仅在发作期会改变血清 miRNA 的表达，在发作间期也会改变，这表明 miRNA 在偏头痛的病理生理学中有重要作用，血清 miRNA 水平可作为偏头痛的生物标志物，在分层、诊断和治疗监测中有潜在的应用价值。

通过评估在发作间期 MO 妇女和健康对照组中循环 miRNA 的表达，观察到与偏头痛相关的循环 miRNA 的特定谱：与对照组相比，miRNA-27b 显著上调，miRNA-181a、miRNA-let-7b 和 miRNA-22 显著下调。此外，miRNA 谱诊断偏头痛的特异性和敏感性与临床标准相当，评估这 4 个 miRNA 可能构成了一个强大的 MO 诊断工具。

中枢和外周神经系统的神经免疫学改变在 CM 的病理生理学中起着重要作用，非编码 RNA，特别是 miRNA，可调节免疫和神经过程。研究表明，内源性镇痛系统，是受包括 miRNA-134 和 miRNA-181a 在内的 miRNA 调控的，此外，在小鼠模型中，特异性 miRNA 与神经性疼痛和离子通道基因表达的失调有关。同样，了解神经元 miRNA 的失调不仅适用于神经性疼痛，也适用于头痛等其他疼痛综合征，特别是遗传性偏头痛和其他类型的偏头痛。从杏仁核、海马体和前额叶皮质到伏隔核的多巴胺能和谷氨酸能信号参与冲动控制回路，而伏隔核则参与疼痛处理的情绪方面。慢性疼痛与情绪功能障碍之间存在联系，神经性疼痛中伏隔核的不良反应与该区域的 miRNA 失调有关。这表明，疼痛可能会改变与疼痛的情绪成分相关的初级痛觉感受器和大脑区域的某些

miRNA 的表达。总之，对 miRNA 谱的研究为预测偏头痛的发病、严重程度和进展提供了潜在的生物标志物的信息。miRNA 也可能作为治疗靶点，引起偏头痛的根本性改变。

尽管偏头痛生物标志物的研究已经取得了重大突破，但也只是处于初始阶段，从检测到实际临床应用仍然是一个挑战，未来仍需探索特异性和敏感性俱佳的临床标志物，并以此促进个性化、精准化医疗的发展。

第二节　脑　电　图

一、脑电图简介

脑电图（electroencephalography，EEG）是通过精密的电子仪器，从头皮上将脑部的自发性生物电位加以放大记录而获得的图形，是通过电极记录下来的脑细胞群的自发性、节律性电活动。视频脑电图（video electroencephalography，VEEG）是在数字化 EEG 的基础上，增加 1～2 个摄像机与 EEG 同步记录，用以观察临床事件与 EEG 变化的关系。

（一）脑电图仪

目前均使用数字化脑电图仪，具有仪器小型化、低功耗、大容量、高速度、多导联、高采样率、分析灵活、数据存储和提取方便，可对原始脑电信号进行各种实时或后处理分析等诸多优越性，并可通过局域网或互联网实现多处终端调取及远距离信号传输。常规 10-20 系统需要 19～21 个记录电极及额外的脑电记录电极、肌电图、心电图、眼动图等多导生理记录，至少需要 32 个放大器（图 7-1）。10-10 电极系统和颅内脑电记录需要 128 通道或更多通道的放大器（图 7-2）。电极分为头皮 EEG 电极和多导生理记录电极。增加下颌区表面电极记录（其与深部蝶骨电极记录效果相似），可避免对患者造成不适，因此针刺蝶骨电极的应用已逐渐减少。用于头皮 EEG 记录的设备均应配备闪光刺激器。

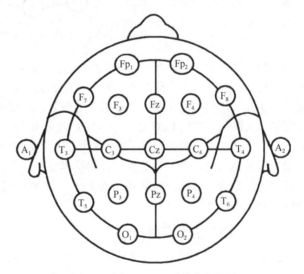

图 7-1　国际 10-20 系统电极位置

（二）检查环境和电路系统

脑电图室应远离电梯间、影像科、理疗科等有大功率电源干扰的环境，否则需做特殊屏蔽。脑电图室应有深埋于地下 3m 的专用地线，周围用木炭或石灰填埋。脑电图机应避免与其他电路共用电源，应有专用电源，以减少电源干扰。如果患者身体同时连接多种医疗电子设备，应共用地线单点接地，这在 ICU 或手术室内记录时尤其要注意，以保证患者安全并减少记录干扰。

（三）EEG 操作技术

进行常规清醒 EEG 记录前，应嘱患者睡眠充足，避免空腹。医务人员应了解患者的检查目的和相关病情，当患者有高血压、冠心病、脑出血、脑梗死等病史时应避免行过度换气等诱发试验。需要记录睡眠期 EEG 时，患者可在检查当日凌晨 3～5 时起床。患儿欠合作时可服用水合氯醛等

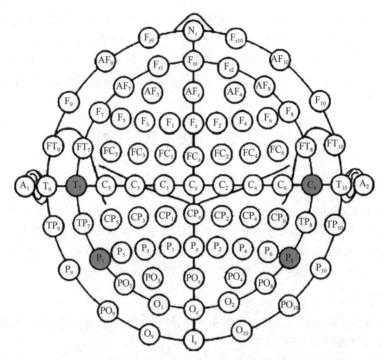

图 7-2　国际 10-10 系统电极位置

镇静药物诱导睡眠。正在服用抗癫痫发作药物（anti-seizure medication，ASM）的癫痫患者在检查前禁忌停药。如果出于特殊诊断目的（如鉴别发作类型或了解发作起源）需要减停 ASM，检查需要至少 20min 的无伪差记录。无禁忌证的患者，过度换气和闪光刺激作为常规诱发试验，需要额外增加记录时间。常规 EEG 记录中，检查人员应注意患者的意识水平及其他变化，并在记录过程中给予标注。如果患者在记录过程中出现发作，应在充分保护患者安全的前提下，继续进行 EEG 记录直至发作结束，并注意观察患者的发作症状（意识状态、对外界的反应、异常运动症状等），必要时进行录像，以便获得重要诊断信息。出现癫痫持续状态或其他严重情况时，应及时通知相关医师到场进行处置。

（四）EEG 临床应用

EEG 是一种对大脑功能动态变化进行的有效检查，具有便携性、设备相对简单、廉价、无侵入性等优点，是临床上较常用的技术之一。因此，使用 EEG 获得的结果可以很容易地输出到临床的日常应用。EEG 所描绘的是脑部活动图形，不但能说明脑部本身疾病（如癫痫、肿瘤、血管性疾病等）所造成的局限或弥散的病理表现，对脑外疾病所引起的中枢神经系统变化也有诊断价值。癫痫是神经系统的一种常见病、慢性病，到目前为止，EEG 是最重要、最有价值和最方便的辅助检查。此外，EEG 在中枢神经系统的感染和炎症、神经系统变性疾病、神经遗传代谢病、先天性脑发育异常、智力运动发育障碍及精神行为异常、脑血管疾病、偏头痛、颅内肿瘤、缺氧、代谢紊乱和中毒性脑病、内分泌和代谢紊乱、昏迷和脑死亡等疾病的诊治中均发挥了一定作用。

二、偏头痛 EEG 表现

偏头痛和癫痫均属于神经科常见疾病，两者均具有反复发作等特点。二者可以共同存在，癫痫患者的偏头痛发生率和偏头痛患者的癫痫发生率均明显增加。可能的原因在于偏头痛和癫痫患者均存在皮质扩散性抑制活动，偏头痛患者急性发作时，可出现大脑皮质的神经元去极化同步异常电活动，高度兴奋的神经元会导致大脑皮质活动的抑制，进而会导致脑组织缺氧的发生和氧耗量增加，体内微环境产生变化，痛觉结构受到触发，引起头痛发作，这也可能是偏头痛患者具有相对特异性脑电图表现的原因之一。因此，在临床诊断中常把偏头痛患者的 EEG 变化作为临床诊断的依据之一。

（一）偏头痛发作期 EEG 表现

1. 典型偏头痛 EEG 表现　典型偏头痛又称有先兆偏头痛，先兆是一种短暂的、完全可逆的视觉、感觉或其他中枢神经系统的，先于偏头痛出现的症状，约占偏头痛患者的 10%。多在青春期发病，多数有家族史。头痛发作时主要表现为一侧或两侧头部搏动性疼痛，多伴恶心、呕吐、畏光等，呈反复或周期性发作。

偏头痛先兆症状可能与颅内血管收缩有关，随后颅内血管扩张导致头痛。研究显示，偏头痛患者 EEG 异常可能与急性发作期血管活性物质，如降钙素基因相关肽、P 物质及神经激肽 A 等释放增多有关，这些物质可作为兴奋性冲动产生的基础，在脑血管活动调节障碍的情况下进一步增强痛觉神经纤维的敏感性，引起脑水肿，从而导致 EEG 异常。

文献报道，偏头痛患者 EEG 的异常率为 40%，较正常人群显著升高。临床诊断中，偏头痛患者的 EEG 大多数情况下会呈现出局灶性或弥漫性 θ 波增强状态，对过度换气或者闪光刺激出现异常反应、阵发性短程或中程表现，直到呈现出高波幅慢波、棘波、棘慢复合波、散发尖波。在头痛患者的急性期 EEG 主要为局灶性尖波，即局部导联的散发性低波幅尖波、小尖波（图 7-3），未见明显的尖慢波、棘波、棘慢复合波，同时局灶性散在尖波与偏头痛发作部位的诊断一致性较好。因此，记录到与临床部位一致的局灶性尖波对于偏头痛患者的临床诊断价值较大。

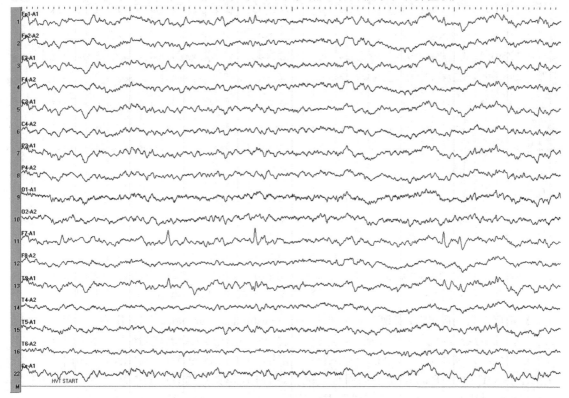

图 7-3　典型偏头痛发作期 EEG 表现

女性，22 岁，发作性头痛 3 年。头痛前有明显的言语不清先兆。表现为一侧头部搏动性疼痛，多伴恶心、呕吐等，呈反复或周期性发作。EEG 示左前颞部散发低波幅尖波

2. 无先兆偏头痛 EEG 表现　无先兆偏头痛是最常见的偏头痛类型，约占 80%。发病前可无

明显的先兆症状，头痛多呈缓慢加重，表现为反复发作的一侧或双侧额颞部疼痛，呈搏动性，疼痛持续时伴颈肌收缩可使症状复杂化，常伴恶心、呕吐、畏光、畏声、出汗、全身不适、头皮触痛等症状。与有先兆偏头痛相比，无先兆偏头痛具有更高的发作频率，可严重影响患者的工作和生活，常需要频繁应用镇痛药治疗，易合并药物过度使用性头痛。

偏头痛患者表现为与约 20Hz 的间歇性光刺激相关的 EEG 节律振幅增强，即所谓的"H 反应"。这种 EEG 特征与偏头痛的病理生理学有关，但诊断价值较低。一项随机对照研究发现，171 例偏头痛患者中有一半的 H 反应异常，敏感度为 82.24%，特异度为 69.36%。定量 EEG 光驱动测量证实其诊断性能较低。

发作前期患者的 EEG 复杂性与正常对照组相似，明显高于发作间期患者额区的复杂性，但不高于枕区的复杂性。与发作间期相比，发作前期额叶 EEG 复杂性增强（图 7-4）。利用这种复杂性特征，可为无先兆偏头痛患者提供发作前警报。

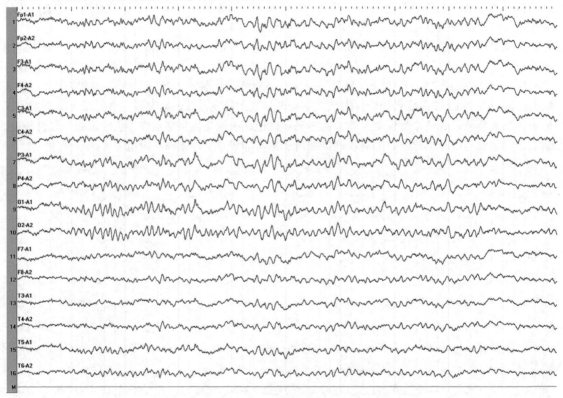

图 7-4 无先兆偏头痛发作期 EEG 表现

女性，23 岁，发作性头痛 2 年。头痛前无明显先兆症状。表现为双侧额颞部疼痛，呈搏动性，伴恶心、呕吐、出汗、全身不适等症状。发作频率高，影响患者的工作和生活，常需要频繁应用镇痛药治疗。EEG 示双侧前头部散发不规则慢波

3. 前庭性偏头痛 EEG 表现　前庭性偏头痛（vestibular migraine，VM）作为一种常见的独立的复发性眩晕疾病，近年来逐渐成为临床关注的热点。该疾病主要表现为反复发作的头痛、多样性的前庭症状，以及恶心、呕吐，可伴畏光、畏声。VM 在 1999 年首次提出，于 2012 年由国际头痛学会（IHS）和 Barany 协会共同正式提出。VM 在偏头痛患者中的患病率为 10.3%～21%，在眩晕疾病谱中约占 10%，是继良性阵发性位置性眩晕之后，引起反复发作性眩晕的第二大常见原因。目前认为 VM 的发病基础是离子通道缺陷和皮质活动抑制，皮质活动抑制可激活三叉神经血管系统，继而激活释放相关神经递质而引起脑膜血管炎症，从而产生偏头痛症状。中枢神经系统与三叉神经同时支配内耳，负责痛觉和平衡感的传导通路，三叉神经核和前庭神经核之间有纤维连接，最终导致前庭症状的发生。

　　VM 以头痛为主的患者，EEG 异常多表现为局灶性 θ 波增多、散发的尖波，对过度换气或闪光刺激有异常反应（图 7-5）。VM 以头晕为主的患者，EEG 异常多为阵发短程至中程 θ 波，在前头部及枕部多见（图 7-6）。与梅尼埃病相比，表现为频率在 3～24Hz 的光驱动增加。可能的机制为 VM 患者急性发作时高度兴奋的神经元导致皮质活动抑制，进而引起脑组织缺氧和氧耗量增加，痛觉结构受到触发，引起头痛发作。

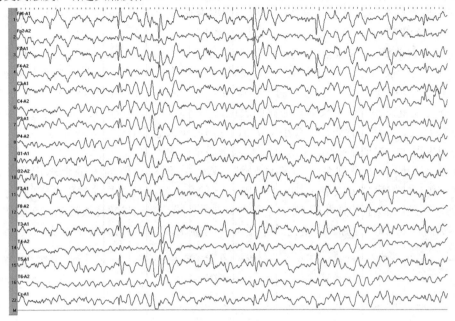

图 7-5　以头痛为主的 VM 发作期 EEG 表现

女性，17 岁，发作性头痛 3 个月。表现为阵发性头痛，伴恶心、呕吐、畏光、畏声，走路不稳。EEG 表现为局灶性 θ 波增多，左前、中颞部散发尖波

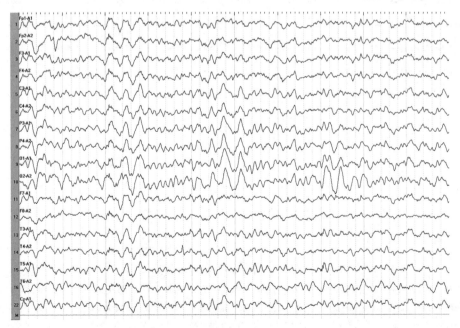

图 7-6　以头晕为主的 VM 发作期 EEG 表现

男性，55 岁。发作性头痛、头晕 2 年。表现为反复发作的头晕、头痛，伴视物模糊、恶心、呕吐，严重影响患者的工作和生活。EEG 表现为阵发短程 4～6Hz 慢波，以枕部较为多见

此外，偏头痛和头痛性癫痫的临床表现确有相似之处，EEG 检查可以进行排除诊断。EEG 与经颅多普勒（transcranial Doppler，TCD）联合检测的异常率明显高于单项检测，可能的原因为 VM 症状多样化，发病基础涉及的神经、血管范围广，单靠一项检查很难发现问题。EEG 联合 TCD 包含了电生理及血流动力学方面，扩大了检测范围，能对 VM 患者做更全面的评估。EEG 检查虽对诊断无特异性，但有一定的定位意义，TCD 可动态反映 VM 患者的脑血流动力学状况，作为 VM 鉴别诊断的初筛，且可以根据血流动力学的变化指导用药。EEG 与 TCD 联合检测可以取长补短，提高诊断率，为 VM 治疗方案的选择提供指导依据。

4. 偏瘫型偏头痛 EEG 表现　偏瘫型偏头痛（hemiplegic migraine，HM）是一种遗传异质性疾病，发病人群一般为 12～17 岁的青少年，总体患病率约为 0.01%，发作的频率和严重程度随着年龄的增长而逐渐降低。情绪和强烈的身体压力、病毒感染和头部创伤是 HM 的常见诱发因素。HM 的特点是反复发作并伴有头痛和先兆的表现，如运动无力，可能与意识障碍、小脑共济失调和智力残疾有关。运动症状通常持续小于 72h，并与视觉或感觉表现、言语障碍或脑干先兆相关。HM 的病理生理学与典型偏头痛过程接近，但阈值较低，更严重。

HM 患者 EEG 可以表现为不对称性慢波活动，在偏瘫对侧的大脑半球出现 δ 或 θ 波形（图 7-7）。家族性偏瘫型偏头痛（FHM）是唯一一种具有常染色体显性遗传模式的偏头痛形式。在 FHM 中，可以出现非特异性的 EEG 异常，如弥漫性或一侧性异常慢波活动，在随访记录中持续存在。然而，随着时间的推移，它们保持稳定，对临床诊治没有预后评估价值。

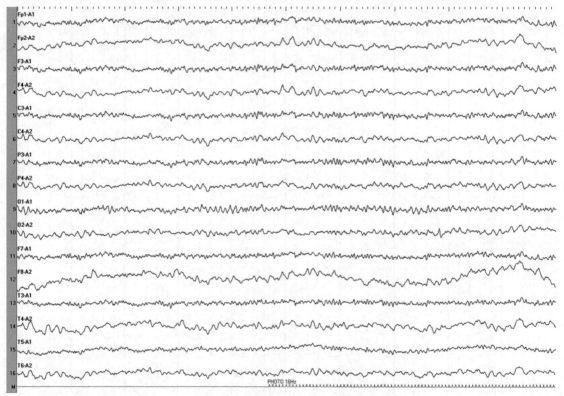

图 7-7　HM 发作期 EEG 表现

男性，47 岁。发作性头痛、言语不清、肢体无力 5 月余。患者 36h 前出现弥漫性、搏动性头痛，伴有畏光和语音恐惧。12h 后，出现构音障碍和左侧肢体无力。5 个月前，也有类似发作，24h 内症状消失。其兄曾患有间歇性弥漫性头痛，并伴有左侧肢体麻木。临床诊断为偏瘫型偏头痛，可能是家族性。CT 及 MRI 检查均未见颅内异常。EEG 显示，右半球 1～3Hz 的弥漫性三角波，不对称慢波活动，在偏瘫对侧的大脑半球出现 θ、δ 波形

5. 女性偏头痛 EEG 表现 在女性中，偏头痛的发病率为 43%。青春期之前，偏头痛中男孩和女孩所占比例大致相同。青春期后，女性发病率为男性的 3 倍。月经初潮是一个女孩第一次出现偏头痛的常见时间。偏头痛发作的发病率在不同的个体之间差别很大，有些女性每月发作几次，而有些女性每年发作 1 次。雌激素在偏头痛中起着关键作用，在青春期、月经期、妊娠期、绝经期和绝经后期，雌激素的波动对偏头痛有重要影响。性激素可以作为重要的调节剂，因此偏头痛对男性和女性的影响不同。此外，可能与急性发作期血管活性物质，如 5-羟色胺、降钙素基因相关肽、P 物质、神经激肽 A 等释放增多有关，这些物质可作为兴奋性冲动产生的基础，在脑血管活动调节障碍的情况下进一步增强痛觉神经纤维的敏感性，引起脑水肿，从而导致 EEG 异常改变（图 7-8）。

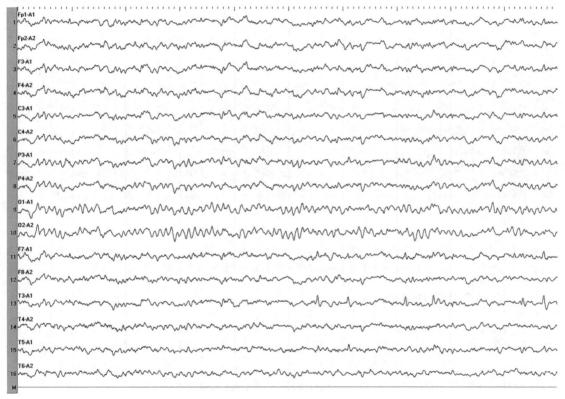

图 7-8 女性偏头痛发作期 EEG 表现

女性，20 岁。发作性头痛 2 年。发作前无明显先兆。表现为双侧颞部疼痛，呈搏动性，伴恶心、呕吐等症状。发作频率高，严重影响工作和生活，常需要频繁应用镇痛药物治疗。EEG 示左侧颞中部散发尖波

6. 儿童偏头痛 EEG 表现 偏头痛可能出现在 3%～10% 的儿童中。在 12～13 岁的儿童中偏头痛占 26%，在 14～15 岁的儿童中占 31%。在儿童偏头痛患者中，枕叶皮质区域的低兴奋阈值可引发癫痫发作，枕叶癫痫是儿童偏头痛的一种重要的鉴别诊断。因此，EEG 是一种重要的诊断工具。据报道，儿童无先兆偏头痛的 EEG 异常率为 5.4%，有先兆偏头痛的 EEG 异常率为 43.5%。

儿童偏头痛 EEG 主要表现为慢波和棘波，尖波较少见，以枕区及颞枕区最为多见（图 7-9）。男性性别和一些缓解因素是导致 EEG 异常的两个原因。在伊朗，20% 的偏头痛儿童出现 EEG 异常，并且 EEG 异常与偏头痛类型相关，基底型偏头痛患儿均有 EEG 异常，表现为 θ 波、δ 波。对于偏瘫型偏头痛患儿，EEG 同样有良好的诊断价值。

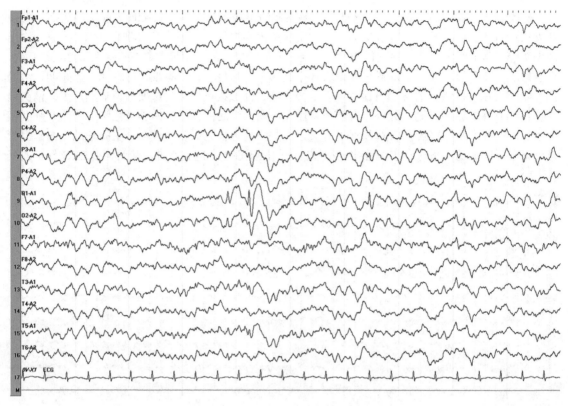

图 7-9 儿童偏头痛发作期 EEG 表现

女孩，12 岁。发作性头痛 1 月余。发作前无先兆，表现为后头部疼痛，伴恶心、呕吐、畏光、畏声。常需服用镇痛药物或于睡眠后症状缓解。EEG 主要表现为阵发性 θ 波，双侧枕区棘波、棘慢复合波

（二）偏头痛发作间期 EEG 表现

偏头痛患者间歇期的 EEG 异常率约为 17.5%。急性发作期 EEG 和发作间期 EEG 有明显差异，急性发作期 EEG 表现为背景节律变慢，但波幅增高、对称性下降、快波节律增多，脑电波无特征性改变；发作间期 EEG 和正常对照组 EEG 比较无明显差异。由此可见，偏头痛急性发作期行 EEG 检查对诊断有一定的帮助，发作间期行 EEG 检查的临床意义相对较小。

第三节 脑 磁 图

一、脑磁图简介

脑磁图（magnetoencephalography，MEG）是利用超导量子干涉仪对人脑进行无创性检测，获得大脑神经细胞内电流产生的颅外磁场，无侵袭性，在探索精神疾病神经机制领域的应用前景广阔。作为一种不断更新发展的探测大脑电磁信号的无创性电生理学技术，MEG 检测过程融合了超导技术、图像融合技术及计算机电子技术等，具有高灵敏度、高时间分辨率和高空间分辨率等特征。

（一）MEG 基本原理

人类历史上第一次脑磁信号的成功探测可以追溯到 1968 年，美国物理学家科恩利用多匝感应线圈在特殊构造的磁屏蔽室内探测到了人类大脑阿尔法波信号。1972 年，科恩进一步改进技术手段，采用拥有磁探测高灵敏度特点的约瑟夫森结超导量子干涉仪技术，成功高效地探测到了脑磁

信号，标志着现代 MEG 的开端。图 7-10 给出了实验重建出的超导 MEG 探测器阵列和原子磁强计 MEG 探测阵列与头皮的位置关系图，原子磁强计可以紧贴头皮并适应个体的头部轮廓，这使探测器得到的脑磁信号绝对强度有大幅度的提升，该优势已经在多个实验中被证实（图 7-11）。原子磁强计的灵活性为穿戴式 MEG 提供了可能，诺丁汉大学研究组率先在增加了主动补偿线圈的磁屏蔽室中实现了可穿戴的脑磁信号记录，被测试人员可以在脑磁信号采集的过程中端起杯子喝水甚至完成颠乒乓球等动作，还将系统推广到不同年龄阶段的人群，实现了 MEG 工作方式的跃变。MEG 作为兼具高时间分辨率和高空间分辨率的脑功能成像模态，是目前能够无创伤地获得全脑尺度下神经实时活动的理想技术。

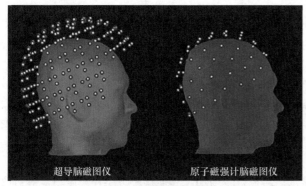

图 7-10　超导 MEG 和原子磁强计 MEG 探测器阵列
与头皮的位置关系图

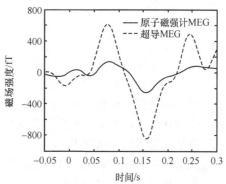

图 7-11　超导 MEG 和原子磁强计 MEG
磁场强度与时间的关系图

（二）MEG 临床应用

MEG 与 EEG 虽同源但有着显著区别，EEG 作为一种重要的癫痫临床评估和疾病管理的神经电生理技术，虽能捕获到大脑内异常痫样放电，但与 MEG 相比，在安全简便、灵敏可靠方面则略逊一筹。MEG 可检测到直径小于 3.0mm 的癫痫灶，时间分辨率达 1.0ms，是较为灵敏的无创性癫痫灶定位手段，其临床准确率高达 80%。临床上，MEG 可用于癫痫致痫灶及脑功能区的术前评估和定位，即将发作期或发作间期的 MEG 信号与三维头颅磁共振结合形成磁源性影像，可更直观地了解致痫灶，具有非侵入性术前评估及指导颅内电极埋置的作用。

从 20 世纪 90 年代起，MEG 检测探头也由最初的单通道逐渐发展成多通道的全头型探测仪（现最多为 306 个磁通道），同时具有计算机综合处理系统和抗外磁场干扰功能。基于 MEG 具有可靠的磁屏蔽系统、灵敏的磁场探测系统及信息综合处理系统，且 MEG 的使用安全简便，该技术已逐渐应用于神经精神系统疾病及大脑高级活动的基础和临床研究。几十年来基于超导磁探测技术的系统发展，MEG 已经成为解析大脑功能不可或缺的研究工具，并在临床如癫痫、偏头痛、孤独症等神经系统疾病的诊断中展现出了独特的应用价值。当前以原子磁强计为代表的新型磁探测技术有望弥补超导技术的不足，构建新型 MEG，可以获得更清晰的脑活动信号和更灵活的探测与应用方式，显著拓展 MEG 的应用范围并降低设备装机门槛，在脑科学研究和脑疾病诊疗中发挥更大的作用。

二、偏头痛 MEG 表现

采用单光子发射计算机断层成像（single photon emission computerized tomography，SPECT）技术和 fMRI 技术的相关研究发现，偏头痛患者存在着与皮质功能障碍（低灌注、低密度）相关的认知受损。与上述功能影像学技术相比，MEG 具有实时动态监测神经元活动变化的优点。研究证明，偏头痛患者中以下脑区存在功能连接异常：负责痛觉辨别处理的脑区，如躯体感觉皮质、后脑岛；负责情感情绪处理的脑区，如前脑岛、前扣带回皮质、杏仁核；负责认知加工的脑区，如海马、海马旁回、前额皮质；负责痛觉调制的脑区，如中脑导水管周围灰质、楔状核。这些研究采用的影像学手段多为 fMRI，然而 fMRI 研究的频段是超低频范围（＜0.1Hz），这些研究并不能提供偏头痛患者网络连接在高频范围内的异常性，以及这种异常性是否具有频段依赖性。此外，大脑对信息的编码处理过程在毫秒级至秒级之间完成，因此时间分辨率更高的研究工具将更适合用来研究神经网络构建。MEG 作为所研究的频段范围极宽并且时间分辨率极高的神经影像学工具，更适合用来研究偏头痛患者的神经网络。

（一）发作期偏头痛 MEG 表现

在急性发作期，不管是儿童、青少年还是成年女性患者，其在自主运动诱发的 MEG 记录中均存在运动皮质或辅助运动区异常的脑活动，包括皮质兴奋性增加、运动诱发潜伏期延长、波幅降低等，且部分患者具有波频依赖性。

通过将图形理论应用于 MEG 的数据中发现，女性偏头痛组患者路径长度增加及聚类系数减少。其中，最短路径长度增加提示偏头痛患者整合不同脑区间信息的能力减弱，聚类系数减少提示偏头痛患者大脑不易形成专门化信息处理的脑区。这说明偏头痛疾病导致了脑部网络拓扑学变化，偏头痛患者脑部网络失去了最优化配置。与健康对照组相比，偏头痛患者脑部不同脑区之间的连接减少。大脑中某脑区的聚类系数越小，表明该脑区在整个网络中的重要性越小。

偏头痛患者仅在 80～250Hz 这个频段显示出路径长度增加，其他频段下路径长度与健康对照组相比并无异常。这提示偏头痛患者神经网络的改变具有频段依赖性，在高频和低频范围内呈现出不同的网络特性，网络指标在低频和高频范围内呈现不同特性并且这种改变与其病程长度成正比。MEG 及图形理论有助于了解偏头痛患者的神经网络，为研究偏头痛的病理机制提供新的视角。

Gamma 振荡已被发现与伤害性刺激的感知有关，且振荡能量与主观疼痛强度呈显著正相关。Gamma 振荡能量增强，反映偏头痛患者大脑皮质兴奋性增加。Gamma 振荡能量与视觉模拟评分法（VAS）、偏头痛残疾程度评估问卷（MIDAS）评分呈显著正相关，提示 gamma 振荡可能与偏头痛的严重程度有关，可反映头痛的负担程度。利用 MEG 同样发现 SI 区 gamma 振荡能量大小随着疼痛刺激强度的增加而增加，由此认为 gamma 振荡与疼痛的编码有关。偏头痛患者发作间期疼痛阈值降低，经体表疼痛电刺激产生的脑诱发磁场中，M20 潜伏期明显延长，提示偏头痛患者在感觉传导通路上存在异常。电刺激产生的疼痛诱发磁场中，gamma 振荡能量明显增强，且与 VAS、MIDAS 评分呈正相关，进一步提示偏头痛患者存在与痛觉相关的皮质兴奋性增高。该发现为偏头痛的疼痛发作机制与偏头痛治疗提供了一定帮助。

（二）发作间期偏头痛 MEG 表现

在发作间期，MEG 显示患者痛觉刺激相关的皮质兴奋性增高，疼痛阈值降低，痛觉传导或处理存在异常。另外，在静息态的研究中，无论是发作期还是发作间期，患者均有异常兴奋的脑电活动及神经网络联系的改变。利用 MEG 较高的时间和空间分辨率，能更加精确地描记大脑电磁信号的变化，其常与偏头痛的发生、发展密切相关，这将为偏头痛发病机制的研究提供新的理论依据和治疗靶点。

第四节　诱发电位

一、视觉诱发电位

（一）VEP 简介

1. VEP 的基本原理　视觉诱发电位（visual evoked potential，VEP）是从视觉皮质脑电活动中提取的视觉刺激诱发的电生理信号，反映视觉通路功能的完整性，是一种客观、有效的检查方法，可为视觉系统疾病的诊断提供重要依据。其信号来自视觉皮质，是从视觉刺激诱发的脑电信号中通过信号平均技术提取出来的，反映的是从视网膜神经节细胞到视觉皮质的视觉功能，是视路功能的客观检查方法（图 7-12）。

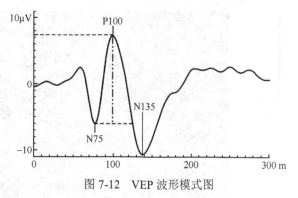

图 7-12　VEP 波形模式图

VEP 是眼受到刺激后 100ms 出现的一个较大正电位，称 P100，起源于枕叶皮质，大面积视觉刺激诱发的电神经冲动主要投射到枕叶内侧面。由于兴奋的是从深部向表面传导，所以此电位易被兴奋半球电极记录。视觉系统自视网膜神经节细胞开始至视觉皮质，各个部位的神经细胞均对视觉刺激具有特征选择性。很多视觉细胞对不同方位或运动方向的视觉刺激具有选择性。为了规范 VEP 的检查和诊断，促进 VEP 检查在眼科和神经科疾病诊断、鉴别诊断和预后评估中的规范应用，近 20 年来 ISCEV 先后发布了关于人 VEP 检查的标准及更新版本。中华医学会眼科学分会视觉电生理学组也于 2020 年组织翻译和发表了 ISCEV 最新版本的临床 VEP 标准。

2. VEP 的临床应用　VEP 是研究正常状态或疾病过程中视觉传导功能的一种成熟且有效的无创性方法，研究者发现 VEP 的敏锐度可作为评价早期视觉通路从光学到视觉皮质完整性的一个指标。视觉发育关键期内视觉皮质突触可塑性强，VEP 的 P100 波振幅高；视觉发育关键期后视觉皮质突触可塑性变弱，VEP 的 P100 波振幅变低。因此，VEP 可作为临床评估视觉皮质突触可塑性、预测弱视患者治疗效果的指标。

VEP 是由闪光刺激诱发的阳性波和阴性波组成的一种检测方法，其具有受视敏度影响小的优势，在早期临床检测中被广泛应用于小儿脑性瘫痪的诊断。根据 VEP 中的 N75、P100 和 N135 这 3 个波的波形、潜伏期和波幅变化，对视觉皮质中枢视觉神经通路的功能进行判断，从而检测视觉皮质中枢是否受损。

（二）偏头痛 VEP 表现

1. 偏头痛发作期 VEP 表现　VEP 可以作为诊断偏头痛的方法之一。双侧偏头痛患儿伴视物模糊、视力下降者其 P100 潜伏期延长、波幅增高，较单侧偏头痛患者明显。有人认为偏头痛时脑血流量大面积减少，开始于枕极并向前发展可累及整个大脑半球，血流量减少区可见正常神经功能受到损害或丧失，可能为偏头痛患者 VEP 潜伏期延长的原因。偏头痛患者 VEP 波幅增高可能是因为枕极血流量先恢复，脑血液循环改善，脑细胞膜钠钾 ATP 酶活性增高，其细胞兴奋阈值下降，或血液循环改善，使参与 P100 波的细胞增多，兴奋性电位总和增大。

VEP 的高测量时间精度、低成本和无侵入性使其特别适合于研究与 VM 相关的脑功能变化。VM 患者 P100 波振幅显著降低，潜伏期显著缩短，大脑皮质激活也显著降低（图 7-13）。这表明 VM 与中央视觉系统的功能变化有关，这一观察结果可能是由于皮质前激活水平的降低或感觉皮质的基线激活水平的降低导致了异常的信息处理。VEP 潜伏期可作为近似视觉处理时间，并可能随着视觉任务中行为反应的潜伏期而改变。VM 患者的额叶、顶叶、颞叶、枕叶和枕叶下区域的 P100 源激活减少。

光应激（PS）后 VEP 记录是一种客观验证强光照射下黄斑动态完整性的方法。事实上，VEP 反映了整个视觉通路的大量活动。视觉系统与偏头痛的病理生理学过程密切相关。无论偏头痛有无先兆，在发作间期，光应激后 VEP 振幅的抑制水平降低，但在发作期是正常的。当有先兆患者和无先兆患者合并时，VEP 抑制与上次发作后的天数呈正相关，与偏头痛发作的频率呈负相关。

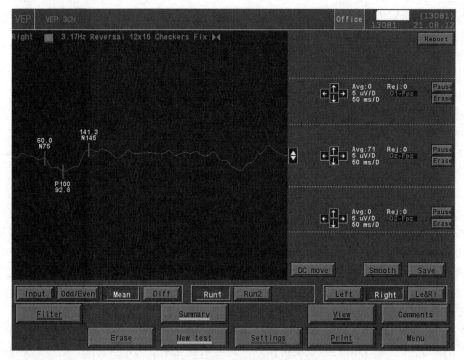

图 7-13　偏头痛发作期 VEP 表现

男性，32 岁，发作性头痛 5 年。表现为右侧头部搏动性疼痛，多伴恶心、呕吐，呈反复或周期性发作。VEP 示右侧 P100 波振幅
显著降低，潜伏期显著缩短

这说明光应激后 VEP 的恢复依赖于整个视觉神经通路的完整性。VEP 抑制的缺乏在发作前达到最大值，然后反应恢复到正常。

2. 偏头痛发作间期 VEP 表现　研究报道，发作性偏头痛患者在发作间期存在 VEP 习惯化缺陷和（或）听觉诱发皮质电位的强度依赖性振幅变化（intensity dependent amplitude changes，IDAP）的依赖性增强。在这个大型数据库中，发作性偏头痛患者在发作间期的 VEP 习惯化显著降低，IDAP 显著增加。单独来看，VEP 和 IDAP 都没有足够的诊断准确性。然而，当两种测试都在同一患者中进行时，至少其中一种测试的异常可以高度预测发作间期发作性偏头痛。VEP 习惯化缺陷是偏头痛患者发作间期的常见现象，可能是一种由基因决定的内表型特征，与偏头痛易感性有关。

二、脑干听觉诱发电位

（一）BAEP 简介

1. BAEP 的基本原理　脑干听觉诱发电位（brainstem auditory evoked potential，BAEP）的各波起源于脑干听觉通路的不同部位，应用价值较大。在听觉刺激后，通过放置在头皮、前额和耳朵附近的表面电极记录了来自第Ⅷ对脑神经和沿着脑干听觉通路的神经元的电活动。BAEP 沿着听觉通路测量同步的神经纤维活动来确定听力阈值。机械声音在耳蜗中转化为电信号，并通过听觉神经或前庭蜗神经（第Ⅷ对脑神经）传递到大脑。听觉皮质的电信息沿着一系列的核向上移动，包括耳蜗核、上橄榄复合体、外侧丘系、下丘和内侧膝状核。

BAEP 包括耳科中测听、听觉脑干反应（auditory brain stem response，ABR）、耳蜗微音器位、听神经复合动作电位及稳态听觉诱发电位等。从临床实用角度出发，将 BAEP Ⅰ、Ⅲ、Ⅴ波的神经发生源按脑干听觉传导通路进行归纳，分别代表听神经、脑桥下段、脑桥上段（或中脑下段）的电活动。Ⅰ波是产生于与耳蜗紧密相连的一段听神经纤维的动作电位或与毛细胞相连接的听神

经树突的突触后电位；Ⅱ波可能具有两个发生源，一部分与听神经颅内段有关，另一部分与耳蜗核有关；Ⅲ波的发生源不止一处，据记载与内侧上橄榄核、斜方体内侧核、耳蜗核有关；Ⅳ波起源于外侧丘系及其核团（脑桥中、上段）；Ⅴ波起源于外侧丘系上方或下丘（脑桥上段或中脑下段）；Ⅵ波和Ⅶ波可能分别起源于内侧膝状体和听辐射。BAEP 的Ⅰ、Ⅲ、Ⅴ波的出现率为 100%（图 7-14）。

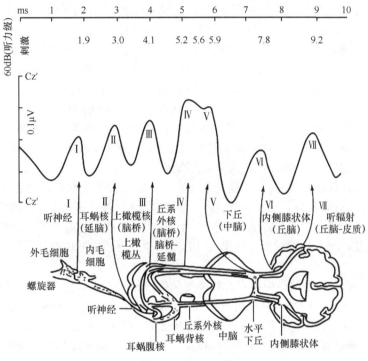

图 7-14 BAEP 波形模式

2. BAEP 的临床应用 BAEP 作为脑干功能和神经功能的客观检查方法而应用于临床，其不仅能敏感地反映脑干功能，而且具有定位意义。在 BAEP 中，Ⅰ波是听神经的动作电位，Ⅲ波起源于脑桥上橄榄核，Ⅴ波为中脑下丘。Ⅰ波峰潜伏期（peak latency，PL）绝对值代表了外周的传导时间，Ⅰ～Ⅴ波发放间隔（interspike interval，IPL）代表了脑桥橄榄核至中脑下丘的传导时间。BAEP 检查可反映中脑、脑桥及延髓（即整个脑干）的功能状态，也能反映听神经、三叉神经和面神经的功能状态。

BAEP 是一种耳鼻喉专科的被动耳听力检查，在听力损失、听觉肿瘤和小脑脚肿瘤的诊断中是必不可少的。该种检测方法具有适用范围广、无创性等优势，在检查的过程中通常不需要患者配合，对婴幼儿及昏迷患者的检查具有积极意义。BAEP 可用于识别疑似第Ⅷ对脑神经及相关的听觉通路异常，以及评估患者的听力敏感性。

ABR 一直是评估和确认新生儿听力检查失败婴儿听力损伤的金标准。在婴幼儿客观测听的研究中，ABR 得到了广泛应用，且近年来被用于术中麻醉深度评估、人工耳蜗效果评估等方面，也适用于听力阈值不确定或无法忍受传统行为听力测试的儿童或成年人。此外，BAEP 也可用于诊断前庭神经鞘瘤、脑干病变、去髓鞘化疾病和听神经病变，可以识别非肿瘤疾病、脱髓鞘疾病，如脑卒中、多发性硬化症、梅毒、肝豆状核变性和病毒感染中的神经功能障碍。

BAEP 不适用于可以进行传统标准听力测量的患者。此外，有上呼吸道阻塞、中枢呼吸抑制、癫痫、呼吸道感染、心力衰竭、长 QT 间期综合征、肾衰竭和卟啉症的患者不应使用苯巴比妥或盐酸羟嗪作为镇静药物进行 BAEP 检查。

（二）偏头痛的 BAEP 表现

1. 偏头痛发作期的 BAEP 表现 5-羟色胺受体激动药能够缓解偏头痛的发作，而脑干是 5-羟色胺受体密度集中区。偏头痛先兆期及血管变化之前下视丘或脑干内发生微血管变化，因此可导致 BAEP 异常，提示脑干中枢功能受累并支持偏头痛的中枢机制。

偏头痛患者急性发作期脑干左侧 V 波 PL、右侧 III 波 PL、右侧 V 波 PL、左侧 III～V 波 IPL、左侧 I～V 波 IPL、右侧 I～III 波 IPL、右侧 I～V 波 IPL 均延长，可见偏头痛急性发作期脑干存在生理学改变。通过正电子发射断层成像（PET）研究发现，不伴有先兆偏头痛发作期可见的脑干（脑桥背侧、延髓、中脑）血流量增加，脑桥背侧的改变一直持续到头痛症状完全缓解之后。Sohmer 等研究发现，当脑灌注压降低至一定程度时，BAEP 各波 PL 延长。后循环短暂性脑缺血发作患者脑灌注压降低，BAEP 异常，其临床症状的缓解和 BAEP 电生理的逆转是一致的，说明偏头痛患者急性发作期 BAEP 异常，可能是偏头痛患者急性发作期后循环缺血所导致的。

脑干在偏头痛的发病机制中起到至关重要的作用，BAEP 能够敏感而客观地反映听觉传导通路中不同结构，特别是脑干相应核团的生物电活动。

（1）VM 患者的 BAEP 表现：VM 是复发性眩晕的第二大常见原因，约占可引起眩晕疾病的10%。VM 可发生于任何年龄。VM 发作频繁，可持续数天，严重影响着患者的日常生活质量。偏头痛患者有脑干功能障碍，而 VM 患者的脑干功能障碍较偏头痛患者更严重，提示 VM 患者既有中枢神经系统损伤，又有周围神经系统损伤，它是一种外周和中枢机制共存的疾病，从内耳到脑干都有功能改变。

BAEP 是脑干听觉传导通路中由声音刺激引起的一种电位活动变化，被广泛用于评估中枢神经系统和听觉系统疾病中的脑干听觉通路的功能损伤，可以检测神经核和神经传导通路的不同功能，并可以反映轻微的损伤。虽然没有一定的诊断意义，但在一定程度上提示了 VM 的发病机制。Wang 等证实偏头痛患者有白质病变和认知障碍，其中记忆、反应性、信息识别和处理能力均下降。Jonas 等研究证实了认知功能变化与 BAEP 之间的相关性。

VM 发作时引发血管痉挛可导致迷路和脑干缺血发作，听觉传导通路受损，出现 BAEP 异常，I、III、V 波 PL 和 I～III、I～V、III～V 波 IPL 长于对照组（图 7-15）。通常来说，I 波 PL 及 I～III 波 IPL 延长提示病变在前庭周围系统，III、V 波 PL 及 I～V、III～V 波 IPL 延长提示病变在脑桥。VM 组中 I、III、V 波 PL 明显延长，同时 VM 患者的 V 波 PL 长于偏头痛患者，但仍在正常范围内，提示 VM 患者可能存在脑干功能障碍，但病情较轻。

（2）女性偏头痛患者的 BAEP 表现：女性性别及头痛持续时间是偏头痛患者 BAEP 异常的独立危险因素，Lipton 等研究发现偏头痛的发作与年龄相关，在 12 岁以前男性和女性的患病率基本相当，而青春期以后，女性的患病率远高于男性。患有先兆偏头痛的中年女性在老年时更易发生脑部病变。

在男性患者中，VM 组和偏头痛组的 I 波 PL 长于对照组。在女性患者中，VM 组 I、III、V 波 PL 长于偏头痛组，III、V 波 PL 长于对照组；偏头痛组 V 波 PL 长于对照组（图 7-16）。BAEP 的潜伏期受年龄和性别的影响，女性 III、V 波 PL 明显短于男性。VM 组女性患者的 III、V 波 PL 的变化比男性患者更显著。这可能表明女性更容易出现脑干神经功能的损害，导致女性 VM 的发生率更高。然而，女性脑干神经功能损害的原因有待进一步研究。

2. 偏头痛发作间期的 BAEP 表现 偏头痛发作期的血流变化是短暂的，随发作时间及次数的增多，其血流的改变可导致电生理的改变。目前认为偏头痛是一种三叉神经参与，起源于中枢（可能是在脑干水平）的神经血管性疾病。诱发电位在发作开始为正常范围，但在发作间期缺乏适应性，且与 BAEP 高度相关。这些发现证实偏头痛在发作间期有异常改变，而在发作时以中枢调整过程的改变为特点。

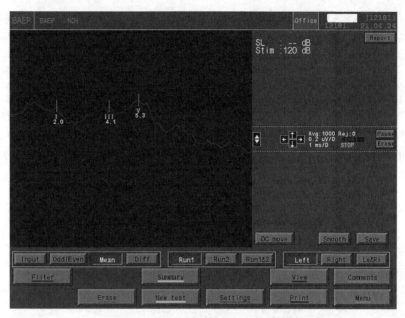

图 7-15　VM 发作期的 BAEP 表现

男性，25 岁。发作性头痛、眩晕 2 年。表现为左侧头部搏动性疼痛，伴头晕，天旋地转感。伴恶心、呕吐，呈周期性发作。BAEP 示 Ⅰ、Ⅲ、Ⅴ波 PL 和 Ⅰ～Ⅲ、Ⅰ～Ⅴ、Ⅲ～Ⅴ波 IPL 延长

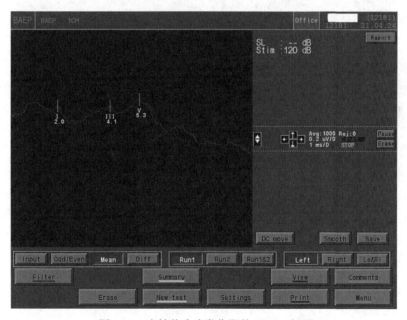

图 7-16　女性偏头痛发作期的 BAEP 表现

女性，33 岁。发作性头痛 6 年余。表现为右侧头部搏动性疼痛，伴恶心、呕吐，无头晕、视物模糊。发作频繁，影响工作和生活，常需服用镇痛药物。BAEP 示 Ⅰ、Ⅲ、Ⅴ波 PL 延长

三、躯体感觉诱发电位

（一）躯体感觉诱发电位简介

1. 躯体感觉诱发电位基本原理　躯体感觉诱发电位（somatosensory evoked potential，SEP）是以脉冲电流刺激周围神经相应部位，再通过深感觉传导通路由脊髓后索薄束和楔束传导至中枢系

统，在头皮对应皮质区域记录到的电位活动，其反映的感觉传导通路为外周 Ia 类感觉纤维→脊髓后索→内侧丘系→丘脑腹后外侧核团→大脑皮质感觉中枢。SEP 用于评价脊髓损伤后感觉传导通路的轴突传导功能和完整性，有 17.8% 的动物模型研究将 SEP 作为评价指标。波形指诱发电位随时间变化所产生的电位波动的形状，以基线为准，当波幅位于基线以上为负相（N 波），位于基线以下为正相（P 波）。SEP 波形包含一系列反应感觉传导通路的成分，主要以正常人群特征波形的潜伏期和幅值的赋值作为基准值，用于评价功能状态，最为常用的是 N9、N13、N20、P40、N25。潜伏期和峰值可以解释神经活动的变化。峰值降低是由于对刺激产生反应的神经纤维数量下降或中枢的放大效应减弱，潜伏期的延迟则是由于神经纤维传导速度的下降（图 7-17，图 7-18）。

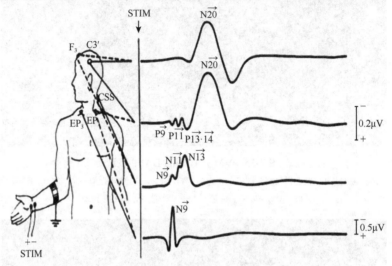

图 7-17 上肢 SEP 波形模式图

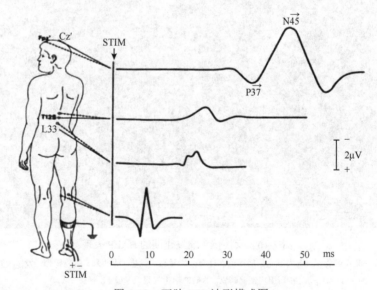

图 7-18 下肢 SEP 波形模式图

稳定的 SEP 成分可能与通路中特定的解剖结构相对应，如 CPc-Fz 记录的正中神经 SEP-N20 成分，被认定为是初级体感皮质 3b 区的皮质反应，N18 可能是在楔状核中通过初级传入皮质去极化产生的。Cebolla 等采用 swLORETA 确定了 N30 是由运动、前运动和前额叶皮质的网络活动产生的。

2. SEP 的临床应用　SEP 具有客观性强、稳定性高、易于操作、相对安全等优点，已被广泛应用。SEP 能反映大脑皮质和皮质下感觉传导通路的完整性及其功能，并具有恒定的形式和一定的空间分布范围，与刺激有相对固定的时间间隔，且很少受意识状态、镇静药物、代谢紊乱和低温的影响，是目前昏迷预后评估领域中研究最多的一种诱发电位。

患者罹患中枢神经系统疾病后可能出现缺血缺氧性脑损伤或脑水肿，随之引发的高颅压将损害局部或广泛的脑结构与功能，成为 SEP 异常的解剖学基础，可表现为 SEP 波 IPL 延长、波幅降低或消失等。故 SEP 可作为脑功能损伤程度的客观敏感的评价指标，用于捕捉神经重症患者病情恶化或改善的信息，实施更精准的管理。对 NICU 患者进行连续 SEP 监测可实时提供患者有关病理生理状态的动态信息，如颅内压的变化、缺血半暗带的恶化或改善及药物影响等。

多发性硬化症表现为 SEP 潜伏期延长或消失，脊髓肿瘤压迫后索可引起 SEP 消失，肌萎缩侧索硬化表现为 SEP 波形的改变，外伤性或压迫性病变，包括局灶性神经病变，或神经臂丛病变/神经根撕脱、神经根缺失、脑外伤或手术引起的系统病变等，均可见 SEP 波形成分的存在或缺失。

（二）偏头痛的 SEP 表现

1. 偏头痛发作期的 SEP 表现　大多数情况下，偏头痛是单侧的，可伴视觉或感觉先兆。偏头痛患者的大脑对光刺激和噪声的敏感性很高，这可能是习惯化缺陷所致。在重复刺激后，头皮记录的 SEP 可以证明习惯化缺陷。为了明确偏头痛的习惯化机制，可使用 SEP 中的高频震荡（high frequency oscillation，HFO）诱发电位。根据理论起源，头皮记录的 HFO 分为两种类型：丘脑皮质辐射产生的早期 HFO（前爆发）和突触后区皮质神经元产生的晚期 HFO（后爆发）。因此，使用标准 SEP 获得的 HFO 描述了偏头痛患者大脑的丘脑皮质驱动。最近几项研究评估了 HFO 在解释偏头痛发病机制方面的效用，并将丘脑皮质驱动改变作为偏头痛的神经生理体征。偏头痛患者早期 HFO 的振幅显著降低，表明丘脑皮质兴奋性驱动减少，导致偏头痛患者的习惯化缺陷。偏头痛患者的习惯化缺陷可能是由于新皮质中抑制性中间神经元的活动减少和（或）丘脑皮质投射的活动减少。偏头痛患者和对照组之间的晚期 HFO 无显著差异，这表明偏头痛患者的皮质抑制性中间神经元和锥体震颤细胞功能正常（图 7-19，图 7-20）。

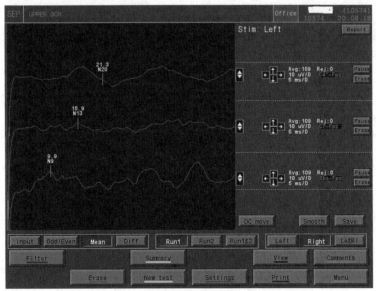

图 7-19　偏头痛发作期上肢的 SEP 表现

女性，39 岁，发作性头痛 8 年余。表现为右侧头部搏动性疼痛，无恶心、呕吐、头晕、视物模糊。SEPSN 示 N9、N13、N20 潜伏期延长

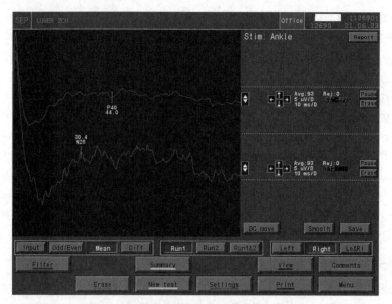

图 7-20　偏头痛发作期下肢的 SEP 表现

男性，59 岁，发作性头痛 1 年余。表现为右侧颞部疼痛，无恶心、呕吐。SEPSN 示 P40、N25 潜伏期延长

2. 偏头痛发作间期的 SEP 表现　偏头痛急性发作期行 SEP 检查对诊断有一定的帮助，发作间期行 SEP 检查的临床意义相对较小。目前尚无相关文献报道偏头痛发作间期的特定 SEP 表现。

（高　敏　亓　双　张国玲）

参 考 文 献

韩雅婷，郭淮莲. 2021. 偏头痛的代谢组学研究进展. 中国疼痛医学杂志, 27(9): 682-687.

刘晓燕. 2022. 临床脑电图基本技术标准. 癫痫杂志, 8(1): 3-11.

Burow P, Haselier M, Naegel S, et al. 2021. The mitochondrial biomarkers FGF-21 and GDF-15 in patients with episodic and chronic migraine. Cells, 10(9): 2471.

Cowan RP, Gross NB, Sweeney MD, et al. 2021. Evidence that blood-CSF barrier transport, but not inflammatory biomarkers, change in migraine, while CSF sVCAM1 associates with migraine frequency and CSF fibrinogen. Headache, 61(3): 536-545.

Dehghan A, Saatchian E, Sobhani M, et al. 2020. Neurochemical metabolite alterations of the occipital lobe in migraine without aura by proton magnetic resonance spectroscopy. Neuroradiol J, 33(5): 410-415.

Eslami R, Parnow A, Pairo Z, et al. 2021. The effects of two different intensities of aerobic training protocols on pain and serum neuro-biomarkers in women migraineurs: a randomized controlled trail. Eur J Appl Physiol, 121(2): 609-620.

Irimia P, Martínez-Valbuena I, Mínguez-Olaondo A, et al. 2021. Interictal amylin levels in chronic migraine patients: a case-control study. Cephalalgia, 41(5): 604-612.

Liu J, Zhang Q, Liang M, et al. 2021. Altered processing of visual stimuli in vestibular migraine patients between attacks: a combined VEP and sLORETA study. Front Hum Neurosci, 15: 762970.

Yazar HO, Yazar T, Aygün A, et al. 2020. Evaluation of simple inflammatory blood parameters in patients with migraine. Ir J Med Sci, 189(2): 677-683.

Zhang L, Chen QH, Lin JH, et al. 2020. Research on the relationship between vestibular migraine with/without cognitive impairment and brainstem auditory evoked potential. Front Neurol, 11: 159.

第八章 偏头痛的治疗药物

偏头痛的药物治疗包括急性期治疗和预防性治疗。急性期治疗通常在症状起始时立即服药，急性期治疗药物包括非特异性镇痛药，如非甾体抗炎药（nonsteroidal anti-inflammatory drug, NSAID）和特异性药物（如麦角类和曲普坦类）。预防性治疗包括阵发性偏头痛预防性治疗和慢性偏头痛预防性治疗，其传统药物主要包括β受体阻滞剂、钙通道阻滞剂、抗癫痫药和抗抑郁药等。急性期治疗的有效性与偏头痛的慢性转化密切相关，频繁、重复使用急性期治疗药物又会增加药物过度使用性头痛（medication-overuse headache, MOH）的风险。因此，偏头痛的治疗需要综合考虑患者头痛程度、症状、患者意愿、疗效、是否妊娠、是否适合非药物治疗策略等；同时需指导患者改变既往生活方式，观察调整生活方式后对偏头痛发作频率的影响，要充分了解患者的个体化诱因，尽量消除和避免诱因，准确为患者提供个体化的治疗策略。目前，偏头痛的药物治疗已经取得了巨大进步，5-HT$_{1F}$受体激动剂、降钙素基因相关肽（calcitonin gene-related peptide, CGRP）受体拮抗剂和CGRP单克隆抗体等新型药物已逐渐应用于临床。

第一节 急性期治疗药物

一、急性期治疗药物概述

（一）急性期治疗目的

对患者头痛发作时的急性期治疗目的是：中止发作，快速、持续镇痛，减少相关伴随症状；恢复患者的功能。

（二）急性期治疗有效性标准

常用的急性期治疗有效性标准包括以下方面：① 2h无痛；② 2h后疼痛改善，由中重度转为轻度或无痛；③ 2h内伴随症状消失；④在治疗成功后的24h内无头痛再发或无须再次服药。

（三）急性期药物选择

急性期治疗药物的选择应根据头痛严重程度、伴随症状、既往用药情况和患者的个体情况而定。药物应在头痛的早期足量使用，延迟使用可使疗效下降、头痛复发及不良反应的比例增高，单次大剂量给药往往比重复小剂量给药更有效。因为偏头痛可诱发胃潴留和呕吐而引起药物吸收不良，所以口服药物效果不佳。当患者有严重的恶心和呕吐时，应选择非口服给药途径。甲氧氯普胺、多潘立酮等镇吐和促进胃动力药物不仅能治疗伴随症状，还有利于其他药物的吸收和头痛的治疗。应教育患者药物过度使用的风险，对头痛频繁发作的患者应考虑使用预防性药物。为预防MOH，单纯NSAID每月使用不宜超过15d，麦角碱类、曲普坦类、NSAID复合制剂则每月使用不宜超过10d。

急性期治疗可分为一线、二线、三线和辅助治疗（表8-1），应当使用分步治疗的方法（图8-1）。每一步的药物都是根据疗效、耐受性、安全性、成本和可及性来选择的。使用NSAID作为一线用药；曲普坦类作为二线用药；曲普坦类联合快速起效的NSAID可避免反复发作；5-HT$_{1F}$受体激动剂（地坦类）和吉泮类可作为三线用药。可使用胃肠促动药、镇吐药（多潘立酮或甲氧氯普胺）来作为恶心和（或）呕吐的辅助口服药物。应避免口服麦角碱类、阿片类和巴比妥类药物，麦角生物碱效果不佳且有潜在毒性，阿片类药物和巴比妥类药物的药效不定，且有相当大的副作用和依赖性。如出现症状复发，可以重复使用曲普坦类药物，或同时使用 NSAID。但应告诫患者，频繁、重复地使用急性药物有发生 MOH 的风险。不同曲普坦类药物在疗效及耐受性方面略有差异。对某一个患者而言，一种曲普坦无效，可能另一曲普坦有效；一次无效，可能另一次发作有效。曲普坦类药物疗效和安全性优于麦角类，麦角类有作用持续时间长、头痛复发率低的特点，故适于发作时间长或经常复发的患者。

表 8-1　偏头痛急性期治疗药物

级别	药物种类	药物名称	用法用量	禁忌证
一线用药	NSAID	阿司匹林	300～1000mg 口服	过敏、胃肠道出血、心力衰竭、以及严重肝、肾功能不全
		布洛芬	200～800mg 口服	
		双氯芬酸	50～100mg 口服	
	其他镇痛药	对乙酰氨基酚	1000mg 口服	严重肝、肾功能不全
	镇吐药	多潘立酮	10mg 口服	胃肠道出血、癫痫、肾衰竭、心律失常
		甲氧氯普胺	10mg 口服	帕金森病、癫痫、机械性肠梗阻
二线用药	曲普坦类	舒马普坦	50mg 或 100mg 口服；6mg 皮下注射；10mg 或 20mg 鼻内给药	心血管疾病、未控制的高血压、偏瘫型偏头痛、脑干先兆偏头痛
		佐米曲普坦	2.5mg 或 5mg 口服；5mg 鼻内给药	
		阿莫曲普坦	12.5mg 口服	
		依来曲普坦	20～80mg 口服	
		夫罗曲普坦	2.5mg 口服	
		那拉曲普坦	2.5mg 口服	
		利扎曲普坦	10mg 口服	
三线用药	CGRP 受体拮抗剂	乌布吉泮	50mg 或 100mg 口服	与强效 CYP3A4 抑制药联用
		瑞美吉泮	75mg 口服	过敏、肝功能不全
	5-HT$_{1F}$ 受体激动剂	拉司米地坦	50～200mg 口服	妊娠，同时使用可作为 P-糖蛋白底物的药物

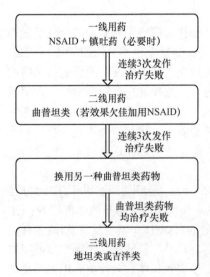

一线用药
NSAID + 镇吐药（必要时）

↓ 连续3次发作治疗失败

二线用药
曲普坦类（若效果欠佳加用NSAID）

↓ 连续3次发作治疗失败

换用另一种曲普坦类药物

↓ 曲普坦类药物均治疗失败

三线用药
地坦类或吉泮类

图 8-1　偏头痛急性期治疗步骤

轻至中度偏头痛发作：对于不伴呕吐或重度恶心的轻至中度偏头痛发作，通常首先尝试非阿片类口服镇痛药（NSAID、对乙酰氨基酚）或复方镇痛药。若镇痛药对发作无效，联合使用 NSAID 与曲普坦类药物比单用其中一种更有效。当轻至中度偏头痛发作伴重度恶心或呕吐时，可以给予口服或直肠用镇吐药并联合非阿片类口服镇痛药或复方镇痛药。

中至重度偏头痛发作：对于不伴有呕吐或重度恶心的中至重度偏头痛发作，口服偏头痛特异性药物是一线疗法，包括口服曲普坦类药物及舒马普坦-萘普生复方制剂。对于存在曲普坦类药物禁忌证或不能耐受的患者，可选择 CGRP 受体拮抗剂或拉司米地坦。若伴发呕吐或重度恶心，重度偏头痛发作可采用镇吐药或非口服偏头痛特异性药物治疗，后者包括皮下注射舒马普坦，经鼻给予舒马普坦和佐米曲普坦，或者胃肠外给予双氢麦角胺。

偏头痛持续状态：对于重度难治性偏头痛发作或偏头痛

持续状态（即严重影响日常活动能力的偏头痛发作持续时间超过 72h），可以联合静脉输液和胃肠外药物治疗，如酮咯酸和多巴胺受体阻滞剂。根据初始治疗的反应，可能还需要其他胃肠外药物，如丙戊酸盐和（或）双氢麦角胺。

急诊情况：对于急诊科就诊的重度偏头痛患者，特别是偏头痛伴重度恶心或呕吐的患者，可皮下注射舒马普坦或胃肠外给予镇吐药（如丙氯拉嗪、甲氧氯普胺、氯丙嗪）进行初始治疗。急诊科治疗重度难治性偏头痛时，可静脉给予双氢麦角胺 1mg 和静脉给予甲氧氯普胺 10mg 联合治疗，该方案还可用于甲氧氯普胺单药治疗无效的患者。双氢麦角胺胃肠外给药不能用于单药治疗，禁用于累及心脏、脑血管或外周血液循环的缺血性血管疾病患者。使用地塞米松（10～24mg，静脉给药或肌内注射）进行辅助治疗，可以降低早期头痛复发的风险。

二、常见急性期治疗药物

偏头痛急性期的治疗药物分为非特异性药物和特异性药物两类。非特异性药物包括：①非甾体抗炎药，如阿司匹林、布洛芬、萘普生等；②对乙酰氨基酚；③可待因、吗啡等阿片类镇痛药及曲马多。特异性药物包括曲普坦类、地坦类、麦角胺类、CGRP 受体拮抗剂。此外，还包括治疗伴随症状的药物，如镇吐药和镇静药。

（一）非甾体抗炎药

非甾体抗炎药（NSAID）具有镇痛、解热和抗炎作用，但也可导致一系列不良反应。它们的作用机制主要是抑制环氧合酶（cyclooxygenase，COX），进而阻碍花生四烯酸转化为各种前列腺素、前列环素和血栓素。COX 有 COX-1 和 COX-2 两种同工酶，两者在不同组织中的调节和表达情况存在重大差异。其中 COX-1 表达于血管、胃、肾和血小板等绝大多数组织，负责细胞间信号的传递和维持细胞功能的平衡，COX-2 是在炎症环境中诱导产生的，选择性 COX-2 抑制药（如塞来昔布、尼美舒利、美洛昔康）的胃肠道不良反应等更低。美国 FDA 黑框警告：NSAID 有增加严重心血管血栓性疾病发生的风险，包括心肌梗死及脑卒中等致命性疾病；风险在治疗初期即存在并随疗程增加。NSAID 亦有增加严重胃肠道不良事件发生的风险，包括出血、溃疡，甚至可致命的胃肠道穿孔。这些事件可在治疗期的任何时间、毫无预兆地发生；老年患者、有消化性溃疡和（或）消化道出血病史的患者发生严重胃肠道事件的风险极高。

大量研究表明，解热镇痛药及其咖啡因复合物对于成人及儿童偏头痛发作均有效，故对于轻、中度的偏头痛发作和既往使用有效的重度偏头痛发作，可作为一线药物首选，这些药物应在偏头痛发作时尽早使用。可单选阿司匹林 300～1000mg，或布洛芬 200～800mg，或萘普生 250～1000mg，或双氯芬酸 50～100mg，或安替比林 1000mg，或托芬那酸 200mg。对乙酰氨基酚口服、静脉注射或皮下注射均有效，但不推荐单独使用。上述药物与其他药物合用，如阿司匹林与甲氧氯普胺合用、对乙酰氨基酚与利扎曲普坦合用、对乙酰氨基酚与曲马多合用等，效果优于单用。伐地昔布 20～40mg 和罗非昔布 25～50mg 治疗偏头痛急性发作有效。

为了防止药物过度使用性头痛，服用单一的解热镇痛药时，应该限制在每月不超过 15d，服用联合镇痛药应该限制在每月不超过 10d。10 岁以上的儿童可单用阿司匹林或对乙酰氨基酚或两者与甲氧氯普胺合用，也可单用麦角胺。

1. 阿司匹林　本药的镇痛作用主要通过抑制前列腺素及其他能使痛觉对机械性或化学性刺激敏感的物质（如缓激肽、组胺）的合成而产生镇痛作用，属于外周性镇痛药。但不能排除本药有中枢镇痛（可能作用于下视丘）的可能性。剂型有口服剂、肛门栓剂及注射制剂。口服：一次 300～1000mg，最大日剂量为 1000mg。呕吐的患者可使用栓剂，直肠给药，一次 300～600mg。口服本药（1000mg）2h 后头痛有效缓解率为 52%，疗效与口服 50mg 舒马普坦相当。泡腾片是近年来开发应用的一种新型片剂，每片 0.3g、0.5g，服用时放入温水 150～250ml 中溶化后饮下，特别适用于儿童、老年人及吞服药丸困难的患者。阿司匹林赖氨酸盐（赖安匹林），可用于静脉或肌内注射，剂量有 0.9g（相当于阿司匹林 0.5g）及 0.5g（相当于阿司匹林 0.28g），静脉或肌内注射每次 0.9～1.8g。静脉注射赖安匹林 2h 后，头痛消除率为 43.7%，疗效低于皮下注射舒马普坦 6mg，但二者用药 24h 后，头痛复发率无差异，而赖安匹林耐受性更好。阿司匹林的常见不良反应有胃肠道症状、过敏反应、耳鸣、听力下降、肝肾功能损害及出血危险等，损害多是可逆性的；与食物同服可减少对胃肠道的刺激，这样尽管会降低药物吸收的速率，但不影响吸收量。对本药或同类药过敏、活动性溃疡、血友病或血小板减少症、哮喘、出血体质者，以及孕妇及哺乳期妇女禁用。本品可使布洛芬等 NSAID 的血液浓度明显降低，二者不宜合用。

2. 布洛芬 治疗偏头痛以口服为主。口服：一次 200～800mg。对于轻中度头痛患者，口服 200mg 或 400mg，用药 2h 后头痛有效缓解率无差异，但对于重度头痛患者，口服 400mg 更有效，且能有效缓解畏光、畏声等症状。用药 2h 后头痛有效缓解率与口服舒马普坦 50mg 基本相当。与安慰剂相比，本药能有效缓解头痛，缩短头痛持续时间，但 24h 持续消除头痛方面并不优于安慰剂。常见的不良反应有过敏反应和严重胃出血（尤其是 60 岁以上的老年患者、有胃溃疡的患者、服用抗凝血药或类固醇药物的患者、服用其他 NSAID 的患者、长期或大量饮酒的患者及超剂量或长期用药的患者更容易出现）。布洛芬禁用于曾经有任何其他镇痛药或退热药过敏反应史的患者，或正处于心脏手术前后的患者。服用布洛芬时若胃部不适，可与食物或牛奶一同服用；若过量使用或过久使用，可能增加心脏病发作或脑卒中的风险。若患者出现任何胃出血症状，如头晕、血便或黑粪、呕血、不见好转的胃痛，以及疼痛加重或持续 10d 以上或出现任何新的症状，应停药并咨询医师。妊娠期女性或哺乳期女性使用前请咨询医师，若非医师明确指示，妊娠期的最后 3 个月禁止使用布洛芬，因为其可能导致胚胎问题或在分娩时引起并发症。布洛芬可用于出生后 6 个月以上的儿童。

3. 双氯芬酸 本药为一种衍生于苯乙酸类的 NSAID，具有镇痛、抗炎、解热作用。可抑制环氧合酶活性，阻断花生四烯酸向前列腺素的转化；亦可促进花生四烯酸与三酰甘油结合，降低细胞内游离花生四烯酸的浓度，从而间接抑制白三烯的合成。有口服剂、肛门栓剂及注射制剂。口服吸收迅速且完全，起效较快。服用胶囊起效更快，且胶囊疗效优于片剂。本品疗效与口服舒马普坦 100mg 类似，且改善恶心等偏头痛伴随症状的效果优于后者，且发生的不良反应更少。直肠 1 次给药 50mg 或肌内注射，10min 后起效，30min 后头痛消除率达 88%，2h 后头痛缓解率与肌内注射曲马多 100mg 类似。本药引起的胃肠道不良反应少于阿司匹林、吲哚美辛等药物，但应注意肝损伤及粒细胞减少等不良反应。双氯芬酸可用于体重大于 16kg 的儿童。常见不良反应有便秘（5%～8%）、腹泻（6%）、恶心（6%～7%）；肝功能指标升高；头痛（4%～8%）；尿路感染性疾病（7%）；鼻咽炎（6%）、鼻窦炎（3%～5%）、上呼吸道感染（8%）。双氯芬酸禁用于冠状动脉旁路移植术的术前准备。

4. 萘普生 本药具有明显抑制前列腺素合成酶的作用，使前列腺素的释放减少甚至停止，从而发挥抗炎、解热、镇痛作用。萘普生具有剂量依赖性的抗炎镇痛和解热作用。抗炎作用强度约为等剂量保泰松的 11 倍，镇痛、解热作用是阿司匹林的 7 倍和 22 倍。抗炎、镇痛、解热作用相当于吲哚美辛。作用机制为萘普生通过抑制 COX 活性，从而抑制前列腺素合成来产生作用，但对 COX-2 的选择性抑制作用更强，故其抗炎作用强，而胃肠道不良反应较小。有口服剂、肛门栓剂及注射制剂。口服：250～1000mg；直肠给药：一次 250mg；静脉给药：275mg，均可缓解头痛及其伴随症状，疗效与口服舒马普坦 50mg 类似。若头痛无缓解，可与舒马普坦 50mg 合用，二者合用不增加不良反应。萘普生可用于 6 岁以上或体重在 25kg 以上的儿童。本药常见的禁忌证及不良反应同阿司匹林，但不良反应的发生率及严重程度均较低，较适用于不能耐受阿司匹林、吲哚美辛等解热镇痛药的患者。萘普生禁用于冠状动脉旁路移植术的术前准备。

5. 吲哚美辛 是一种强效 NSAID，作为偏头痛的对症疗法可能有效。应使用最低有效剂量并尽可能缩短使用时间，口服制剂首剂一次 25～50mg，继之 25mg，一日 3 次，直到疼痛缓解后可停药。本药口服制剂宜餐后服用或与食物或抗酸药同服，以减少对胃肠道的刺激。有恶心症状的患者可使用栓剂，一次 100mg，一日 1 次，每日剂量不宜超过 200mg。老年患者易发生肾毒性，应慎用。吲哚美辛常见的不良反应包括：胃肠道系统，有便秘（5%）、腹泻（2%）、消化不良（2%）、食欲缺乏（2%）、上腹痛（2%）；神经系统，有恶心（33%）、头痛（16%）、头晕（15%）、呕吐（10%）、晕厥（2%）、嗜睡（2%）；皮肤反应，有瘙痒（3%）、皮疹（2%）、皮肤瘙痒症（2%）；其他，有手术后水肿（24%）、手术后出血（5%）、术后肿胀（2%）、多汗症（2%）；还可致胰腺炎。由于本品的不良反应较大，仅在其他 NSAID 无效时才考虑应用。

6. 托芬那酸 本药通过抑制 COX，可减少前列腺素的生成，同时抑制 5-脂氧化酶，可减少白三烯的生成，从而起抗炎、镇痛、解热作用。口服给药，偏头痛开始发作时服 0.2g；若 1～2h 后症状未缓解，再服 0.2g。不推荐儿童使用本药。禁忌证：对本药过敏者；对阿司匹林等抗炎药过敏者；活动性消化性溃疡患者；明显肝、肾功能损害者。

（二）其他镇痛药

1. 对乙酰氨基酚 为乙酰苯胺类解热镇痛药，其镇痛机制尚不完全清楚。可能是通过抑制中枢神经系统中前列腺素的合成（包括抑制前列腺素合成酶）及阻断痛觉神经末梢的冲动而产生镇痛作用。其阻断神经末梢冲动的作用，可能与抑制前列腺素或其他能使痛觉受体敏感物质（如 5-HT、缓激肽等）的合成有关。通过抑制前列腺素等的合成和释放，可提高痛阈而起到镇痛作用，属外周镇痛药，仅对轻、中度疼痛有效，不具有抗炎作用，对治疗疼痛、功能障碍、畏光和畏声非常有效。有口服剂、肛门栓剂及注射制剂。1000mg 或 15mg/kg 口服或静脉注射或皮下注射治疗偏头痛发作有效，但镇痛作用弱于阿司匹林，不推荐单独使用，可与利扎曲普坦、曲马多等合用。对乙酰氨基酚可与 NSAID 联用，对阿司匹林-乙酰氨基酚-咖啡因复方制剂可缓解单纯性偏头痛患者的头痛症状。出生 3 个月以上的婴儿及儿童也可应用。应用治疗量且疗程较短时，很少产生不良反应。本药口服日剂量不超过 2g，用于镇痛时连续使用不得超过 5d。不良反应通常与大量长期用药、过量用药或伴有肝肾功能不全等异常情况有关。长期大量服用可能造成肾毒性，如慢性肾炎和肾乳头坏死。过量中毒可造成肝坏死；对于中毒患者，及时使用甲硫氨酸或乙酰半胱氨酸可防止肝损伤。

2. 安乃近 本药为氨基比林与亚硫酸钠相结合的化合物，易溶于水，其解热和镇痛作用较氨基比林快而强。口服后吸收完全，于 2h 内达到血药峰浓度，半衰期为 1～4h。口服给药应从最低有效剂量开始，一次 500～1000mg，需要时服 1 次，一日不超过 3 次。禁用于 18 岁以下人群及妊娠晚期妇女。本药可能引起严重的血液系统不良反应，如粒细胞缺乏、血小板减少性紫癜、再生障碍性贫血。通常不作为首选用药，仅在病情急重且无其他有效药物可用的情况下短期使用。

3. 阿片类药物 是一大类药物，其结构与鸦片中发现的天然植物生物碱有关。天然生物碱也被称为阿片类药物，包括吗啡和可待因。合成衍生物包括海洛因、芬太尼、氢吗啡酮、美沙酮、丁丙诺啡等。阿片类药物是高效的镇痛药，但大多数具有很强的依赖性和滥用可能性。阿片类药物通过参与特异性细胞表面受体（阿片受体 μ、κ 和 δ）起作用，这些受体主要存在于中枢神经系统，包括大脑和脊柱中，但也存在于血管、心脏、肺、肠道甚至外周血单个核细胞中。阿片受体的接合可产生一系列细胞内信号，包括抑制腺苷酸环化酶、减少钙通道的开放、增加钾电流和激活蛋白激酶 C，这些途径的主要作用是降低细胞兴奋性和神经传递。阿片受体的天然配体是内源性阿片类肽，如脑啡肽、内啡肽等。

阿片类药物具有多种临床效果，如欣快感、情绪变化、嗜睡和精神模糊。阿片类药物诱导的镇痛显著特征是意识丧失。阿片类药物不会减少或治疗疼痛刺激的原因，而是降低其感知。阿片类药物的其他影响包括呼吸抑制、胃肠动力下降、镇静、恶心、呕吐、便秘和肠道腹胀。阿片类药物还具有直接的心血管作用，降低血压，引起血管舒张并减少心脏工作。大多数阿片类药物具有相似的作用和副作用，尽管药代动力学存在差异，但组织分布和受体类型的特异性可解释了吗啡的各种合成和半合成衍生物的作用差异。吗啡被认为是原型阿片类药物，参照它可测量其他药物的镇痛作用及不良反应。

阿片类药物不应用于治疗偏头痛，除非在其他方法均无效时可作为最后的方法。通常情况下，阿片类药物在偏头痛急性期治疗不及偏头痛特异性药物有效。阿片类药物有成瘾性，可导致药物过度使用性头痛、增加慢性偏头痛的风险并诱发对其他药物的耐药性，故不予常规推荐。仅适用于其他药物治疗无效的严重头痛者，且在权衡利弊后使用。肠外阿片类药物，如布托啡诺，可作为偏头痛发作的应急药物，即刻镇痛效果好。

（三）镇痛复方制剂

常用的复方制剂包括阿司匹林-对乙酰氨基酚-咖啡因复方制剂、对乙酰氨基酚-咖啡因复方制剂、双氯酚酸-咖啡因复方制剂。其中合用的咖啡因可抑制磷酸二酯酶，减少环磷酸腺苷的分解破坏，使细胞内的环磷酸腺苷增加，从而发挥广泛的药理作用，包括收缩脑血管、减轻其搏动幅度，加强镇痛药的疗效等。要注意，合用的咖啡因会增加药物依赖、成瘾及药物过度使用性头痛的危险。

（四）镇静药

苯二氮䓬类镇静药可促使镇静、入睡，促进头痛消失，伴有烦躁者可给予苯二氮䓬类药物以促使患者镇静和入睡。苯二氮䓬类药物可特异性结合 γ-氨基丁酸（GABA）受体，升高抑制性神经递质 GABA 与受体的亲和力，促进氯通道开放，使 GABA 的中枢抑制效应增强。因镇静药有成瘾性，故仅适用于其他药物治疗无效的严重患者。临床常用的苯二氮䓬类药物包括地西泮、奥沙西泮、艾司唑仑、劳拉西泮、咪达唑仑、阿普唑仑和氯硝西泮等。

地西泮，属于长效、中等强度药，具有镇定、催眠、抗焦虑、抗惊厥和肌肉松弛作用，口服吸收迅速完全，达峰时间为 0.5～1.5h，主要在肝代谢，半衰期较长，卟啉病、肝肾损害者慎用。奥沙西泮，口服吸收好，但吸收速度较慢，达峰时间约为 2h，是一种短、中半衰期苯二氮䓬类药物，通过肾排出，可用于肝损害患者，相对安全，奥沙西泮安全性相对较高。艾司唑仑，属于中等半衰期苯二氮䓬类药物，口服后吸收良好，平均 2h 血药浓度达到峰值，一般特性与地西泮相似，是快速吸收和半衰期中等的苯二氮䓬安定类催眠药物。劳拉西泮，为苯二氮䓬类抗焦虑药，抗焦虑作用在苯二氮䓬类中最强，是地西泮的 2～5 倍。咪达唑仑，为短效苯二氮䓬类药物，一般药理特性和地西泮相似，但引起遗忘的作用更强，静脉注射咪达唑仑应注意呼吸抑制作用。阿普唑仑，是高效价、中效（中等半衰期）的苯二氮䓬类药物，常用于焦虑障碍，停用时常会引起焦虑症状反跳，具有致卟啉原的作用，卟啉病患者及肝肾损害者慎用。氯硝西泮，国内外药典将其收录在抗惊厥药中，一般药理作用类似于地西泮。

（五）镇吐药和胃肠促动药

镇吐药通常用于偏头痛的辅助治疗。例如，NSAID 可与甲氧氯普胺联用，以减少恶心和呕吐。与静脉给药或肌内注射制剂相比，口服镇吐药不应作为急性偏头痛的单药治疗。静脉给甲氧氯普胺及静脉给予或肌内注射丙氯拉嗪可作为偏头痛的急性期单药治疗。甲氧氯普胺、多潘立酮等镇吐和促进胃动力的药物不仅能治疗伴随症状，还有利于其他药物的吸收和头痛的治疗，单用也可缓解头痛。氯丙嗪、昂丹司琼或格拉司琼对偏头痛急性期治疗有效，但并不视为一线药物。这些药物的不良反应可能包括反弹性头痛、静坐不能和心电图上 QT 间期延长引起的心律失常。若使用这些药物，应获取基线心电图，并在用药后 2～3h 复查心电图，还应监测患者有无提示 QT 间期延长的临床症状。

1. 甲氧氯普胺 为多巴胺 D_2 受体阻断药,同时还具有 5-HT$_4$ 受体激动效应,对 5-HT$_3$ 受体有轻度抑制作用。可作用于延髓催吐化学感受区(CTZ)中多巴胺受体来提高 CTZ 的阈值,从而呈现较强的中枢性镇吐作用;同时,本药可抑制胃平滑肌松弛,使胃肠道平滑肌对胆碱能的反应增加,胃排空加快,增加胃窦部时相活性;同时促使上段小肠松弛,因而促使胃窦、胃体与上段小肠间的功能协调。食管反流减少则是由于本药使下食管括约肌静止压升高,食管蠕动收缩幅度增加,因而使食管内容物廓清能力增强所致。其具有促动力作用和镇吐的作用,是第一个用于临床的胃肠促动药,本品有中枢神经系统的副作用(锥体外系症状),常见嗜睡和倦怠。甲氧氯普胺治疗使用不宜超过 12 周,因为其长期服用会增加发生迟发性运动障碍的风险。

2. 多潘立酮 为苯并咪唑类衍生物,为外周多巴胺受体拮抗药,直接作用于胃肠壁的多巴胺受体,可增加食管下部括约肌张力,防止胃食管反流,增强胃蠕动,促进胃排空,协调胃与十二指肠运动,抑制恶心、呕吐,并能有效防止胆汁反流,不影响胃液分泌。本药含有乳糖,可能不适用于乳糖不耐受、半乳糖血症或葡萄糖/半乳糖吸收障碍的患者。与抗酸药或抑制胃酸分泌药物合用时,不宜同时服用,多潘立酮应于饭前服用,抗酸药或抑制胃酸分泌的药物应于饭后服用。由于多潘立酮主要在肝代谢,故肝功能损害的患者慎用。严重肾功能不全(血清肌酐>0.6mmol/L)患者多潘立酮的消除半衰期由 7.4h 延长到 20.8h,但其血药浓度低于健康志愿者。由于经肾排泄的原型药物极少,因此肾功能不全的患者单次服药可能不需调整剂量,但需重复给药时,应根据肾功能损害的严重程度将服药频率减为每日 1～2 次,同时剂量酌减,且此类患者长期用药时需定期检查。因为长期服用多潘立酮会增加心脏相关不良反应(QT 间期延长与心律失常),欧洲药品管理局将多潘立酮适应证限制为仅用于恶心与呕吐等症状,而且只建议在短期内使用最小的有效剂量。多潘立酮不再适用于缓解腹胀、胃部不适、胃灼热等症状。

3. 氯丙嗪 为吩噻嗪类抗精神病药,作用机制主要与其阻断中脑边缘系统及中脑皮质通路的多巴胺受体(DA$_2$)有关。本药对多巴胺受体(DA$_1$)、5-HT 受体、M 型乙酰胆碱受体、α 肾上腺素受体均有阻断作用,作用广泛。本药小剂量时可抑制延髓催吐化学感受区的多巴胺受体,大剂量时则直接抑制呕吐中枢,产生强大的镇吐作用。止呕口服给药时一次 12.5～25mg,一日 2～3 次。

4. 昂丹司琼 为一种选择性 5-HT$_3$ 受体拮抗药,其作用机制尚未完全明确,可能是通过拮抗外周迷走神经末梢和中枢化学感受区的 5-HT$_3$ 受体,从而阻断因化疗和手术等因素促进小肠嗜铬细胞释放 5-HT 而兴奋迷走神经所致的呕吐反射。

(六)5-HT$_{1B/1D}$ 受体激动药:曲普坦类

曲普坦类药物为 5-HT$_{1B/1D}$ 受体激动药,对 5-HT$_{1A}$ 及 5-HT$_{1F}$ 也有轻度激活作用,能特异性地控制偏头痛。所有曲普坦类药物均可抑制血管活性肽的释放,促进血管收缩,阻断脑干中的疼痛通路。曲普坦类药物可抑制三叉神经脊束核尾侧亚核的传导,从而阻断信号传入二级神经元,此作用很可能是通过降低 CGRP 的水平进行调节的。曲普坦类药物还可能激活脑干下行痛觉调节通路的 5-HT$_{1B/1D}$ 受体,从而抑制硬脑膜的伤害性感受。自 1991 年舒马普坦问世以来,数代曲普坦类药物在药代动力学、效力、安全性中都有所提升。目前国内有舒马普坦、佐米曲普坦和利扎曲普坦,而那拉曲普坦、阿莫曲普坦、依来曲普坦和夫罗曲普坦在国内尚未上市。舒马普坦可经皮下注射(通常在大腿通过自助注射器给药)、鼻喷剂、鼻粉剂或口服给药,佐米曲普坦也可经鼻给药和口服给药,其他药物仅有口服制剂。药物在头痛期的任何时间应用均有效,越早应用效果越好。治疗成功率较高的是利扎曲普坦(10mg)、依来曲普坦(80mg)和阿莫曲普坦(12.5mg),那拉曲普坦和夫罗曲普坦起效最慢,但引起副作用的可能较低。出于安全考虑,不主张在先兆期使用。与麦角类药物相比,曲普坦类治疗 24h 内头痛复发率高(15%～40%),但如果首次应用有效,复发后再用仍有效,如首次无效,则改变剂型或剂量可能有效。患者对一种曲普坦类无效,仍可能对另一种有效。所有曲普坦类药物每月使用不得超过 10d,以免发生 MOH。推荐以下患者中避免使用曲普坦类药物：偏瘫型偏头痛、基底型偏头痛、缺血性脑卒中、缺血性心脏病、变异型心绞痛、未控制的高血压及妊娠。曲普坦类药物与单胺氧化酶抑制药联合使用可能发生5-HT综合征，应避免联合用药。联合使用曲普坦类药物和 NSAID 来治疗急性偏头痛比单用其中一类药物都更有效，曲普坦类药物不能在使用麦角胺制剂或另一种不同曲普坦类药物的 24h 内使用。

曲普坦类药物的不良反应主要为短暂性全身感觉过敏、头晕、口干和心悸，其应用局限性有以下几方面。①部分患者对曲普坦治疗不满意：疼痛缓解作用不佳或者因为禁忌证不能服用；②曲普坦基于血管收缩的作用机制使其不适用于既往心脑血管疾病和高血压失控的患者；③心肌梗死、冠状动脉疾病、脑卒中、高血压和血管炎患者不能使用曲普坦类药物；④对于偏瘫型偏头痛或偏头痛先兆持续时间较长的患者及孕妇，曲普坦类药物并不完全推荐。

1. 舒马普坦（sumatriptan） 主要选择性激动血管 5-HT$_{1D}$ 受体，因其具有颅脑血管收缩、周围神经元抑制和三叉神经颈髓复合体二级神经元传导抑制的作用，从而可抑制激活的伤害性三叉神经传入效应，起到控制偏头痛发作的作用。基于疗效、安全性和经济性考虑，舒马普坦是首选的曲普坦类药物，也可考虑作为妊娠期患者用药。本药口服、皮下注射、经鼻给药的起效时间分别为 1～2h、10～60min 和 60min，达峰时间分别为 2～2.5h、5～20min、60～105min。口服生物利用度为 14%～15%，经鼻给药时比口服时吸收约大 10%，皮下注射为 97%。食物对药物吸收没有影响，蛋白结合率为 10%～21%。主要在肝代谢，代谢产物无活性，本药可分泌至乳汁中。舒马普坦可选择的给药途径最多，有口服剂（片剂、速释剂）、皮下注射剂、鼻喷剂及肛门栓剂。单次口服的推荐剂量为 50mg，单次口服的最大推荐剂量为 100mg，最大日剂量为 200mg。若首次服药后无效，不必再加服；若首次服药后有效，但症状仍持续发作，可于 2h 后再加服 1 次（强度与初始剂量相同）；若服药后症状消失，但之后又复发，应在前次给药 24h 后方可再次用药。口服舒马普坦 50mg 与阿司匹林泡腾片 1000mg 疗效相当，口服 100mg 则与口服阿司匹林 900mg 加甲氧氯普胺 10mg 合剂疗效相似。食物对本药的生物利用度无明显影响，但可使本药的达峰时间延长约 0.5h。肝功能不全时不宜口服给药，推荐皮下注射（皮下给药不受肝功能的影响）。对于急性偏头痛，皮下注射舒马普坦的常规初始剂量是 6mg，应在发作后尽早注射，如症状复发，1h 后可按需重复 1 次。推荐的最大剂量是每次 6mg 和 12mg/24h。有研究显示，皮下注射剂量降至 3mg 可具有更好的耐受性，比口服舒马普坦更有效，10min 起效，2h 头痛缓解率达 80%，疗效明显优于阿司匹林 1000mg 皮下注射，但不良反应亦多。皮下注射舒马普坦常见的副作用包括注射部位反应、胸部压迫感或沉重感、潮红、无力、嗜睡、头晕、不适、发热感和感觉异常，这些反应大多在注射后立即出现，30min 内自发缓解。舒马普坦鼻喷剂为向一侧鼻孔一次喷入 20mg，2h 后可按需重复 1 次，最大剂量为 40mg/24h。经鼻给药的副作用比注射剂型少，最常见的副作用是味道难闻。鼻喷剂 20mg 较片剂起效快，有效率与口服 50mg 或 100mg 相当，鼻喷剂疗效可能存在种族差异。舒马普坦鼻喷剂有望成为急诊儿童偏头痛的一种可行且潜在有效的一线治疗方法，可减少静脉注射治疗的需要，缩短住院时间，降低急诊费用。在伴有呕吐的患者中应使用肛门栓剂，其效果与口服 50mg 或 100mg 相当，应用 25mg 或 50mg 无效者中，超过半数可对 100mg 速释剂有效。不良反应：血管系统症状包括急性心肌梗死、心律失常、心搏骤停、血压升高、血管痉挛、伴腹痛和血便的外周血管缺血、心悸、心源性晕厥、血压下降；呼吸系统症状包括鼻窦炎、过敏性鼻炎、上呼吸道感染、呼吸困难；肌肉骨骼系统为肌痛；免疫系统症状是发生过敏反应；神经系统症状包括感觉异常、眩晕、偏头痛、头痛、头晕、嗜睡、麻木；胃肠道症状包括伴腹痛和血便的结肠缺血、恶心、呕吐、唾液分泌减少、腹泻、胃痛；皮肤出现多汗；眼表现为畏光；耳表现为耳鸣；其他症状包括发热、发冷、疼痛、压迫感、胸痛、紧缩感、困重感、倦怠、疲劳、烧灼感。禁忌证：对本药过敏者，缺血性心脏病（如心绞痛、心肌梗死、静息性心肌缺血）、缺血性脑血管病（如脑卒中、一过性脑缺血）、缺血性周围血管病（如肠道缺血性疾病）患者或有上述疾病史者，症状明显的心血管疾病患者，严重肝功能损害者，未经控制的高血压患者，正在服用单胺氧化酶抑制药的患者。

2. 佐米曲普坦（zolmitriptan） 为一种选择性 5-HT$_{1B/1D}$ 受体激动药，可通过激动颅内血管（包括动静脉吻合处）和三叉神经系统感觉神经上的 5-HT$_{1B/1D}$ 受体，引起颅内血管收缩并抑制前列腺素神经肽释放舒血管肠肽、P 物质和 CGRP，从而治疗偏头痛。本药及其 N-去甲基代谢物对人重组 5-HT$_{1B/1D}$ 受体高度亲和，对 5-HT$_{1A}$ 受体中度亲和，对 5-HT$_2$、5-HT$_3$、5-HT$_4$ 受体及肾上腺素（α$_1$、α$_2$、β$_1$）受体、组胺（H$_1$、H$_2$）受体、毒蕈碱受体、多巴胺（D$_1$、D$_2$）受体无明显亲和力。本药吸收迅速，口服给药后 1h 内可达血药峰浓度的 75%，随后血药浓度维持 4～6h；经鼻给药后 5min 即可于血浆中检测到本药，给药 10～15min 后约达 C_{max} 的 40%，达峰时间为 3h，平均 $t_{1/2}$ 为 2.5～3h。本药的吸收不受食物的影响，药物亲脂性，可透过血脑屏障，生物利用度高。口服 40～60min 后起效，鼻喷剂比口服起效快，35mg 起效更快并可维持 6h。口服给药建议于发作后尽早服用，推荐剂量为 2.5mg，如 24h 内症状持续或复发，可重复用药，但两次用药时间至少间隔 2h。如使用 2.5mg 后效果欠佳，随后的发作中可使用 5mg，24h 内总剂量不超过 15mg。经鼻给药每次仅需向单侧鼻孔一次性喷入所需剂量，推荐剂量为 2.5mg，如 24h 内症状持续或复发，可重复用药，但两次用药时间至少间隔 2h，24h 内总剂量不超过 10mg。偏头痛发作早期，鼻喷 5mg，1h 内头痛可明显减轻。肾功能损害者使用本药口服制剂时无须调整剂量。中至重度肝功能不全者，推荐剂量不超过一次 2.5mg，同时应监测血压。口服 2.5mg 与口服阿司匹林 900mg 加甲氧氯普胺 10mg 合剂疗效相似或稍优。口服 2.5mg 后，2h 的头痛消失率与阿莫曲普坦 12.5mg、依来曲普坦 40mg、舒马普坦 50mg 相当，优于那拉曲普坦 2.5mg；2h 的疼痛减轻和消失率与利扎曲普坦 10mg 相当。口服 5mg 后，2h 的疼痛消失率与舒马普坦 50mg 或 100mg 相当。短期预防月经性偏头痛时可口服给药，一次 2.5mg，一日 2～3 次，于月经来潮前 2 日开始用药，并持续用药至月经期第 5 日（共 7 日）。最新试验研究显示，皮内给药佐米曲普坦在急性偏头痛治疗中表现出良好的安全性、耐受性和有效性。本药耐受性良好，不良反应轻微、短暂，多出现在用药后 4h，继续用药未见增多，通常不需治疗就能自行缓解。疗效和不良反应均呈剂量-反应关系，最常见的副作用包括恶心、头晕、嗜睡、感觉异常、疲劳和咽喉部发紧或胸闷。本药鼻喷剂还可引起用药局部刺激、疼痛。与吗氯贝胺等单胺氧化酶抑制剂联用可增强本药作用，出现 5-HT 综合征（表现为高热、高血压、肌阵挛和精神状态改变），正使用单胺氧化酶抑制剂或停药后 2 周内的患者禁用本药。西咪替丁可抑制本药的代谢，使原形药及其活性代谢产物的半衰期延长、曲线下面积增加，两者合用时，本药剂量应减半。与复方磺胺甲噁唑、氟哌利多、红霉素等合用，可致 QT 间期延长，心脏毒性增加，故不推荐两者合用。其他禁忌证包括对本药或与本药结构类似的 5-HT$_1$ 受体激动药过敏者；偏瘫型、基底型、眼肌麻痹型偏头痛患者；缺血性脑血管病患者；严重或未控制的高血压患者；心脏瓣膜病、心律失常患者；潜在心血管疾病（如动脉粥样硬化、先天性心脏病）患者；周围血管性疾病（如雷诺综合征）或有该病史者；缺血性心脏病患者；缺血性肠病患者。

3. 阿莫曲普坦（almotriptan） 为一种选择性 5-HT$_1$ 受体激动药，与 5-HT$_{1D}$、5-HT$_{1B}$、5-HT$_{1F}$ 受体的亲和力高，与 5-HT$_{1A}$ 和 5-HT$_7$ 受体的亲和力较低。通过激活 5-HT$_{1D}$、5-HT$_{1B}$ 受体，可使颅内血管收缩，并抑制三叉神经疼痛通路中神经肽的释放和传递。本药的结构与舒马普坦类似，但对人脑膜动脉的作用为舒马普坦的 25 倍。本药口服后 40～60min 起效，剂量-反应关系明显。1.5～4h 达血药峰浓度，绝对生物利用度约为 70%，食物不影响其吸收。血浆蛋白结合率小于 40%，60% 药物通过肝代谢，平均半衰期为 3～3.6h。阿莫曲普坦有 6.25mg 和 12.5mg 两种片剂，剂量应个体化，一次 6.25～12.5mg。如头痛复发，2h 后可再次给药，在 24h 内的给药次数不能超过 2 次，最大日剂量为 25mg。严重肾功能损害者初始剂量为一次 6.25mg，2h 后如头痛复发，可再次给药，最大日剂量为 12.5mg。肝功能损害者初始剂量为一次 6.25mg，最大日剂量为 12.5mg。6.25mg 和 12.5mg 副作用无差异。阿莫曲普坦 12.5mg 对早期轻度头痛或中至重度头痛均有效。阿莫曲普坦 12.5mg 较麦角胺咖啡因合剂治疗有效，与利扎曲普坦 10mg、舒马普坦 100mg 疗效相似，但副作用更低。阿莫曲普坦与醋氯芬酸100mg合用比单用有效。与红霉素、伊曲康唑、酮康唑、吗氯贝胺合用，可增加本药的血药浓度，与5-HT再摄取抑制药合用可使5-HT综合征的风险增加，与含麦角胺类药物合用可导致长时间血管痉挛反应，与其他5-HT$_1$受体激动药合用可使血管痉挛反应的风险增加。不良反应有心肌梗死、血压升高、呼吸困难、肌病、嗜睡、头痛、焦虑、失眠、口干、恶心、呕吐、多汗等。禁忌证：对本药过敏者、脑血管综合征（如脑卒中、短暂性脑缺血发作）患者、缺血性心脏病患者、外周血管疾病（如缺血性肠道疾病）患者、未控制的高血压患者。

4. 依来曲普坦（eletriptan） 本药为5-HT$_{1B/1D}$受体激动药，本药与5-HT$_{1D}$受体的亲和力是舒马普坦的5倍，且本药有高度亲脂性，故其吸收比舒马普坦快。本药口服后，在1h内起效，经1～3h达血药峰浓度，单次给药持续时间为18h。口服利用度为50%，进食高脂饮食后，可使本药吸收增加。蛋白结合率为85%，主要在肝脏经细胞色素P$_{450}$酶CYP3A4代谢，代谢产物无活性，母体化合物的消除半衰期为4～5h。依来曲普坦有20mg和40mg两种口服剂型，首剂20～40mg，如果2h后头痛复发，可重复给药；最大单剂量为40mg，最大日剂量为80mg。老年人初始剂量为20mg，可于2h后再次给药20～40mg，最大单剂量为40mg。疼痛缓解呈剂量依赖性。在所有曲普坦类药物制剂中，依来曲普坦80mg效果最强，但不良反应也最大。该药耐受性良好，轻微副作用的发生率也与剂量相关，所有不良反应均为短暂、可逆的。不良反应有心绞痛、心律失常、肌张力异常、过敏反应、脑缺血、头痛、嗜睡、口干、恶心、呕吐等。依来曲普坦主要由CYP3A4代谢。因此，使用其他强效CYP3A4抑制药（如酮康唑、伊曲康唑、奈法唑酮、醋竹桃霉素、克拉霉素、利托那韦和奈非那韦）治疗时，至少72h内不应使用依来曲普坦。饮用葡萄柚汁后至少72h内，不得使用本药。5-HT$_{1B/1D}$受体激动药与冠状动脉痉挛有关，血管痉挛性冠状动脉疾病确诊患者禁用此类药物。具有冠心病危险因素的患者或长期使用此类药物的患者应定期进行心血管评估。禁忌证包括对本药过敏者、脑血管综合征（脑卒中、短暂性局部缺血发作）患者、偏瘫型偏头痛或基底型偏头痛患者、缺血性肠病患者、缺血性心脏病（心绞痛、心肌梗死、无症状性缺血或潜在心血管疾病）患者、外周血管病患者、严重肝损害患者、高血压未控制患者。

5. 夫罗曲普坦（frovatriptan） 本药为5-HT$_{1B/1D}$受体激动药，与5-HT$_{1B/1D}$受体的亲和力比舒马普坦强，比那拉曲普坦弱；对5-HT$_7$受体激动性比舒马普坦和那拉曲普坦强。体外和动物实验表明，本药对脑循环具有相对选择性，对冠状血流和心脏功能的影响比舒马普坦弱。本药口服治疗偏头痛，2h内起效，达峰时间为2～4h，曲线下面积为女性高于男性。口服生物利用度为24%～30%，食物可使达峰时间延迟1h，蛋白结合率为15%，在肝代谢，10%～32%经肾排泄，62%随粪便排出，母体化合物的消除半衰期为25h。口服给药为一次2.5mg，2h后可重复给药，最大日剂量为7.5mg。与普萘洛尔合用，可增加本药的生物利用度，需监测本药不良反应发生率是否增加；与选择性5-HT再吸收抑制药合用，可出现虚弱、反射亢进和动作失调；与麦角类衍生物合用可延长血管痉挛反应，故两药不能合用或两药至少间隔24h；与阿莫曲普坦合用可增加发生血管痉挛反应的风险，所以使用阿莫曲普坦24h内禁用本药；与其他5-HT$_1$选择性受体激动药合用时，应至少间隔24h后使用。禁忌证包括对本药过敏的患者；缺血性心肌、脑血管或外周血管综合征患者；偏瘫型偏头痛或基底型偏头痛患者；未控制的高血压患者；潜在的心血管疾病患者。不良反应包括：①心血管系统有心脏不适、冠状动脉痉挛、短暂心肌缺血、心室颤动，还可出现心肌梗死、室性心动过速、冠状动脉狭窄、血压短暂升高；②肌肉骨骼系统可见骨骼疼痛；③神经系统可见嗜睡、头晕、头痛、感觉异常、疲劳；④胃肠道可见恶心、呕吐、口干、消化不良；⑤皮肤可出现潮红；⑥其他可见体温改变、胸痛。

6. 那拉曲普坦（naratriptan） 是选择性5-HT$_{1B/1D}$受体激动药，对5-HT$_{1A}$及5-HT$_{1F}$也有轻度激活作用。本药可收缩颅脑血管、抑制周围神经元、抑制三叉神经颈髓复合体二级神经元传导，从而抑制激活的伤害性三叉神经传入效应，控制偏头痛的发作。本药不升高动脉血压，与轻微的剂量依赖性心动过缓有关。本药口服后1h起效，单次口服药效可持续24h。血药浓度达峰时间为

2~3h。本药50%在肝代谢，经细胞色素P_{450}酶系统代谢为非活性产物，50%以原形、30%以代谢物的形式经肾排泄，消除半衰期为5~6h，肝肾功能不全时可延长至7~20h。与舒马普坦相比，本药具有更高的口服生物利用度、更长的消除半衰期。口服给药：头痛发作时服用，起始剂量为1~2.5mg，如效果欠佳或头痛复发，4h后可再给药1次，最大日剂量为5mg。轻至中度肾功能损害者起始剂量为1mg，最大日剂量为2.5mg；轻至中度肝功能损害者起始剂量为1mg，最大日剂量为2.5mg。那拉曲普坦作为一种"温和曲普坦类"，因剂量较低而起效缓慢，但高剂量下与舒马普坦相似。首次发作时舒马普坦50mg治疗疗效欠佳的患者在1周后偏头痛再次发作时，那拉曲普坦2.5mg疗效显著。本药与其他选择性$5-HT_1$受体激动药（如舒马普坦、阿莫曲普坦、佐米曲普坦）及麦角衍生物合用，可增强缩血管的作用，增加血管痉挛的危险。24h内使用过其他$5-HT_1$受体激动药或麦角衍生物的患者禁用本药。本药与选择性5-HT再摄取抑制药合用，可出现5-HT综合征，还可出现颅内出血、脑血管痉挛和缺血性脑卒中。禁忌证：对本药过敏者、脑血管疾病（如短暂性脑缺血发作、脑卒中）患者、缺血性心脏病（如心绞痛、心肌梗死、无症状心肌缺血或其他潜在的心血管疾病）及其病史者、周围血管疾病（包括缺血性肠病）患者、未控制的高血压患者、沃-帕-怀（Wolff-Parkinson-White）综合征或与其他心脏旁路传导障碍相关的心律失常患者、重度肝功能不全者、重度肾功能不全者、偏瘫型或基底型偏头痛患者。由于老年人肝肾功能减退、血压升高、发生冠心病风险增高，本药在其体内清除率降低，故不推荐老年人使用，必须使用时应调整剂量。不良反应：①心血管系统出现冠状动脉管腔缩小、心悸、血压升高、快速型心律失常、心电图异常。②神经系统表现为头晕、困倦、嗜睡、疲乏；用药期间可出现偏头痛发作次数增加及药物所致的头痛，可能呈剂量依赖性，每周剂量低至7.5mg时仍可发生；开始用药和增量时可出现5-HT综合征。③胃肠道表现为恶心、唾液分泌减少。有引起缺血性结肠炎的个案报道。

7. 利扎曲普坦（rizatriptan） 本药对$5-HT_{1B}$和$5-HT_{1D}$受体具高度亲和力，对其他$5HT_1$受体和$5HT_7$受体亲和力较低，对$5HT_2$、$5HT_3$、肾上腺素、多巴胺、组胺、M胆碱或苯二氮䓬类受体无明显活性。本药可激动偏头痛发作时扩张的脑外、颅内血管及三叉神经末梢上的$5-HT_{1B/1D}$受体，导致颅内血管收缩，抑制三叉神经疼痛通路中神经肽的释放和传递，从而发挥其治疗偏头痛的作用。本药口服后吸收完全，30min起效，1.5~2h达最大效应。单次给药作用持续时间为14~16h，女性的平均AUC和C_{max}分别比男性高30%和11%。平均绝对生物利用度约为45%。血浆蛋白结合率为14%，少量可分布至脑或脑脊液中，82%经肾排泄，12%随粪便排泄。口服给药首次剂量为5mg或10mg，如偏头痛再次发作，可于首次给药2h后再次给药，最大剂量为30mg/24h。联用普萘洛尔时，本药的推荐剂量为5mg，24h内用药不宜超过3次（即15mg）。由于普萘洛尔会使利扎曲普坦浓度增加70%，接受普萘洛尔的患者必须减少利扎曲普坦的剂量。6~17岁儿童：体重小于40kg者推荐剂量为5mg，使用普萘洛尔时，不推荐使用本药；体重大于或等于40kg者推荐剂量为10mg，联用普萘洛尔时，本药的推荐剂量为5mg。口服作用快速，头痛消失与疗效维持在所有曲普坦类药物中最显著，头痛复发率较舒马普坦、佐米曲普坦和那拉曲普坦低。10mg疗效略优于舒马普坦100mg，但副作用随剂量增大而增加。最常见的不良反应主要为虚弱或易疲劳、嗜睡、眩晕、有疼痛或压迫感，还可见冠状动脉痉挛、短暂性心肌缺血、心肌梗死、室性心动过速、心室颤动、脑卒中、味觉障碍、全身过敏反应（血管神经性水肿、哮喘、中毒性表皮溶解坏死等），严重心脏不良反应极少出现，主要为联用$5-HT_1$受体激动药后出现心律失常甚至致死，且患者多伴有冠状动脉疾病危险因素。禁忌证：对本药过敏者；缺血性心脏病（如心绞痛、心肌梗死、静息性心肌缺血）患者，或有缺血性心脏病、冠状动脉痉挛（包括变异型心绞痛）症状或体征的患者，或有其他明显症状的心血管疾病患者；短暂性脑缺血发作患者；周围血管疾病患者；局部缺血性肠病患者；未控制的高血压患者（本药可能导致血压升高）；偏瘫型或基底型偏头痛患者。利扎曲普坦可与黑色素结合，并可能在含黑色素的组织（如眼睛）中蓄积而引起中毒，长期用药会对眼睛产生影响，应密切关注眼部情况。过度使用利扎曲普坦（每月给药 10d 甚至 10d 以上）会加重头痛（表现为每天偏头痛样头痛、发作频率显著增加）。偏头痛首次发作时，如果用药后未见症状缓解，不要继续服药。有冠心病风险因素（如局部缺血、血管痉挛）的患者，首次用药时需要监测心电图，并进行心血管功能评价；长期用药或冠心病患者，建议定期进行心血管功能评价。服用利扎曲普坦期间如果同时服用其他 5-HT$_1$ 受体激动药（如舒马普坦、阿莫曲普坦），可能增加发生血管痉挛的风险，应在停用利扎曲普坦至少 24h 后再服用其他 5-HT$_1$ 受体激动药。麦角生物碱类（如溴隐亭、麦角胺）与利扎曲普坦合用可能增加血管收缩作用，引起高血压等副作用。如需合用，应间隔至少 24h。

（七）5-HT$_{1F}$ 受体激动药：拉司米地坦（lasmiditan）

2019 年 10 月，美国 FDA 批准将拉司米地坦口服片剂用于成人偏头痛的急性期治疗，也是目前唯一一个被 FDA 批准用于成人偏头痛急性期治疗的地坦类药物。对于中重度及月经期偏头痛患者，拉司米地坦起效快且疗效有持续性。本药对 5-HT$_{1F}$ 受体具有高亲和力，可能通过激动该受体而发挥治疗偏头痛的作用，但确切机制尚不明确。拉司米地坦是一种缺乏血管收缩作用的选择性 5-HT$_{1F}$ 受体激动药，因此可用于因心血管危险因素而有曲普坦类药物相对禁忌证的患者，对有心血管危险因素的患者具有良好的耐受性和有效性。口服后达峰时间中值为 1.8h。人血浆蛋白结合率为 55%～60%。在肝内外代谢，主要通过酮还原反应代谢，平均半衰期约为 5.7h。拉司米地坦的初始剂量为 50mg 或 100mg，对于同一次偏头痛发作，使用第 2 剂没有任何益处。在后续发作中，剂量可按需增至 100mg 或 200mg，但在 24h 内用药不应超过 1 剂，同一次偏头痛发作中服用第 2 剂时无效。肾功能损害者无须调整剂量。轻度至中度肝功能损害者无须调整剂量。65 岁及 65 岁以上老年人与较年轻者用药的有效性是否存在差异尚不明确，但老年人头晕的发生率、收缩压升高的幅度更大。老年人生理功能减退，应谨慎选择剂量，通常从最小剂量开始用药。本药可与或不与食物同服。拉司米地坦最常见的不良事件是头晕；其他相对常见的不良事件包括感觉异常、嗜睡、疲劳和恶心。拉司米地坦所致头晕呈剂量依赖性，程度大多为轻至中度，中位持续时间为 1.5～2h。该药可能导致驾驶障碍，在每次使用拉司米地坦后至少 8h 内，患者不能驾驶机动车、操作机械或从事有潜在危险的活动。

（八）5-HT 非选择性受体激动药：麦角胺类

麦角胺类药物治疗偏头痛急性发作的历史很长，但判断其疗效的随机对照试验却不多。试验多使用麦角胺咖啡因合剂（分别为 2mg 和 200mg 或 1mg 和 100mg 合剂），与曲普坦类的对比观察证实其疗效不及曲普坦类。麦角胺具有药物半衰期长、头痛复发率低的优势，适用于发作持续时间长的患者。另外，极小量的麦角胺类即可迅速导致药物过度使用性头痛，因此应限制药物的使用频度，不推荐常规使用。

1. 酒石酸麦角胺（ergotamine tartrate） 麦角胺主要通过直接收缩平滑肌，使扩张的颅外动脉收缩，其缩血管作用也与其激动脉管壁的 5-HT 受体有关。本药可使脑动脉的过度扩张与搏动恢复正常，从而减轻头痛。本药口服后经胃肠道吸收不佳（为 60%）且不规则，生物利用度可因高度的首过效应而降低。直肠给药或吸入给药可增加本药的吸收率和吸收程度。皮下注射也比口服给药效果好。本药口服通常 1～2h 起效，0.5～3h 血药浓度达峰值，半衰期为 2h。本药在肝代谢，90% 以代谢物的形式经胆汁排泄，少量以原形随尿及粪便排出。口服给药：偏头痛发作时一次 1～2mg，一日不超过 6mg，一周不超过 10mg。皮下注射：一次 0.25～0.5mg，必要时隔 1h 重复 1 次，24h 不超过 1mg。早期给药效果好，头痛发作时给药效果差。肌内注射：用于偏头痛伴呕吐者，一次 0.25～0.5mg，必要时隔 1h 重复 1 次。强效细胞色素 P$_{450}$ 酶 CYP3A4 抑制药（包括蛋白酶抑制药和大环内酯类抗生素）会提高酒石酸麦角胺的血清水平，两者联合用药可使血管痉挛导致脑缺血和四肢缺血的风险增加，故禁止同时使用这些药物。因麦角类会导致持续的冠状动脉收缩，周围血管疾病、高血压和肝脏/肾脏疾病的患者应避免使用麦角类药物。此外，麦角胺过度使用可增加脑血管、心血管和外周血管缺血性并发症的风险，特别是使用心血管药物的患者。麦角胺可减少脑血流量，因此也不能用于先兆延长的偏头痛患者。由于疗效和副作用问题，麦角胺仅在相对少数的偏头痛患者中为首选药物。适用人群可能包括发作时间长（如长于 48h）的患者，还可能包括频繁复发头痛的患者。人体及动物实验均证实其有明确的致胎儿畸形或者有来自调查或市场经验报道的胎儿危害，而且妊娠妇女使用该药物的危险远高于任何可能的获益，麦角胺可引起子宫血管的长时间收缩和（或）肌层张力增加，导致胎盘血流量减少，导致动物的胎儿发育迟缓，因而禁用于妊娠或即将妊娠的患者。有研究结果证实，哺乳期妇女用药对婴儿有明显危害，或本类药物对婴儿产生的危险性较高，哺乳期妇女使用这类药物对婴儿造成的风险明显大于服药可能带来的任何益处，故本药禁用于哺乳期妇女。严重的不良反应：①心血管系统为主动脉瓣纤维变性、四肢发冷、发绀、心电图异常、坏疽、局部缺血、心前区痛；②胃肠道出现腹膜后纤维变性；③呼吸系统为肺纤维化；④其他包括麦角中毒，戒断症状。禁忌证：禁忌与 CYP3A4 强抑制剂联合用药（利托那韦、奈非那韦、茚地那韦、红霉素、克拉霉素、醋竹桃霉素、酮康唑、伊曲康唑、蛋白酶抑制药，大环内酯类抗生素）；冠心病、外周血管疾病或高血压患者禁用；对酒石酸麦角胺及其制剂的任何成分有超敏反应者禁用；肝功能或肾功能损害患者禁用；妊娠或有可能妊娠者禁用；脓毒症患者禁用。

2. 双氢麦角胺（dihydroergotamine） 是一种 α 肾上腺素受体激动药，也是强效 5-HT$_{1B/1D}$ 受体激动药，对血管运动中枢的抑制作用比麦角胺强，对脑血管具有选择性松弛作用，可缓解脑血管痉挛。本药还可使扩张的颈外动脉收缩并降低其搏动的幅度。与酒石酸麦角胺相比，其动脉收缩作用较弱，静脉收缩作用较强，副作用相对少。双氢麦角胺可经静脉给药、肌内注射、皮下注射和经鼻给药。不同给药方式的药代动力学特性不同，血药浓度峰值出现在静脉注射 6min、肌内注射 34min、鼻内注射 56min、口服吸入 12min 和口服 75min。本药口服吸收差，口服给药生物利用度低，小于 1%；肌内注射后 15～30min 起效，作用维持 3～4h；鼻内单剂量使用本药 1mg，54h 血药浓度达峰值，相对生物利用度是 38.4%。本药在肝广泛代谢，口服后有首过效应；主要随粪便排泄，也可通过乳汁排泄，只有很少量的原形及其代谢产物随尿液排泄。口服给药一次 1～3mg，一日 2～3 次。肌内注射一次 1～2mg，一日 1～2 次，本药口服吸收不佳，故治疗偏头痛时多采用注射给药。经鼻给药时每侧一次 0.5mg，15min 后再给药 1 次，总量 2mg。自行经鼻给予双氢麦角胺对治疗偏头痛症状有效，针对上鼻腔的给药系统可能改善双氢麦角胺的全身利用度。鼻用和非口服制剂的优点是起效快，缺点是可能出现过量用药或副作用。常见的副作用包括恶心、呕吐、头晕、麻木和刺痛、高血压、心动过缓、肌肉疼痛和瘙痒，过量可引起急性血管痉挛和血栓形成。肾功能不全患者无须调整剂量，肝功能不全者建议减量。双氢麦角胺通常与镇吐药联合使用，单用双氢麦角胺（不联用镇吐药）在大多数结局指标上不及舒马普坦有效。双氢麦角胺胃肠外给药和镇吐药（最常用的是甲氧氯普胺）联合使用在缓解偏头痛和防止复发方面与哌替啶、丙戊酸盐或酮咯酸的效果相同或者更好。静脉给予双氢麦角胺可治疗慢性难治性偏头痛或偏头痛持续状态（持续时间长于 72h、严重影响日常活动能力的偏头痛发作）。曲普坦类药物或麦角样药物使用 24h 内不应使用双氢麦角胺。双氢麦角胺不应与外周和中枢血管收缩药联用，也不能与 CYP3A4 强抑制药联用，包括蛋白酶抑制药、唑类抗真菌药物和一些大环内酯类抗生素，两者联用可使血管痉挛导致大脑缺血和四肢缺血的风险增加。双氢麦角胺皮下注射制剂比经鼻给药制剂的疗效稍好，但缺点是没有预装入药物的注射器。禁忌证：对麦角生物碱过敏者；周围血管疾病患者；心肌梗死患者；冠心病患者；未控制的高血压患者；严重肝、肾功能损害患者；心绞痛患者；持续低血压、休克患者；败血症患者；血管外科手术后患者；偏瘫型或基底型偏头痛患者；妊娠期妇女；哺乳期妇女。

3. 麦角胺咖啡因 复方制剂麦角胺咖啡因合剂每片含酒石酸麦角胺 1mg、无水咖啡因 100mg。

麦角胺的作用机制主要为通过对平滑肌的直接收缩作用，使扩张的颅外动脉收缩，或与激活动脉管壁的 5-HT 受体有关，使脑动脉的过度扩张与搏动恢复正常，从而使头痛减轻。咖啡因也可收缩脑血管，降低脑血流量，咖啡因与麦角胺有协同作用，咖啡因可增加麦角胺的溶解度，促进麦角胺的吸收，并增强对血管的收缩作用。口服后 1～2h 起效，0.5～3h 达血药峰浓度。本药在肝内代谢，90% 转化为代谢物并随胆汁排出，少量原形物随尿及粪便排出。消除半衰期为 2h。口服给药为一次 1～2 片，在偏头痛刚发作时立即服用，如无效，0.5～1h 后可再服 1～2 片，最大日剂量为 6 片，每周剂量为 10 片。本药过量使用时可引起严重中毒，急性中毒症状表现为精神错乱、共济失调、惊厥、手足灰白发冷、感觉障碍，甚至昏迷与呼吸肌麻痹而死。本药无预防和根治偏头痛作用，只宜头痛发作时短期使用，不宜经常或每天服用。本药在刚发作时立即服用效果佳，在先兆时服用效果更佳，偏头痛发作后不宜服用，发作高峰时服用效果也不佳，可治疗某些中重度的偏头痛发作。禁忌证：对本药过敏者、活动期溃疡病患者、冠心病患者、严重高血压患者、甲状腺功能亢进患者、闭塞性血栓性脉管炎患者、肝功能损害者、肾功能损害者、妊娠期妇女。不良反应：肌痛；手、趾、面部麻木和刺痛感；焦虑或精神错乱（大脑缺血）；胃痛、胀气；幻视（血管痉挛）；足和下肢肿胀（局部水肿）；胸痛。

（九）CGRP 受体拮抗药：吉泮类

吉泮类药物是小分子降钙素基因相关肽（CGRP）受体阻断药，既无曲普坦类药物的血管收缩作用，也无诱发 MOH 的风险。目前经 FDA 批准上市的吉泮类药物有乌布吉泮、瑞美吉泮。目前，国内尚无用于治疗偏头痛的 CGRP 受体拮抗药上市，因此对亚洲人群的效果还缺乏临床证据。CGRP 受体拮抗药通过将扩张的脑膜动脉恢复至正常而减轻偏头痛症状，且该过程不导致血管收缩。部分对曲普坦类无效或者对曲普坦类不能耐受的患者可能对吉泮类药物有良好的反应。研究显示，吉泮类药物疗效不及曲普坦类药物，仅适用于 NSAID 或曲普坦类药物无效或有禁忌证的患者，特别是过度应用 NSAID 或曲普坦类药物导致的 MOH 患者。

1. 乌布吉泮（ubrogepant） 用于成人有先兆偏头痛或无先兆偏头痛的急性期治疗，对轻度疼痛比中重度疼痛有更好的疗效，不推荐用于哺乳期妇女。口服给药可与或不与食物同服，50mg 或 100mg 使用剂量治疗偏头痛的疗效相当，而 100mg 药量使用时的不良事件发生率较高。治疗 48h 内药物不良反应主要包括恶心、嗜睡、口干和头晕。必要时至少 2h 后可再给药一次。24h 内总剂量不超过 200mg。轻至中度肾功能损害者无须调整剂量。重度肾功能损害者推荐剂量为 50mg，必要时至少 2h 后可再给予 50mg。轻至中度肝功能损害者无须调整剂量。重度肝功能损害者推荐剂量为 50mg。需要时，至少 2h 后可再给予 50mg。老年人无须根据年龄调整剂量。

2. 瑞美吉泮（rimegepant） 是第一个被批准用于偏头痛急性发作和预防作用的吉泮类药物。口腔崩解片制剂，起效迅速，初始疗效好，可置于舌上或舌下，推荐剂量为 75mg。24h 内最大剂量为 75mg。30d 内使用本药治疗偏头痛发作超过 15 次的安全性尚不明确。轻至重度肾功能损害者无须调整剂量。轻至中度肝功能损害者无须调整剂量。本药耐受性良好，临床试验中未发现肝毒性或心血管毒性，不良反应有超敏反应（包括呼吸困难、皮疹）和胃肠道反应（如恶心）等。口服本药的 t_{max} 为 1.5h，绝对生物利用度约为 64%。血浆蛋白结合率约为 96%。本药主要经 CYP3A4 代谢，其次经 CYP2C9 代谢。主要以原形药物的形式排泄，约占给药量的 77%，消除半衰期约为 11h。

（十）中药

长期以来，中医疗法治疗偏头痛安全性高、疗效佳，中药治疗偏头痛已经得到了广泛的认同和关注，针对疗效的随机对照研究也有所开展。现有安慰剂对照研究结果表明，中药治疗可有效改善偏头痛患者的疼痛症状、减少复发次数，且不良反应较少。

1. 都梁软胶囊 具镇痛、抗炎、改善微循环、抗凝血和降低血液黏度等作用。用于头痛属风寒瘀血阻滞脉络证者,症见头胀痛或刺痛,痛有定处,反复发作,遇风寒诱发或加重。不良反应有上腹不适、恶心、头晕、腹痛、呕吐、皮疹、头痛;滴丸含化时偶有口内麻木感,停药后可消失。

2. 头痛宁　可以有效治疗偏头痛,比西药单纯治疗效果好,与西药合用可取得更好的效果。口服,一次3粒,一日3次。用于偏头痛、紧张性头痛属痰瘀阻络证,症见痛势甚剧,或攻冲作痛,或痛如锥刺,或连及目齿,伴目眩畏光、胸闷脘胀、恶心呕吐、急躁易怒、反复发作。

3. 其他　相关研究表明,养血清脑颗粒可有效治疗偏头痛;血府逐瘀汤可显著提升偏头痛治疗的总有效率;通窍活血汤治疗偏头痛疗效颇佳,且相对西药更为安全;天麻钩藤饮预防性治疗偏头痛的疗效较佳,不良反应少;分散偏汤治疗偏头痛有效,未见明显不良反应。以上结论尚需更多高质量的临床试验予以验证。

(十一)其他

在标准的偏头痛急性期治疗的基础上加用地塞米松胃肠外治疗,可降低早期头痛复发率。对于在急诊科或门诊接受标准对症治疗的偏头痛患者,可使用单剂地塞米松(10~24mg)胃肠外给药进行辅助治疗,以降低早期头痛复发的风险。然而,频繁使用地塞米松作为治疗头痛的辅助用药,会增加糖皮质激素的毒性风险,故应避免。

三、部分特殊情况的急性期药物治疗

(一)儿童偏头痛

儿童偏头痛的治疗由一般措施、急性期治疗和预防性治疗组成。偏头痛急性期治疗的目标是有效缓解偏头痛症状且尽量减少副作用,促进患者快速恢复正常功能,包括参与学校和社会活动。一般措施为发生偏头痛症状时,应该让儿童在黑暗安静的房间休息或睡觉,并用凉毛巾敷于前额。对儿童和家属进行偏头痛方面的教育,是治疗的一个重要方面。头痛日记有助于确定触发因素、明确发作特点,并帮助评估治疗效果。如果明确触发因素(如应激、睡眠习惯不良、饮食不规律、气味、天气变化、特定食物和月经周期),应给予相应处理。

急性期药物选择:在偏头痛程度较轻时早期用药是急性期治疗的重要原则,有用的药物包括镇痛药(如非甾体抗炎药和对乙酰氨基酚)、曲普坦类药物和镇吐药。可能需要尝试多种药物才能找出对个体患者最有效的治疗。早期使用镇吐药可缓解症状和促进睡眠,尤其是恶心和呕吐症状明显时。偏头痛急性期治疗时的药物选择和药物使用排序,建议实施阶梯治疗层级,分为以下1~3级。

第1级(镇痛药):儿童和青少年偏头痛的初始治疗通常包括使用非阿片类口服镇痛药,可能还包括镇吐药。对于初治偏头痛儿童和青少年,建议采用对乙酰氨基酚或布洛芬进行初始急性期治疗。如果患者对其中一种药物无反应,可尝试另一种,也可选择萘普生。对乙酰氨基酚,每剂15mg/kg,剂型有口服液、口崩片、片剂或直肠栓剂,单次最大剂量为1000mg,若症状持续存在,2~4h后可重复给药,但24h内给药不应超过3次。布洛芬,每剂10mg/kg,采用口服液或片剂,如有需要,可在4~6h后重复给予该剂量,24h内给药不应超过4次(最大日剂量为40mg/kg)。萘普生,每剂5mg/kg,采用口服液或片剂,若症状持续存在,可在8~12h后重复给予该剂量(最大日剂量为1000mg)。为防止发生MOH,镇痛药每月使用不应超过14d。

第2级(曲普坦类药物):对于5岁及以上儿童,若出现中至重度偏头痛发作或镇痛药难治的任何程度急性偏头痛,建议采用曲普坦类药物治疗。曲普坦类药物选择、给药途径及用药剂量取决于多种因素,包括儿童年龄、体重、口服片剂的能力,以及偏头痛是否伴有恶心和呕吐。如果一种曲普坦类药物无法充分缓解症状,则可以换为另一种曲普坦类药物。对于不能口服片剂的儿童及偏头痛发作伴有显著恶心和呕吐的儿童,可以使用利扎曲普坦和佐米曲普坦口崩片及舒马普坦和佐米曲普坦鼻喷剂。若头痛迅速达到高峰、伴有恶心/呕吐或口服制剂无效,非口服给药途径可能是首选。年龄较大的儿童和青少年或体重超过 50kg 的 10 岁以上者似乎可以耐受成人剂量的曲普坦类药物，治疗选择包括阿莫曲普坦片剂 12.5mg；利扎曲普坦片剂 5mg（同时使用普萘洛尔时应减少剂量）；舒马普坦片剂 50mg；舒马普坦鼻喷剂 10mg；佐米曲普坦片剂、口崩片或鼻喷剂 5mg。年龄较小的儿童、体重低于 50kg 的 6～10 岁儿童起始时应使用最小剂量的曲普坦类药物，以尽可能减少不良反应的风险。体重 30～50kg 的儿童（通常年龄为 5～10 岁），治疗选择包括：阿莫曲普坦口服片剂 6.25mg；利扎曲普坦片剂 2.5mg（同时使用普萘洛尔时应减少剂量）；舒马普坦口服片剂 25mg；舒马普坦鼻喷剂 5mg；佐米曲普坦片剂、口崩片或鼻喷剂 2.5mg。为防止发生 MOH，曲普坦类药物每月使用不应超过 9d。

第 3 级（联合用药）：对于急性偏头痛的儿童（≥5 岁）和青少年，若其他偏头痛急性期药物单药治疗无效，建议曲普坦类药物联合镇痛药（如曲普坦类药物联合每剂 5mg/kg 的萘普生，或舒马普坦/萘普生复方制剂）。另一种选择是异丙嗪每剂 0.25～0.5mg/kg，通常作为曲普坦类药物或曲普坦类药物+萘普生的辅助治疗。

对于头痛轻微、致失能程度极小的偏头痛发作，非处方镇痛药（NSAID、对乙酰氨基酚）是首选，因为这些药物普遍有效，且比曲普坦类等偏头痛特异性药物更便宜、更少引起不良反应。对于急性轻度偏头痛的儿童和青少年，建议使用镇痛药（对乙酰氨基酚、布洛芬或萘普生）进行初始治疗，随机对照试验已证实两者治疗儿童偏头痛均有效，治疗选择取决于个体偏好，如果患者对其中一种药物无反应，可尝试另一种。对于中至重度头痛或致失能的偏头痛发作，镇痛药可能仍有效；如果非阿片类口服镇痛药无效，可以尝试偏头痛特异性药物（曲普坦类药物）。

幼儿头痛发作期间及早用药是急性期治疗的一个重要原则。因为幼儿常常会到症状变得严重时才主诉有偏头痛。儿童年龄越小，采用急性期用药来有效治疗偏头痛的难度越大，治疗计划应当简单、安全。若不能吞服药片，此时需要给予液体镇痛制剂。由于偏头痛可诱发胃潴留而引起吸收不良，口服镇痛药和曲普坦类药物可能无效，因此，对于偏头痛表现为严重恶心或呕吐的部分儿童，非口服给药途径（经直肠、鼻喷剂或注射给药）可能更好。对于 5 岁及以上儿童，建议尝试舒马普坦鼻喷剂，针对青少年的随机对照试验已证明其有效。舒马普坦鼻喷剂起始剂量为 5mg，年龄较大的儿童可以使用 20mg 的剂量。

对乙酰氨基酚：初始剂量为口服液 15mg/kg，最大单次剂量为 1000mg，如果症状持续，2～4h 后可给予第 2 剂。每 4～6h 予 1 次，但 24h 内不应超过 3 剂。对乙酰氨基酚还有口崩片和直肠栓剂。对乙酰氨基酚用药剂量适当时，相对来说没有不良反应，过量使用可能引起急性肝衰竭。

布洛芬：对乙酰氨基酚和布洛芬都能有效缓解偏头痛，但布洛芬起效更快。布洛芬在 2h 内消除头痛的可能性是对乙酰氨基酚的 2 倍。布洛芬采用口服液或片剂，每剂 10mg/kg，如有需要，可在 4～6h 后重复给予该剂量，24h 内给药不应超过 4 次（最大日剂量为 40mg/kg）。NSAID 用药不良反应包括消化道出血和肾毒性。

萘普生：萘普生治疗儿童偏头痛的数据很少，但治疗成人急性偏头痛比安慰剂有效。萘普生（每剂 5mg/kg），可每 8～12h 给予 1 次，每日给药不超过 3 次，最大日剂量为 1000mg。对于恶心加重或上腹痛的患者，应慎用萘普生。

曲普坦类药物：美国 FDA 已批准利扎曲普坦用于 6～17 岁儿童。对于 12 岁及以上儿童，FDA 批准的曲普坦类药物有阿莫曲普坦、佐米曲普坦鼻喷剂及舒马普坦联合萘普生（以复方制剂给药或两药合用）。曲普坦类药物禁用于有以下病史的儿童和青少年：缺血性血管疾病或旁路传导障碍所致心律失常、脑干先兆偏头痛、偏瘫型偏头痛患者。在使用曲普坦类药物联合选择性 5-HT 再摄取抑制药或选择性 5-HT、去甲肾上腺素再摄取抑制药的患者中，可能发生 5-HT 综合征。口服舒马普坦的初始剂量为 25～50mg，在偏头痛发作后尽早给予，可根据个体情况调整剂量，年龄较小的儿童最大单次剂量为 50mg，年龄较大的青少年为 100mg，2h 后可重复给予上述剂量，最大剂量为 200mg/d。经鼻给予舒马普坦可用于年龄较小的儿童，初始剂量为 5mg，如果无效，可尝试 10mg；对于青少年，可给予最高 20mg 的剂量。皮下注射舒马普坦，研究显示对 15 例 6～16 岁患者给予一次 6mg 剂量后，1h 内和 1～2h 内分别有 6 例和 5 例患者的头痛得到缓解，2 例体重较轻的儿童在接受一次 3mg 剂量后 2h，均得到完全缓解。另一项研究纳入 50 例 6～18 岁儿童患者，总体头痛缓解率为 78%。

镇吐药：早期使用镇吐药可缓解症状和促进睡眠，尤其是恶心和呕吐症状明显时。伴恶心、呕吐、不易口服用药的患者可以优选直肠给药。异丙嗪是最常用于儿童的吩噻嗪类药物，因为该药不仅有效，而且急性锥体外系反应（如动眼神经危象）的发生率低，给药剂量为每剂 0.25～0.5mg/kg，可口服、肌内注射或直肠给药，不应静脉给药。不应将异丙嗪用于 2 岁以下的儿童，因为其可能引起严重和致命的呼吸抑制。丙氯拉嗪和氯丙嗪也有效，但因为担心引起锥体外系反应，所以较少用于儿童。甲氧氯普胺静脉给药可以减轻偏头痛伴有的恶心和呕吐，该药在儿童通常仅限于急诊科和迁延性偏头痛。使用甲氧氯普胺时可能出现急性肌张力障碍反应，该并发症更常见于 25 岁以下的患者，因此应慎用甲氧氯普胺，使用苯海拉明可以抵消其中一些不良反应。

麦角类药物：曲普坦类药物已取代其他麦角类药物用于儿童偏头痛的急性期治疗。麦角类药物的效用受到了副作用的限制，尤其是加重恶心、呕吐及血管痉挛。不应该将麦角类药物制剂用于治疗脑干先兆偏头痛或偏瘫型偏头痛，因为这类药物理论上可能会加重血管痉挛引起的症状。不推荐将包含麦角衍生物、巴比妥类和颠茄的联合药物用于儿童，因为这类药物可能有成瘾性，易导致 MOH 和使头痛慢性化。

双氢麦角胺：有鼻喷剂和静脉注射用溶液。静脉用制剂对于治疗重度偏头痛通常有效，耐受性良好。对儿童使用静脉用制剂通常仅限于其他治疗无效的迁延性偏头痛。常见副作用包括恶心和焦虑，运动障碍不常发生。患者给药前 30min，应预先给予镇吐药（如丙氯拉嗪或甲氧氯普胺）。

其他镇痛药：阿片类、巴比妥类和苯二氮䓬类药物具有成瘾性，不应该用于治疗儿童头痛。

（二）妊娠及哺乳期偏头痛

妊娠及哺乳期间，多数治疗药物均受到限制。在启用任何治疗之前，需要权衡利弊，并与患者进行详细的沟通。对乙酰氨基酚（1g 口服或肛门栓剂）可在整个妊娠期使用，其他的 NSAID 仅可在妊娠第二阶段后使用。对于难治性头痛，可在产科会诊的前提下，使用甲泼尼龙静脉滴注治疗。曲普坦类药物及麦角碱类均为禁忌。大型妊娠期登记中，未见归因于舒马普坦的不良事件或并发症。

由于药物可能对胎儿产生不良影响，孕妇偏头痛的治疗与非妊娠女性略有不同，宜首先使用对孕妇及胎儿最安全的对乙酰氨基酚。可按照下列顺序选择其他药物。

一线治疗：对乙酰氨基酚单药或联合治疗，对乙酰氨基酚（1000mg）可有效治疗偏头痛，大规模病例系列研究显示未有明确证据证实该药会增加妊娠或胎儿不良反应的风险。单用对乙酰氨基酚治疗无效的偏头痛可经联合治疗后缓解，如对乙酰氨基酚 650～1000mg+甲氧氯普胺 10mg；对乙酰氨基酚+可待因 30mg；布他比妥-对乙酰氨基酚-咖啡因。布他比妥每月仅限使用 4～5d，尚未发现布他比妥会增加胎儿先天性异常的风险。可待因每月使用应不超过 9d，以免发生 MOH，治疗偏头痛的咖啡因剂量为 40～50mg，所有来源的咖啡因摄入量低于 200mg/d 时不太可能对妊娠产生不良影响。临近足月时，长时间使用布他比妥或可待因会引起新生儿戒断综合征。长期使用巴比妥类药物可导致新生儿出血。在早期妊娠短期使用阿片类药物的安全性尚不明确。

二线治疗：阿司匹林或非甾体抗炎药，如萘普生、布洛芬和酮咯酸，在中期妊娠时使用最安全。研究提示，在早期妊娠用药可能轻度增加早期流产和某些先天性缺陷，但现有证据有限且可信度不足。在晚期妊娠，由于担心引起产前动脉导管收缩、新生儿持续性肺动脉高压、羊水过少、坏死性小肠结肠炎、肾功能不全或肾衰竭及颅内出血，用药时间应短于 48h。

　　三线治疗：阿片类药物（如羟考酮、氢吗啡酮、哌替啶和吗啡），这些药物有成瘾性并可导致 MOH 和慢性头痛，故不应长期使用。这些药物还可能加重与妊娠相关的恶心/呕吐和便秘。所有阿片类药物都可能引起母亲药物成瘾和新生儿戒断综合征；后代的神经系统畸形与其使用阿片类药物有关。

　　曲普坦类药物：出现中至重度偏头痛症状但其他药物治疗无效时，可考虑使用曲普坦类药物。舒马普坦（口服 50～100mg、皮下给药 4～6mg 或鼻内给药 5～20mg）和利扎曲普坦是两种选择性 5-HT 受体激动药，治疗偏头痛非常有效，这些药物可选择性收缩脑血管，但从理论上讲可能引起子宫胎盘血管收缩和子宫收缩活动增加。其他曲普坦类药物也可使用，但夫罗曲普坦和那拉曲普坦的半衰期较长，不如其他曲普坦类药物理想，那拉曲普坦的效果最弱。舒马普坦是目前人类妊娠期使用最多的曲普坦类药物，其安全性较好，研究显示出生缺陷或早期流产风险并未增加。

　　缓解恶心和呕吐的药物：在妊娠期首选 H_1 受体拮抗药美克洛嗪（25mg 口服）、苯海拉明（25～50mg 口服）和异丙嗪（12.5～25mg 口服、经直肠给药或肌内给药）以缓解与偏头痛或偏头痛治疗相关的恶心和呕吐。甲氧氯普胺（10mg 静脉给药、肌内给药或口服）等多巴胺受体拮抗药，或者丙氯拉嗪（10mg 静脉给药、肌内给药或口服）或氯丙嗪（25～50mg 肌内给药）等吩噻嗪类药物也有效，但有时孕产妇会出现急性肌张力障碍反应。另外，也可选择 $5-HT_3$ 受体拮抗药昂丹司琼（4～8mg 口服或静脉给药），用于治疗与重度偏头痛相关的重度恶心和呕吐。

　　妊娠期绝对禁用麦角胺，该药可能引起高张性子宫收缩和血管痉挛/血管收缩，对胎儿有不良影响。产后可使用该药治疗偏头痛，其禁忌证与非妊娠女性相同（如高血压，可同时使用蛋白酶抑制药、唑类抗真菌药和某些大环内酯类抗生素）。

第二节　预防性治疗药物

一、预防性治疗药物概述

（一）预防性治疗用药目的

　　对患者进行预防性治疗目的是降低发作频率、减轻发作程度、缩短持续时间、增加急性发作期治疗疗效、减少功能损害，减少对工作和生活能力的影响并防止发作性偏头痛进展或转化为慢性偏头痛，避免药物过度使用性头痛的发生。

（二）预防性药物治疗有效性指标

　　预防性药物治疗的有效性指标包括偏头痛发作频率、头痛持续时间、头痛程度、头痛的功能损害程度及急性期对治疗的反应。

（三）预防性药物治疗指征

　　何时开始预防性治疗并没有明确的指征，最重要的因素是患者生活质量受影响的程度。通常，存在以下情况时应与患者讨论使用预防性治疗：①患者的生活质量、工作或学业严重受损（须根据患者本人的判断）；②每月发作频率在 2 次以上；③急性期药物治疗无效或患者无法耐受；④存在频繁、长时间或令患者极度不适的先兆，或为偏头痛性脑梗死、偏瘫型偏头痛、基底型偏头痛亚型；⑤存在药物过度使用的风险；⑥患者的自我意愿。

　　对于尽管进行了优化了的急性治疗，但生活仍受偏头痛影响的患者应考虑额外的预防性治疗。一般对每月受到偏头痛影响大于 2d 的患者考虑预防性治疗，但这标准并不是绝对的，医师还应考虑偏头痛发作的严重程度、持续时间、与偏头痛相关的其他功能障碍和是否已用药过度。

（四）预防性药物选择和使用原则

医师在使用预防性治疗药物之前须与患者进行充分沟通，根据患者的个体情况进行选择，注意药物的治疗效果与不良反应，同时注意患者的共病、与其他药物的相互作用、每日用药次数及经济情况。通常首先考虑证据确切的一线药物，若一线药物治疗失败、存在禁忌证或患者存在以二、三线药物可同时治疗的合并症时，方才考虑使用二线或三线药物。避免使用患者其他疾病的禁忌药，以及可能加重偏头痛发作的治疗其他疾病的药物。长效制剂可增加患者的顺应性。

药物治疗应从小剂量单药开始，缓慢加量至合适剂量，同时注意副作用。对每种药物应给予足够的观察期以判断疗效，一般观察期为4～8周。患者需要记头痛日记来评估治疗效果，且其有助于发现诱发因素及调整生活习惯。偏头痛发作频率降低50%以上可认为预防性治疗有效，有效的预防性治疗需要持续约6个月，之后可缓慢减量或停药，若发作再次频繁，可重新使用原先有效的药物。若预防性治疗无效，且患者没有明显的不良反应，可增加药物剂量，否则应换用第二种预防性治疗药物。若数次单药治疗无效，才考虑联合治疗，也应从小剂量开始，避免过度使用急性期头痛治疗药物，包括镇痛药、曲普坦类药物和麦角类药物。阿片类药物和巴比妥类药物不应用于偏头痛的急性期或预防性治疗，使用阿片类药物会导致每日慢性头痛的发生，并可能干扰其他预防性治疗。不论是否进行治疗，偏头痛都可能改善。如果偏头痛控制良好，应酌情缓慢减少剂量至停药。许多患者在接受较低剂量或停药的情况下可维持改善。若对初始药物治疗进行了足量尝试后患者偏头痛仍无改善，建议换为另一种不同类别的偏头痛预防性治疗药物。

预防性治疗同样可分为一线、二线和三线（表8-2），实际的药物选择应根据当地的指南、是否可用和报销政策决定，在疗效相近的预防性药物之间进行选择时，应根据患者的具体特征、共存疾病、药物副作用、药物费用及患者的价值观和偏好进行个体化选择。使用β受体阻滞药（阿替洛尔、比索洛尔、美托洛尔或普萘洛尔）、托吡酯或坎地沙坦作为一线用药。使用氟桂利嗪、阿米替林或丙戊酸钠（男性）作为二线用药。对于偏头痛频繁发作、严重影响日常工作和生活能力的患者，若其他治疗无效或不能耐受，可考虑将CGRP单克隆抗体作为三线用药。2022年6月，欧洲疼痛协会更新了CGRP单抗用于偏头痛预防的指南，建议对于需要预防性治疗的偏头痛患者可将CGRP单抗作为一线治疗。考虑神经调控设备、生物行为治疗和针灸作为急性期和预防性治疗的辅助手段，或在有药物禁忌时作为独立的预防性治疗方案。预防性治疗起效时间较长，应指导患者在治疗早期若效果不明显不可放弃治疗。对于口服预防性用药，在2～3个月仍无效后再考虑更换疗法，CGRP或其受体的单克隆药物评估时间为3～6个月后，A型肉毒毒素为6～9个月后。不建议对老年人使用曲普坦类药物，因为此类患者有心血管疾病的可能性较高，如果使用，建议定期检测患者血压，评估发生心血管疾病的风险。

表 8-2　偏头痛预防性治疗药物

级别	药物种类	药物名称	用法用量	禁忌证
一线用药	β受体阻滞药	阿替洛尔	25～100mg 口服，bid	哮喘、心力衰竭、雷诺现象、房室传导阻滞、抑郁症
		比索洛尔	5～10mg 口服，qd	
		美托洛尔	50～100mg 口服，bid；200mg 缓释片口服，qd	
		普萘洛尔	80～160mg 口服，qd 或 bid	
	血管紧张素 II 受体阻滞药	坎地沙坦	16～32mg 口服，qd	与阿利吉仑合用、严重肝肾功能不全
	抗癫痫药	托吡酯	25～200mg 口服，qd	肾结石、妊娠、哺乳、青光眼、过敏

续表

级别	药物种类	药物名称	用法用量	禁忌证
二线用药	三环类抗抑郁药	阿米替林	10～100mg 口服，qn	<6 岁、心力衰竭、与单胺氧化酶抑制药和 5-HT 再摄取抑制药合用、青光眼
	钙通道阻滞药	氟桂利嗪	5～10mg 口服，qd	帕金森病、抑郁症
	抗惊厥药	丙戊酸钠	500～1800mg 口服，qd	肝病、血小板减少症、可能妊娠的女性
三线用药	肉毒毒素	A 型肉毒毒素	155～195U，31～39 个部位给药，q12w	过敏、注射部位感染、重症肌无力
	CGRP 单克隆抗体	依瑞奈尤单抗	70mg 或 140mg 皮下注射，每月	过敏，不推荐有脑卒中、蛛网膜下腔出血、冠心病、炎性肠病、慢性阻塞性肺疾病，或未愈合的有创伤病史的患者
		瑞玛奈珠单抗	225mg 皮下，每月；675mg 皮下，每季度	
		加卡奈珠单抗	240mg 首月皮下，之后 120mg 每月	
		艾普奈珠单抗	100mg 或 300mg 静脉注射，每季度	

在某些情况下，存在相关疾病和共存疾病有助于指导偏头痛治疗的选择：对于不吸烟、年龄≤60 岁的高血压患者，若无 β 受体阻滞药使用禁忌证，合理的药物选择包括美托洛尔、普萘洛尔或噻吗洛尔；对于吸烟或 60 岁以上的高血压患者，药物选择包括维拉帕米或氟桂利嗪。对这类患者建议不要将 β 受体阻滞药作为偏头痛预防的初始治疗，因为与用于高血压一线治疗的其他抗高血压药物相比，β 受体阻滞药可能增加心血管事件的发生率。对于抑郁或心境障碍的患者，合理的药物选择包括阿米替林或文拉法辛；对于癫痫患者，合理的药物选择包括丙戊酸盐或托吡酯；对于失眠患者，阿米替林是合理的药物选择；对于肥胖患者，托吡酯是合理的药物选择；对于有雷诺现象的患者，合理的药物选择包括维拉帕米或氟桂利嗪。然而，共存疾病不能作为药物选择治疗时的唯一考虑因素。患者可能会因一些问题而不能使用某些特定药物或某些类别的药物，包括禁忌证、副作用、患者偏好及费用。

二、常见预防性治疗药物

目前应用于偏头痛预防性治疗的药物主要包括 β 受体阻滞药、钙通道阻滞药、抗癫痫药、抗抑郁药、非甾体抗炎药（NSAID）及其他种类的药物。

（一）非甾体抗炎药

阿司匹林对偏头痛预防性治疗的研究结果不一。队列研究发现每日 200～300mg 的阿司匹林可降低偏头痛发作的频率；慢性偏头痛伴脑静脉窦狭窄患者加用阿司匹林可有效改善头痛的严重程度。3 项随机对照试验证明每日 1000mg 萘普生优于对照。

（二）β 受体阻滞药

β 受体阻滞药在偏头痛预防性治疗方面效果明确，有多项随机对照试验结果支持。其中证据最为充足的是非选择性 β 受体阻滞药普萘洛尔和选择性 β 受体阻滞药美托洛尔。另外，比索洛尔、噻吗洛尔和阿替洛尔可能有效，但证据强度不够。大多数 β 受体阻滞药包括普萘洛尔、美托洛尔主要由 CYP2D6 代谢，比索洛尔主要由 CYP3A4 酶代谢，抑制或诱导它们的药物可能会改变这些β 受体阻滞药的药代动力学。同时使用氟西汀、帕罗西汀、度洛西汀和西咪替丁可使普萘洛尔的血药浓度升高，而同时使用氟西汀、帕罗西汀、胺碘酮、塞来昔布、西咪替丁、特比萘芬和苯海拉明可使美托洛尔的血药浓度升高。β 受体阻滞药还可以与其他药物发生药效学作用，包括氟喹诺酮类药物、抗糖尿病药物和非甾体抗炎药。普萘洛尔对脑血管有直接影响，有研究表明普萘洛尔通过阻断谷氨酸的释放来抑制大鼠的皮质扩散性抑制，可通过在丘脑中的 β_1 肾上腺受体阻滞药作用发挥治疗作用。β 受体阻滞药的禁忌证包括反应性呼吸道疾病、糖尿病、直立性低血压及心率减慢的某些心脏疾病。不适用于运动员，可发生运动耐量减低。有情感障碍患者在使用 β 受体阻滞药后可能会发生心境低落，甚至有自杀倾向。这些药物需要使用几周才能改善头痛症状，应逐步调整剂量和维持治疗至少 3 个月才能判定药物无效。对于 60 岁以上患者和吸烟者的偏头痛预防，不推荐使用 β 受体阻滞药作为初始治疗。与其他用于高血压一线治疗的抗高血压药相比，β 受体阻滞药可能与脑卒中和其他心血管事件的较高发生率有关。在有阴茎勃起功能障碍、周围血管疾病、雷诺现象、存在基线心动过缓或低血压的患者中，β 受体阻滞药的使用也可能会受到限制。这类药物也必须慎用于有哮喘、糖尿病、抑郁、心脏传导障碍或窦房结功能障碍的患者。

1. 普萘洛尔 为非选择性竞争性抑制 β 肾上腺素受体阻滞药，本药对偏头痛的作用机制尚不明确，普萘洛尔介导的持久性的钠电流的优先抑制和对河鲀毒素抵抗（TTX-R）钠通道失活动力学的调节可能是偏头痛预防的有关机制。预防偏头痛口服给药的用法用量叙述如下。

（1）FDA 推荐剂量：①片剂，起始剂量为 80mg/d，分次给药。可逐渐增至最佳剂量，通常有效剂量为 160～240mg/d。如给予最大剂量后 4～6 周仍未获得满意疗效，应于数周内逐渐停药。②缓释胶囊，起始剂量为一次 80mg，一日 1 次。可逐渐增至最佳剂量，通常有效剂量为一次 160～240mg、一日 1 次。如给予最大剂量后 4～6 周仍未获得满意疗效，应于数周内逐渐停药。

（2）临床指南推荐剂量：40～240mg/d。

2. 美托洛尔 为一种选择性 β_1 肾上腺素受体阻滞药，其对心脏 β_1 肾上腺素受体产生作用所需剂量低于其对外周血管和支气管上的 β_2 肾上腺素受体产生作用的所需剂量。随剂量增加，其对 β_1 肾上腺素受体的选择性可能降低。本药无 β 肾上腺素受体激动作用，几乎无膜激活作用。起始剂量为 50mg/d，分 2 次使用；剂量范围为 50～200mg/d。

3. 阿替洛尔 为选择性 β_1 肾上腺素受体阻滞药，不具有膜稳定作用和内源性拟交感活性，不抑制异丙肾上腺素的支气管扩张作用。起始剂量为 25mg/d；剂量范围为 25～100mg/d，一日 1 次。

4. 比索洛尔 为一种高选择性 β_1 肾上腺素受体阻滞药（心脏选择性），在治疗剂量范围内无内在拟交感活性及膜稳定性。超出治疗剂量（≥20mg）时，亦可抑制支气管和血管平滑肌上的 β_2 肾上腺素受体。可用作偏头痛预防性治疗的替代药物口服给药，5～10mg/d。

5. 噻吗洛尔 为一种非选择性 β 肾上腺素受体阻滞药，无明显的内源性拟交感活性和局麻作用，对心肌无直接抑制作用。本药对高眼压症患者和健康者均有降低眼内压的作用。一般不使用噻吗洛尔来预防偏头痛，但使用时其起始剂量为 5mg，一日 1 次；剂量范围为 10～30mg/d，分两次使用。

（三）血管紧张素转化酶抑制药（ACEI）/血管紧张素受体阻滞药（ARB）

亲脂性 ACEI 和 ARB 可以有效地预防性减少成人偏头痛频率。基于已发表的试验数量有限和样本量小，不推荐它们作为一线预防药物。然而，在有高血压等合并症的人群中，它们可能是有用的一线或二线预防药物。

1. 赖诺普利 口服给药为 10～25mg/d。本药的吸收不受食物影响，可于餐前、餐中或餐后服用，但每日服用时间应大致相同。禁忌证：对本药或其他 ACEI 过敏者；曾因使用 ACEI 引起血管神经性水肿的患者；遗传性或特发性血管神经性水肿患者；高钾血症患者；妊娠中、晚期妇女。

2. 坎地沙坦 坎地沙坦酯预防偏头痛时口服给药为 16mg/d。坎地沙坦酯为坎地沙坦的前体药。坎地沙坦为血管紧张素 II-1 型受体（AT1）阻滞药，其通过与血管平滑肌 AT1 结合而拮抗血管紧张素 II 的血管收缩作用。对本药过敏者、妊娠期妇女或可能妊娠的妇女及 1 岁以下儿童禁用本药。

（四）钙通道阻滞药

1. 氟桂利嗪 为一种钙通道阻滞药，可防止因缺血等原因导致的细胞内病理性钙超载而造成的细胞损害，可缓解血管痉挛，对血管收缩物质引起的持续性血管痉挛具有持久的抑制作用，尤其对基底动脉和颈内动脉效果明显。可对前庭产生抑制作用，增加耳蜗小动脉血流量，改善前庭器官循环。氟桂利嗪对偏头痛预防性治疗证据充足，女性所需的有效剂量低于男性。对机械性点状痛或热痛敏感的慢性偏头痛患者，应特别推荐使用氟桂利嗪进行预防性治疗。预防偏头痛口服给药有以下两种用法：①一次5～10mg，一日2次；②起始剂量为一次10mg，一日1次，晚间服用。若治疗2个月后未见明显改善，则视为患者对本药无反应，可停药；若疗效满意，患者需维持治疗时，应减至每7日连续给药5日（剂量同上）、停药2日。即使预防性维持治疗的疗效显著且耐受性良好，在治疗6个月后也应停药观察，仅在复发时方可重新用药。禁忌证包括对本药过敏者、有抑郁症史者、帕金森病或其他锥体外系疾病患者、急性脑出血性疾病或脑梗死急性期患者、妊娠期妇女、哺乳期妇女。

2. 维拉帕米　低剂量维拉帕米治疗无效或出现药物耐受者，则可根据患者耐受情况将剂量增至480mg/d，分次给药。使用较高剂量维拉帕米时必须更加警惕心动过缓和心脏传导阻滞。

（五）抗癫痫药

抗癫痫药是常见的偏头痛预防性治疗药物，主要是通过阻断皮质扩散性抑制及减轻中枢敏感性来实现的，主要包括托吡酯、丙戊酸钠、左乙拉西坦、加巴喷丁、普瑞巴林、奥卡西平及拉莫三嗪等。其中，托吡酯和丙戊酸钠这两种药物使用证据最充分，是抗癫痫药中唯一被FDA批准治疗偏头痛的药物。

1. 托吡酯　为一种由氨基磺酸酯取代的单糖，阻断因神经元持续去极化诱发的重复发放的动作电位，可状态依赖性地阻断钠通道；增加GABA激活GABAA受体的频率，增加GABA诱发的氯离子内流进入神经元，可增强抑制性中枢神经递质的作用。此外，本药还可抑制碳酸酐酶的一些同工酶。预防偏头痛的口服给药推荐剂量为100mg/d，分2次服用。剂量增至推荐剂量的调整方案如下：第1周，每晚25mg；第2周，早、晚各25mg；第3周，早上25mg，晚上50mg；第4周，早、晚各50mg。12岁及12岁以上儿童，用法用量同成人。剂量及调整剂量的速度应根据临床疗效进行调整。可伴或不伴食物服用。托吡酯是已获得研究证据支持的抗癫痫药物，对发作性及慢性偏头痛有效，并可能对药物过度使用性头痛有效。多项研究支持不同剂量托吡酯（50～200mg/d）预防偏头痛的有效性。托吡酯可以减轻疼痛和体重，适用于肥胖患者的偏头痛。托吡酯治疗相关不良事件的严重性通常为轻至中度，包括感觉异常、乏力、厌食、腹泻、体重减轻、感觉减退、记忆障碍、语言障碍、注意力不集中、恶心和味觉反常。其中，感觉异常最为常见，体重减轻是此药的一个独特副作用。建议妊娠期不要使用托吡酯，因为托吡酯会增加面裂的风险，还可能增加低出生体重儿的风险。托吡酯剂量超过100mg可能诱导雌激素代谢并影响口服避孕药的效果。

2. 丙戊酸钠　试验表明本药可增加抑制性神经递质GABA的合成和减少其降解，从而升高GABA浓度，降低神经元的兴奋性。此外，电生理试验中发现本药可产生与苯妥英相似的抑制钠通道的作用。丙戊酸的随机对照试验结果证实其对偏头痛预防有效。剂量范围为500～1500mg/d，需定时检测血常规、肝功能和淀粉酶。本药静脉给药仅用于暂时不能口服给药的情况，一旦停止静脉给药，应立即转为口服给药，转换后可维持转换前剂量或使用调整后的剂量。对于女性患者需注意体重增加及卵巢功能异常（如多囊卵巢综合征）。丙戊酸钠具有致畸作用并与先天性异常的风险增加有关，所以育龄女性不应使用丙戊酸钠。然而，如果其他方案无效或不能耐受，对采取有效避孕措施的女性仍可考虑使用该药。更高的剂量有可能会引起更多的不良反应。丙戊酸钠可引起恶心、嗜睡、震颤、头晕、体重增加和脱发。

3. 拉莫三嗪　属于电压门控钠通道阻滞药。对培养的神经元产生的持续反复放电，本药可产生一种使用依赖性和电压依赖性阻滞，同时抑制谷氨酸的病理性释放，亦抑制谷氨酸诱发的动作电位的爆发。可预防性治疗伴先兆的偏头痛，特别是对先兆期延长且无反应、有禁忌证或因不良反应终止托吡酯治疗的患者。临床指南推荐剂量为 25～300mg/d, 分 1～2 次给药, 平均日剂量为 100mg。临床研究剂量: ①一次 25mg, 一日 2 次; ②一日 200mg; ③第 1～2 周 25mg/d, 第 3～4 周为 50mg/d, 此后 200mg/d。

4. 其他　加巴喷丁可以阻断电压门控钙通道受体, 从而减少膜电位变化; 还可以阻止血管活性神经肽释放并抑制神经兴奋性氨基酸、谷氨酸的释放, 最终减少脑脊液兴奋性氨基酸的含量, 并抑制调节神经性疼痛的疼痛信号转导分子蛋白激酶 C 的激活。对小鼠模型研究显示, 加巴喷丁可降低三叉神经脊神经核的神经元兴奋性, 并抑制偏头痛过程中中枢敏化的形成。

(六) 三环类抗抑郁药

抗抑郁药在偏头痛预防性治疗中有很重要的作用, 尤其是三环类抗抑郁药是最先发现用于偏头痛的预防性治疗药物之一, 阿米替林在预防偏头痛方面有最好的证据, 文拉法辛和度洛西汀对偏头痛的预防性治疗也有疗效证据, 氟西汀则对大多数偏头痛患者无效。偏头痛的发病机制和病理特点等表明 5-HT 和去甲肾上腺素能系统均参与了包括偏头痛在内的神经性头痛的发病, 抗抑郁药主要是针对这些系统中的一种或两种, 其不良反应也在很大程度上与这些作用有关。最常见的副作用是镇静, 尤其是使用阿米替林和多塞平时。因此, 这些药物通常睡前使用, 并且应从小剂量开始。其他副作用还包括口干、便秘、心动过速、心悸、直立性低血压、体重增加、视物模糊和尿潴留, 可出现意识模糊, 尤其是年龄较大的成人。

1. 阿米替林　为一类具有镇静作用的抗抑郁药, 本药能在肾上腺素能和 5-HT 神经元中抑制负责摄取去甲肾上腺素和 5-HT 的膜泵机制, 从而增强或延长神经元活性。在感觉神经元离子通道中具有阻断作用, 为其在偏头痛中的应用提供了更为合理的理论依据。阿米替林适用于合并有紧张性头痛或抑郁状态 (常存在慢性疼痛) 的患者。主要不良反应为镇静作用。起始剂量为 10mg, 睡前使用; 剂量范围为 25～150mg, 睡前使用能有效预防偏头痛。

2. 文拉法辛　本药及其活性代谢产物 O-去甲基文拉法辛为强效 5-HT、去甲肾上腺素再摄取抑制药, 同时亦为弱效多巴胺抑制药。体外试验显示本药及代谢产物对 M 胆碱受体、H_1 组胺受体、α_1 肾上腺素受体有明显的亲和力, 但对单胺氧化酶无抑制活性。文拉法辛最常用于一线偏头痛预防性治疗失败的患者, 主要是因为疗效证据较弱, 与大多数其他偏头痛预防药物不同, 研究表明其具有保持体重不变或者减轻体重的优势。对于合并惊恐障碍、广泛性焦虑障碍、持续性姿势-知觉性头晕或社交焦虑障碍的偏头痛患者, 可给予文拉法辛。预防偏头痛口服给药的用法用量如下。

(1) 临床指南推荐剂量: ①初始剂量为一次 37.5mg, 一日 1 次, 用药 1 周, 随后每周以 37.5mg 或 75mg 的剂量增量, 直至目标剂量, 即一次 150mg, 一日 1 次; ②二线预防性治疗: 一日 75～150mg。

(2) 临床研究剂量: ①初始剂量为睡前给予 25mg, 治疗 6 日后增至 37.5mg/d; ②初始剂量为 37.5mg/d, 用药 2 周, 随后每 2 周调整一次剂量, 最高达 150mg/d; ③ 75～150mg/d。本药应与食物同服。

(七) A 型肉毒毒素

肉毒毒素 (botulinum toxin, BT) 是由肉毒梭状芽孢杆菌在缺氧条件下产生的一种细菌外毒素, 属于神经毒素, 是已知的会致命的物质之一。BT 主要由肉毒神经毒素 (botulinum neurotoxin, BoNT) 及复杂蛋白 (complexing protein, CP) 组成。主要镇痛机制是通过抑制外周致敏作用发挥其抑制伤害性作用, 降低周围感觉神经元的神经肽和神经递质释放, 从而间接降低慢性偏头痛的中枢敏化作用。近 40 年来, 随着对其作用机制的深入了解以及对其生物效应的精准把握, BT 的临床应用领域不断拓展。目前, BT 已成功应用于神经系统、消化系统、泌尿系统、美容整形、康复医学等多项领域, 并正尝试用于顽固性疼痛、腺体过度分泌、雷诺现象、抑郁症等疾病的治疗。

与此同时，不断有新型 BT 药物研发成功，为临床提供了多元化、个体化的选择。A 型肉毒毒素由 A 型肉毒梭菌经发酵制备而得，可阻滞乙酰胆碱释放，引起肌肉的松弛麻痹，最早用于治疗面痉挛和斜视，后来用于颈部肌张力障碍和美容领域。2010 年 FDA 批准其可用于治疗慢性偏头痛。

肉毒毒素 A 注射可降低偏头痛发作频率且具有良好的安全性，减少头痛发作天数，提高生活质量评分。注射部位包括皱眉肌、降眉间肌、额肌、颞肌、枕肌、椎旁肌及斜方肌等，可在疼痛显著部位增强注射，总剂量为 100～200U。不良反应包括颈部疼痛、肌肉无力。禁忌证包括对本药过敏者；神经肌肉疾病（如重症肌无力、兰伯特-伊顿（Lambert-Eaton）综合征、运动神经病、肌萎缩侧索硬化症）；拟注射部位感染患者；尿路感染、尿潴留；妊娠期妇女；哺乳期妇女。

（八）5-HT 受体拮抗药

苯噻啶化学结构与赛庚啶和阿米替林类似，具有较强的抗 5-HT、抗组胺作用及较弱的抗胆碱作用。本药治疗偏头痛的机制尚不清楚，可能与其抗 5-HT 和抗组胺及钙通道阻滞作用有关。本药还有镇静、抗抑郁、增进食欲和增加体重的作用。本药的头晕及增加体重的不良作用明显妨碍了其临床应用。本药口服在胃肠道中吸收良好，治疗偏头痛的起效时间为 1 个月，6～12 周可达到最大效应。在低体重患者中，口服本药 1 周后即出现体重增加。本药口服血药浓度达峰时间为 5h，蛋白结合率超过 90%，主要在肝代谢，超过 50% 的本药经肾排泄（主要以代谢物的形式），也可随粪便排泄，半衰期为 23h。口服给药为一次 0.5～1mg，一日 1～3 次，用量有个体差异，可从小剂量开始。为减轻嗜睡，可在第 1～3 每晚服 0.5mg，第 4～6 日每日中午和晚上各服 0.5mg，从第 7 日开始每日早、中、晚各服 0.5mg。病情基本控制后可酌情递减剂量，每周减 0.5mg，直至适当剂量维持。如减量后，病情发作次数又增加，可再酌情增量。儿童用药分次服用，一日最大剂量为 1.5mg，每晚顿服最大剂量为 1mg。本药不宜与单胺氧化酶抑制药合用，与食物同服可避免胃肠刺激。本药毒性较小，可长期使用，连续给药半年后可暂停 15d 至 1 个月，以观察停药后的效果且避免药物在体内蓄积，如病情复发可继续应用。禁忌证包括青光眼患者、前列腺增生患者、妊娠期妇女。不良反应常在服后 1～2 周内出现，继续服药症状可逐渐减轻或消失，常见嗜睡、体重增加及乏力，可见头痛、抑郁、视物模糊、水肿、腹泻和食欲增加，偶见肌肉痛、头晕、恶心、口干、面红。

（九）CGRP 受体拮抗药：吉泮类

CGRP 具有介导三叉神经血管疼痛信号传递及神经源性炎症的作用，所以是偏头痛的治疗靶点。CGRP 拮抗药是口服药物，最初显示能有效治疗急性偏头痛，也对预防偏头痛有效。美国 FDA 于 2021 年批准了瑞美吉泮和阿托吉泮。几乎没有证据指导 CGRP 受体拮抗药在儿童、年龄较大成人、妊娠期和哺乳期等特定人群中的应用。这些药物应避免用于妊娠女性或有妊娠可能的女性，以及近期发生心血管或脑血管缺血事件的个体，因为 CGRP 在理论上具有心脏保护和血管舒张作用。

1. 瑞美吉泮（rimegepant） 是一种口服、小分子 CGRP 受体拮抗药，对预防偏头痛有效。瑞美吉泮（75mg，隔日给药 1 次，持续 12 周）可减少每月偏头痛发作日数。

2. 阿托吉泮（Atogepant） 是一种口服、小分子 CGRP 受体拮抗药，阿托吉泮每日治疗（从 10mg，一日 1 次，到 60mg，一日 2 次），持续 12 周。阿托吉泮治疗可减少每月偏头痛发作天数。但是较高剂量方案更常引起不良反应，最常见的不良事件是便秘、恶心和上呼吸道感染。

（十）CGRP 单克隆抗体

CGRP 单克隆抗体由杂交瘤细胞生产，属于免疫球蛋白 G（IgG），与 CGRP 配体和受体具有很高的亲和力。经人源化或全人源化后，大大降低了免疫原性，减少了过敏等不良反应。与传统治疗偏头痛药物相比，具有高选择性、长效性及不良反应少等独特优势。经皮下注射或静脉注射给药后，主要通过淋巴管向血液对流传输，通常吸收慢，血药浓度达峰时间延迟，半衰期长，只需每月或每季度给药一次。以细胞内酶降解方式消除，不经肝、肾代谢，肾功能异常的患者无须调整剂量，也不会产生肝毒性。在脑组织中分布有限，不会造成中枢神经毒性，偏头痛发作时血脑屏障可能破坏，从而进入脑组织发挥作用。目前已上市的CGRP单克隆抗体主要有4种，其中1种针对CGRP受体（依瑞奈尤单抗）、3种针对CGRP配体（艾普奈珠单抗、瑞玛奈珠单抗、加卡奈珠单抗）。

鉴于CGRP单克隆抗体价格昂贵和可获得性有限，美国头痛学会推荐其仅用于传统的预防性治疗无效的患者。欧洲头痛联盟推荐CGRP单克隆抗体仅适用于对至少2种传统预防性药物治疗无效、不耐受或有禁忌证的患者。同时推荐的治疗方案为：阵发性偏头痛患者应于停用传统预防性药物后再应用CGRP单克隆抗体，慢性偏头痛患者可在维持原预防性治疗的基础上加用CGRP单克隆抗体；对伴发MOH的慢性偏头痛患者，可于停用过度使用的镇痛药之前或之后应用CGRP单克隆抗体。对于开始CGRP单克隆抗体治疗发作性或慢性偏头痛患者，建议最少在连续治疗3个月后评估治疗效果，连续治疗12~18个月后考虑暂停治疗，如果认为需要，应尽可能连续长期治疗。如果停止治疗后偏头痛恶化，建议重启治疗。对于一种CGRP单克隆抗体治疗反应不佳的偏头痛患者，没有足够证据表明换用另一种单克隆抗体可能获益，但换药可作为一种选择。建议妊娠女性避免使用CGRP单克隆抗体，有血管疾病、危险因素和雷诺现象的人群及既往有严重便秘的偏头痛患者慎用CGRP单克隆抗体。

1. 依瑞奈尤单抗（erenumab） 2018年5月，FDA批准依瑞奈尤单抗用于预防每月至少经历4d偏头痛的成人，是全球首个针对CGRP受体的单克隆抗体，也是唯一一种全人源型CGRP受体阻断药。每4周一次应用自动注射器皮下注射自行给药，无须负荷剂量。依瑞奈尤单抗剂量为70mg或140mg，每月1次，皮下注射。若漏用一剂，应尽快补用，此后根据末次用药时间每月给药。对于难治性偏头痛及先前治疗失败的患者，140mg比70mg剂量具有更好的疗效。皮下注射前可将本药置于室温下至少30min，但应避免阳光直射和热源加热（如热水或微波），不得振摇药液。注射部位为腹部、大腿或上臂皮下，不得注射于伴有压痛、瘀斑、发红或变硬的皮肤区域。最常见的不良反应是注射部位反应（如疼痛、红斑、瘙痒）、便秘、痛性痉挛和肌肉痉挛。使用依瑞奈尤单抗的患者应该监测有无高血压发生或加重。目前国内尚无获批CGRP单克隆抗体，依瑞奈尤单抗于2022年4月递交了上市申请，该药针对以中国人群为主的Ⅲ期临床试验显示依瑞奈尤单抗70mg组每月偏头痛天数相比基线减少50%以上的应答率显著高于安慰剂组；同时，其安全耐受性特征与安慰剂组相似，未发现新的安全性问题。

2. 瑞玛奈珠单抗（fremanezumab） 瑞玛奈珠单抗靶向降钙素基因相关肽配体并阻断其与受体的结合作用，2018年9月，FDA批准瑞玛奈珠单抗用于预防性治疗成人偏头痛，是唯一一个具有每月1次和每季度1次皮下注射给药方案的CGRP单克隆抗体，为患者提供了一种差异化的治疗选择，用药更具有便利性。研究表明，瑞玛奈珠单抗对阵发性和慢性偏头痛均有效，也是CGRP单克隆抗体药物中唯一同时具有预防性治疗和急性期治疗的药物。真实世界研究显示瑞玛奈珠单抗对于发作性偏头痛、慢性偏头痛和难治性偏头痛均有较好的疗效。瑞玛奈珠单抗的推荐剂量为皮下注射225mg，每月1次，或675mg，每3个月1次（连续注射3次，每次225mg），注射部位为腹部、大腿或上臂。最常见的不良反应是注射部位反应，未发现肝毒性和与其他药物的相互作用。

3. 加卡奈珠单抗（galcanezumab） 2018年9月，FDA批准加卡奈珠单抗用于成人偏头痛的预防性治疗，给药方式为每月皮下注射1次，是目前唯一被证实也能预防丛集性头痛发作的单克隆抗体药物。可使每月偏头痛天数减少50%，有效减少偏头痛发生频率和发作时间，可用于严重或频繁发作偏头痛患者，用药后部分患者可能有先兆症状而无后续头痛。加卡奈珠单抗治疗开始时的负荷剂量为240mg，即一次120mg，连续给药2次，之后每月给药120mg，皮下注射，注射部位为大腿、上臂或臀部。临床试验中最常见的不良事件是注射部位反应。

4. 艾普奈珠单抗（eptinezumab） 2020 年 2 月，FDA 批准艾普奈珠单抗用于预防性治疗成人偏头痛，其半衰期为 27d，每 3 个月静脉注射 1 次，是唯一一个通过静脉注射给药方式的 CGRP 单克隆抗体。艾普奈珠单抗的推荐剂量为 100mg，静脉输注约 30min，每 3 个月 1 次。药品说明书显示，300mg 的剂量对部分患者有益。艾普奈珠单抗的不良反应包括上呼吸道感染、超敏反应和疲劳。

（十一）其他

1. 镁盐 镁离子是所有组织中第 2 种常见的细胞内阳离子，影响着大量的神经生化过程。该离子是 350 多种酶的关键辅助因子，尤其是需要三磷酸腺苷（ATP）发挥功能的蛋白质，包括众多的蛋白激酶。镁离子缺乏会影响神经炎症、5-HT 受体亲和力、NMDA 受体阻滞、钙通道、谷氨酸和 NO 活性。镁离子缺乏在偏头痛的发病机制中发挥着重要作用，主要通过调节神经递质释放，刺激皮质扩散性抑制和增加血小板聚集来实现；其会影响降钙素基因相关肽在血液中的浓度。镁剂已广泛用于偏头痛的预防与治疗，常用剂量为 400～600mg/d。氧化镁可用于儿科的偏头痛预防性治疗，推荐剂量为 400mg/d。妊娠期间出现的偏头痛，服用镁剂也认为是安全的。腹泻和胃肠道不适是镁补充剂治疗最常见的副作用。

2. 维生素 B_2（核黄素） 为体内黄酶类辅基的组成部分（黄酶在生物氧化还原中起递氢的作用），可参与糖、蛋白质、脂肪代谢，并能维持正常视觉功能和促进生长。缺乏时可影响机体的生物氧化，使代谢发生障碍，其病变多表现为口、眼和外生殖器部位的炎症。用于改善能量代谢的维生素 B_2 可能支持线粒体功能障碍在偏头痛发生中的作用时，大剂量维生素 B_2（每日 400mg）有效。可降低头痛发作频率、头痛日数和头痛程度，在治疗 3 个月后效果显著。患者能很好地耐受维生素 B_2。不良反应有心悸、尿色异常、过敏样反应、头晕、恶心、呕吐、皮疹、瘙痒等。

3. 辅酶 Q10 为生物体内广泛存在的脂溶性醌类化合物，在体内呼吸链中的质子移位及电子传递中起重要作用，是细胞呼吸和细胞代谢的激活剂，也是重要的抗氧化剂和非特异性免疫增强剂，可促进氧化磷酸化反应，保护生物膜结构的完整。动物实验证实其主要药理作用为：①可降低急性缺血时心肌收缩力的减弱和磷酸肌酸与三磷酸腺苷含量的减少程度，保持缺血心肌细胞线粒体的形态结构，对缺血心肌有一定保护作用；②增加心输出量，降低外周阻力，有利于治疗心力衰竭，可能抑制醛固酮的合成与分泌及阻断其对肾小管的效应；③在缺氧条件下，灌注动物离体心室肌时，可使其动作电位持续时间缩短，产生的室性心律失常阈值较对照组高；④具有抗多柔比星的心脏毒性作用及保肝作用。因为偏头痛的发病机制可能涉及线粒体功能障碍，所以使用辅酶 Q10 治疗偏头痛受到了人们的关注。使用剂量为 100mg，每日 3 次，随餐服用，可使头痛发作频率下降且能被患者很好地耐受。

4. 款冬根 是一种多年生灌木，款冬根提取物是一种草药，150mg/d，分 2 次使用，可以有效预防偏头痛，并且患者能很好地耐受。最常见的副作用是胃肠道不适，主要是嗳气。

三、部分特殊情况的偏头痛预防

（一）儿童偏头痛

与成人启动预防性治疗的原则相仿，若患儿偏头痛的频率或严重程度严重影响了生活或导致大量使用急性期药物，可考虑预防性治疗。所有偏头痛儿童和青少年都应接受患者教育和咨询，获知有助于预防发作的生活方式措施。这些措施包括良好的睡眠卫生、定期锻炼、常规饮食安排、充足的液体摄入及管理偏头痛诱发因素。生活方式措施可能是偏头痛治疗的最重要内容。除生活方式措施外，偏头痛的预防方法还包括药物治疗、神经刺激和行为治疗。具体选择取决于多种因素，包括临床情况、患者价值观和意愿、共存疾病，以及特定治疗的不良反应、普及性、花费和医师熟悉程度。

对于无法吞咽片剂的年幼儿童，可给予赛庚啶口服糖浆。对于倾向于补充剂而不是处方药治疗的儿童和家属，可选用维生素 B_2（核黄素）、褪黑素或镁剂等营养药物。对于任何年龄的儿童，许多儿科头痛专家会给予阿米替林、托吡酯或普萘洛尔。但是，很少有高质量的儿科数据来指导儿童中最有效或最安全的药物治疗选择。对于偏头痛引起显著失能或生活质量下降的儿童，适宜的初始治疗是认知行为治疗结合预防性药物治疗（阿米替林）。口服药物治疗失败或引起明显不良反应时，偏头痛的急性期和预防性治疗还可选择肉毒毒素治疗、注射 CGRP 受体拮抗药。存在共存疾病可能影响偏头痛治疗的选择，但这并不是影响决策的主要因素。例如，阿米替林可用于治疗抑郁儿童的偏头痛，托吡酯可用于合并肥胖或癫痫的患儿，丙戊酸盐可用于合并癫痫的男孩。年幼患儿的家长常常更愿意采用对症治疗，而不是每日预防性用药。所以患儿的家庭应了解特定治疗的原理、用法用量、持续时间和副作用。偏头痛的预防性治疗需要家庭和医师的共同持续努力才能取得获益。

一旦启用预防性治疗，就应随访患者以指导药物治疗调整、评估疗效和识别治疗不良反应。大多数预防性药物都是从低剂量开始使用，然后经 3～4 周逐渐上调直至出现疗效、达到最大剂量或出现显著副作用。监测特定偏头痛药物（丙戊酸盐、托吡酯和阿米替林）的血药浓度，可以评估依从性和毒性。使用 β 受体阻滞药（如普萘洛尔）的患者应在治疗期间接受心率和直立位血压监测。使用三环类药物（如阿米替林）的患者应在基线和使用较高剂量时接受心电图检查，尤其是存在疑似长 QT 间期综合征家族史时。使用丙戊酸盐的患者应接受全血细胞计数、肝功能检查和淀粉酶水平检测，一年至少检查 2 次。应该充分尝试所选药物的剂量和治疗持续时间，可能需要使用目标剂量治疗 6～8 周才能充分获益。如果患儿不能耐受初始药物或者经过充分尝试仍未达到满意疗效，则可以换用另一种药物。如果头痛控制良好，则持续治疗 6～12 个月。随后数周逐渐减量至停药。如果患者充分尝试预防性药物后未获得改善，我们建议换用一种不同类别的偏头痛预防性治疗药物。

赛庚啶：是一种抗组胺药，也是一种 5-HT 拮抗药，具有抗胆碱能及钙通道阻滞作用，可用于预防偏头痛。在国外使用较广泛，有效剂量为 2～4mg/晚，每日 3 次。主要副作用为镇静及食欲增加。在一项针对 126 例接受不同偏头痛预防性治疗的儿童和青少年患者的研究中，阳性反应被定义为头痛的频率和强度总体下降，在 30 例接受赛庚啶预防性治疗的患儿中，有 25 例（83%）出现该阳性反应。应用赛庚啶（2～8mg/d）后头痛的频率从每月 8.4 次下降到 3.7 次。一项更早期的回顾性研究显示，在 12 例接受赛庚啶预防性治疗腹型偏头痛的患儿中，4 例患儿疼痛停止，6 例患儿疼痛减轻或频率降低，2 例患儿无效。可给予赛庚啶口服糖浆或片剂（2～8mg/d，睡前给药）预防偏头痛。刺激食欲伴体重增加是赛庚啶的常见不良反应，这往往限制了其在年龄较大儿童中的应用。该药还可引起嗜睡，但若缓慢增加剂量且仅在夜间用药，则嗜睡较少见。临床经验显示睡前给予单次剂量可有助于避免日间嗜睡，并且似乎与日间应用 2 或 3 次剂量的疗效相当。

维生素 B_2（核黄素）：是研究最多的预防儿童偏头痛的补充剂之一，因维生素 B_2 耐受性良好而倾向于将其作为初始预防性治疗。如果患儿及其家人希望采用营养补充剂治疗而不是常规药物治疗，可首选维生素 B_2。预防偏头痛的维生素 B_2 剂量为 25～400mg/d，标准成人剂量为一次 200mg，每日 2 次。维生素 B_2 可使尿液变为亮黄色或黄橙色，如果在空腹时服药，偶尔可导致胃肠道不适。

褪黑素：某些专家将褪黑素作为儿童偏头痛的首选初始治疗，但其疗效尚无统一结论。一项试验发现褪黑素（3mg，夜间给药 1 次）能有效预防偏头痛且副作用与安慰剂类似，褪黑素的耐受性通常良好，尤其是使用低剂量时（≤0.5mg/d），一些研究表明使用 3mg/d 的褪黑素未见不良反应。高血药浓度的褪黑素可导致日间嗜睡、精神和身体状态受损、体温降低及催乳素水平升高。

钙通道阻滞药：仅氟桂利嗪被严格设计的随机双盲对照研究证明有效，氟桂利嗪的耐受性良好，没有严重不良反应。氟桂利嗪治疗儿科偏头痛可能有效，但相关随机试验很少，氟桂利嗪最常见的不良反应是体重增加和镇静。根据成人应用情况，一些研究者提倡使用更为普及的钙通道阻滞药，如维拉帕米，但支持其用于偏头痛儿童的数据不足。维拉帕米可用作偏瘫型偏头痛的一线治疗药物，这种偏头痛亚型伴有先兆，儿童平均发病年龄为11～17岁。病理报告支持对偏瘫型偏头痛患儿使用维拉帕米，剂量通常为40～120mg，每日3次。最佳剂量尚不确定。起始剂量为40mg，每日2次，然后根据需要和耐受情况每周增加剂量，最大剂量为360mg/d（一日分3次给药），这种方式可能有助于减少低血压、心动过缓和便秘等不良反应。专家对于在儿童中预防性治疗的使用时间长短仍有争议，有推荐于患儿的学期内使用，到假期逐渐停药；有推荐短期内使用（6～8周）。

β受体阻滞药：普萘洛尔常用于预防儿童偏头痛，主要依据是其用于成人的疗效证据。普萘洛尔有三项随机双盲对照研究，结果相左，三者的缺点都在于样本量较小。一项在7～16岁青少年中进行的双盲交叉对照研究显示，普萘洛尔60～120mg/d［0.5～1mg/(kg·d)，分3次］可显著降低头痛的发作频率；但另一项使用80～120mg/d的研究未发现有效性，且普萘洛尔组的平均头痛持续时间反而较基线延长。比较普萘洛尔及自我催眠治疗的研究亦未发现普萘洛尔［3mg/(kg·d)］有助于预防头痛发作。但由于存在阳性研究结果，普萘洛尔可作为二线用药，一般起始剂量为1～2mg/(kg·d)，若能耐受，可缓慢加量至3mg/(kg·d)，通常用药2～3周后再调整剂量。另一个非选择性β受体阻滞药噻吗洛尔在一项随机对照研究中未显示显著有效性。其他选择性β受体阻滞药，包括阿替洛尔、美托洛尔尚无证据。β受体阻滞药会增加支气管梗阻和气道反应性，并抵抗β受体激动药的作用，因此用于哮喘患儿时应十分谨慎。此外，对于有糖尿病或抑郁病史的患者，该类药物应谨慎使用。β受体阻滞药的其他不良反应包括低血压、心动过缓、情绪紊乱和梦魇。阿替洛尔可替代普萘洛尔，更经济实惠，每日给药1次。阿替洛尔起始剂量为0.3mg/(kg·d)，每日1次，可按需逐渐上调，最大剂量为1mg/(kg·d)。与其他β受体阻滞药一样，增加剂量后应监测心率和直立位血压。阿替洛尔是一种选择性β_1受体阻滞药，比非选择性β受体阻滞药（如普萘洛尔）更安全，但用于哮喘患儿时仍应谨慎，有糖尿病或抑郁病史的患者也应慎用该药。

抗癫痫药：在儿童中应用的证据不足，主要为回顾性研究。托吡酯有3项回顾性研究结果显示有效，但托吡酯的前瞻性随机对照研究虽显示出有效趋势，但无显著性。托吡酯用于偏头痛的常用剂量为1～2mg/(kg·d)。对于12岁及以上的患儿，初始剂量为一次25mg，每日1次，夜间给药，连用1周，可根据耐受情况以每周增加25mg/d的幅度增加剂量至起效，至每日总剂量100mg。速释型托吡酯的半衰期为21h，因此一日给药1次或一日给药2次可能是适当的。托吡酯的潜在副作用包括感觉异常、认知减慢、闭角型青光眼、出汗减少、体重减轻和肾结石。托吡酯是美国FDA批准用于12～17岁儿童预防偏头痛的唯一药物，但这并不意味着该药最有效或最安全。托吡酯是一种抗癫痫药，具有引起体重减轻的副作用，因此可用于治疗合并癫痫或肥胖的偏头痛患儿。由于托吡酯有致畸（如唇腭裂）和导致低出生体重的相关风险，不应用于有生育潜力的青春期女孩、孕前和妊娠期女性的偏头痛预防。丙戊酸盐的作用机制可能与GABA神经传递增强有关，但目前关于儿童丙戊酸盐疗效的数据有限。2019年美国神经病学学会/美国头痛学会（AAN/AHS）指南认定的一项随机对照试验中，300例12～17岁青少年患者被随机分至缓释双丙戊酸钠组（250mg、500mg或1000mg，每日1次）或安慰剂组。12周时，在降低偏头痛发生率方面，任何活性药物治疗组与安慰剂组间均无显著差异。另一项试验纳入了158例患儿治疗了12周，结果发现在66%使用丙戊酸盐15mg/(kg·d)、分2次给药的患儿中头痛频率降低超过50%。在该试验中，与儿童丙戊酸盐使用相关的不良事件包括上呼吸道感染、恶心、体重增加和胃肠不适。在儿童中出现的其他副作用可能包括嗜睡、头晕、震颤、短暂性脱发、血清肝酶和氨水平升高，以及多囊卵巢综合征。使用较高的剂量时，可能会发生血小板减少。由于丙戊酸盐具有潜在肝毒性，2岁以下儿童应慎用。丙戊酸盐有致畸作用，可引起神经管畸形、心脏、骨骼及其他部位的缺陷，还可引起特征性的面部畸形。因此，不推荐用于有生育潜力的青春期女孩或女性。丙戊酸盐的起始剂量为 10～15mg/(kg·d)，分 2 次给药。药物剂量可逐量增加，最大剂量为 30mg/(kg·d)。有小样本回顾研究评估了左乙拉西坦（125～250mg）、加巴喷丁（15mg/kg）的作用，均显示有效，不良作用小。

抗抑郁药：在儿童或青少年中使用的证据少。因为阿米替林可一日给药 1 次，所以一些专家首选其用作预防儿童偏头痛的一线药物。临床经验提示，夜间给予单剂阿米替林 0.25～0.5mg/(kg·d) 通常有效。如果头痛持续存在，可根据需要缓慢增加剂量。每日给药剂量极少超过 100mg 或 2mg/(kg·d)。然而，尚未确定阿米替林用于预防儿童偏头痛的最佳剂量，各方推荐的剂量也有所不同。阿米替林有两项研究结果，一项为开放性亚组分析结果，另一项为回顾性研究结果，总体不良反应少。阿米替林起始剂量为每晚 5～10mg，可每 4～6 周缓慢加量至 25～50mg。阿米替林可能会引起抗胆碱能效应，常会增加心率；可能会产生镇静作用，最好在睡前给药；其他副作用包括疲劳、口干、头晕和心境改变。阿米替林治疗时还可能出现心电图改变，如 QT 间期延长。去甲替林是一种三环类抗抑郁药，其镇静作用比阿米替林更轻，是阿米替林的替代药物。应用的剂量范围是 0.25～1mg/kg，每日 1 次，睡前使用。该药从剂量范围的最低剂量开始使用，可逐渐加量。在治疗儿童和青少年偏头痛方面，尚无关于该药的随机对照试验数据。使用三环类药物（如阿米替林）的患者应在基线和使用较高剂量时接受心电图检查，尤其是存在疑似长 QT 间期综合征家族史时。使用阿米替林和去甲替林时，宜监测心率、血压、精神状态和体重，并评估有无抑郁加重、自杀倾向和相关行为，尤其是在治疗开始时或增减剂量时。

肉毒毒素：有循证医学证据表明 A 型肉毒毒素对治疗慢性偏头痛有效。一系列开放研究表明 A 型肉毒毒素对治疗偏头痛有效，随后的随机双盲安慰剂对照试验表明 A 型肉毒毒素可减少慢性偏头痛的头痛发作次数，减少急性药物的使用。目前对于一线预防用药疗效不佳，或有明显不良反应的慢性每日头痛患者与慢性偏头痛患者，以及对于一些老年慢性每日头痛的患者，A 型肉毒毒素是合适的用药选择。注射部位与剂量一般选择双侧颞部、额部及枕部，每点注射 5U。并可根据疼痛部位作适当调整，按疼痛区域可多加 1～2 个位点，每点注射 5U。总剂量一般不超过 200U。不良反应及防治 A 型肉毒毒素治疗慢性头痛的不良反应大都是轻度和可逆的，少数患者可出现颈部疼痛和无力。

NSAID：萘普生有 1 项小样本双盲对照交叉队列研究显示有效性，主要不良作用为胃肠道反应，故专家推荐预防性治疗限制在 2 个月内。

其他药物：款冬根提取物虽有开放性研究提示有效，但在随机双盲安慰剂对照研究中未显示有效性。辅酶 Q10 仅有开放性研究证据。苯噻啶 1mg/d 的对照研究未显示有效性。

（二）月经期及月经相关性偏头痛

与其他偏头痛患者相比，月经期及月经相关性偏头痛患者报道的头痛更严重、持续时间更长、需要的药物剂次更多。影响治疗选择的临床因素包括有无先兆、妊娠的需求和计划或当前是否妊娠。治疗通常是按以下顺序逐步升级：①不使用药物的生活方式改变；②对症治疗（先是非处方药、再是处方药）；③对症治疗无效则采用短期预防性治疗；④对频发、严重或对症治疗无效的头痛行每日预防性治疗。其他合并症也会影响治疗选择。月经性偏头痛的预防性治疗包括短期预防性治疗及持续性预防性治疗。前者仅于头痛易发作期用药，时间短，更易为患者接受。有短期预防性治疗证据的药物包括 NSAID、曲普坦类、镁剂及激素替代治疗。对于急性期治疗不能控制的偏头痛患者，可根据头痛常规发作时间周期性用药行短期预防性治疗，这对月经周期规律的患者最有用，可在月经前数日开始用药，并在存在偏头痛风险期间持续用药。

无先兆的月经期及月经相关性偏头痛患者一般可采用所有的偏头痛治疗方案。治疗通常从干预资源的需求由低到高升级，包括生活方式改变、对症治疗（非处方药或处方药）、预防性治疗

（可为每日预防性治疗或仅在偏头痛常规发作时间预防性治疗）。患者伴先兆时，预防性治疗通常应避免使用含雌激素的药物。脑卒中、心血管疾病、未控制的高血压、伴有先兆的复杂型偏头痛（如偏瘫型偏头痛）等患者禁用含雌激素的激素和曲普坦类药物治疗，可使用其他所有的对症非药物性干预措施、非处方镇痛药、镇吐药、地坦类药物和 CGRP 受体拮抗药。

萘普生钠（550mg，每日 2 次）可降低急性期疼痛程度，包括经前期综合征中的头痛。已有研究评估了其对于月经性偏头痛的特别作用。1 项研究中，患者于月经前 1 周用药后头痛频率更少、程度更轻，但仅头痛程度的下降较对照组有显著意义。另 2 项对照研究中，于月经第 1 天的前、后 1 周内使用萘普生可减少围月经期的头痛频率，1 项研究未能降低头痛严重程度。

曲普坦类也被用作短期预防性治疗。那拉曲普坦（1mg，每日 2 次，自预计的月经前 2 天开始，共 5d）、夫罗曲普坦（2.5mg，每日 2 次，月经期用 6d）及口服舒马普坦均有小样本的前瞻性对照研究，结果显示较对照剂有效。

小样本的镁盐对照研究结果阳性，研究使用焦谷氨酸镁，每日 360mg，于月经周期第 15 天至该月经周期结束期间使用，患者头痛天数显著下降。

另一类预防性治疗为雌激素替代治疗。最佳证据为经皮雌二醇（凝胶或贴剂，至少 100μg，月经期用 6d），效果不如 β 受体阻滞药或其他一线预防性治疗药物。但近期的一项研究并未显示有效性。由于激素替代治疗可增加缺血性心脏病、缺血性脑卒中等疾病的发病率，对伴先兆性偏头痛患者风险明显增加，一般不推荐此疗法。如果急性药物治疗不能满足需要，可考虑使用围月经期预防性治疗，通常为每日使用长效非甾体抗炎药或曲普坦类药物，持续 5d，从预期的月经前 2d 开始。一些无先兆偏头痛女性患者可以从连续的复合激素避孕药中获益，但对有先兆偏头痛的女性患者则会增加脑卒中的风险，应禁用复合激素避孕药。

（三）妊娠及哺乳期偏头痛

没有特别的临床试验评估妊娠期偏头痛治疗，多数偏头痛治疗药物均为禁忌。若妊娠期间不得不启动预防性治疗，必须向患者及家属告知风险及获益程度。对于预防性药物，仅镁盐（300mg/d，用 2d）及美托洛尔被推荐用于妊娠期。若患者计划妊娠，推荐采用非药物治疗方法。

哺乳期间，须采用不经乳汁分泌或分泌极少量的药物。已证明丙戊酸在此情况下适用。β 受体阻滞药可经乳汁分泌，可能会引起婴儿心动过缓。

对于妊娠期女性，需要特别考虑对胎儿的伤害。尽管疗效相对较差，对乙酰氨基酚仍应作为一线药物，曲普坦类药物仅可在专家的严格监督下使用。对于与妊娠期偏头痛相关的恶心，可以使用甲氧氯普胺。由于可能对胎儿造成伤害，妊娠期最好避免使用预防性药物。如实在有必要，应使用安全性最高的普萘洛尔，如有普萘洛尔使用禁忌，则使用阿米替林，二者都应在专家监督下使用。禁用托吡酯、坎地沙坦和丙戊酸钠，因其皆会对胎儿造成伤害。产后的偏头痛用药也须谨慎，对乙酰氨基酚是首选急性药物，布洛芬和舒马普坦也是安全的。如果需要预防性治疗，首选安全性最高的普萘洛尔。

（四）慢性偏头痛

慢性偏头痛的治疗应着重于预防性治疗，同时避免偏头痛诱因，限制急性头痛药物的使用，以免发生 MOH。预防性干预措施可能包括药物治疗、行为治疗、理疗及其他策略，慢性偏头痛的处理通常需要同时使用这些不同的治疗方法。识别及治疗共存疾病也很重要，首先须控制头痛诱因，包括饮食、睡眠、运动及心理因素；避免易加重头痛的食物及药物，包括咖啡因、乙醇、烟草。评估患者急性期药物的使用情况，对药物过度使用性头痛患者首先应减少使用相应的药物。患者与医师应对慢性偏头痛有现实的治疗期望，总体目标是控制而非根治头痛。在采用经过深思熟虑的治疗方案后，可以期待头痛发作频率降低、头痛严重程度减轻和（或）头痛相关失能减少。

在临床实践中，用于发作性偏头痛的预防药物同样也用于预防慢性偏头痛，因此，主要基于治疗发作性偏头痛时的效果和患者支付能力。慢性偏头痛的一线预防性药物包括普萘洛尔、阿米替林、托吡酯、丙戊酸及其衍生物（用于男性和无生育潜能的女性）。建议在治疗慢性偏头痛患者时，首先试用上述其中 1 种药物，预计在足量使用上述 1 种药物 3 个月后，头痛发作频率至少下降 50% 的患者比例高达 50%，但是，常见副作用可能限制了这些预防性药物的使用。治疗药物中证据最充分的是托吡酯。也可根据患者的合并症等具体情况选择其他预防性治疗药物。以下药物用于预防慢性偏头痛的证据质量较低：丙戊酸钠、加巴喷丁、替扎尼定、阿米替林、阿替洛尔、美金刚、唑尼沙胺和普瑞巴林。然而，其中一些药物（如普萘洛尔、阿米替林）基于临床经验和强有力数据支持，对发作性偏头痛有益，所以被认为是慢性偏头痛治疗的一线药物。对于足量试用一线药物后病情仍难以缓解的慢性偏头痛患者，可以选择其他药物作为替代方案，二线药物包括 A 型肉毒毒素、CGRP 受体拮抗药（依瑞奈尤单抗、瑞玛奈珠单抗和加卡奈珠单抗）、文拉法辛、维拉帕米、其他 β 受体阻滞药（阿替洛尔、纳多洛尔、美托洛尔、噻吗洛尔）、加巴喷丁、镁剂、核黄素、坎地沙坦、其他三环类抗抑郁药（去甲替林、普罗替林）。若一线和二线药物均无效或禁用，则使用三线药物，三线药物有野甘菊、替扎尼定、美金刚、普瑞巴林、赛庚啶和唑尼沙胺。

　　对于发作性偏头痛或慢性偏头痛，具体的预防药物选择取决于患者个体因素，包括是否存在共存疾病，如躯体疾病、精神疾病、睡眠障碍、疲劳、其他类型的疼痛及胃肠道不适。例如，对于有抑郁或易发抑郁的患者，可能优选三环类或其他抗抑郁药；对于高血压患者，可优选 β 受体阻滞药。但使用某些预防药物时，用于治疗偏头痛的剂量不足以治疗共存疾病，因此，若目标为治疗共存疾病，可能需要调整用药剂量。无论选择哪种药物，遵守以下原则可能会提高偏头痛预防性治疗的成功率，并减少并发症：①口服药物从低剂量开始，逐渐加量。②对选定药物进行充分的尝试，如对于口服药物，以目标剂量范围至少使用 8 周；对于肉毒毒素，以 12 周为间隔至少注射 2～3 次，因为有相当多的首次注射无效的患者经第 2 次或第 3 次注射有效；对于靶向 CGRP 配体或其受体的单克隆抗体，每月给药 1 次的药物最少尝试 3 个月，而每 3 个月给药 1 次的药物则至少尝试 6 个月。③避免过度使用急性头痛药物。④避免对有生育能力的女性使用丙戊酸盐，除非这对治疗是必要的且其他疗法不合适。⑤考虑患者的预期和偏好。

第三节　药物过度使用性头痛

一、定　义

　　药物过度使用性头痛（MOH）是一种继发性头痛疾病，常使原发性头痛疾病和其他继发性头痛疾病的治疗变得复杂。MOH 是指有规律地过度使用急性期头痛药物超过 3 个月而引起的头痛，导致每月出现 15d 及以上的头痛。停止过度使用的药物后，MOH 通常可缓解，但不一定。MOH 也称作镇痛药反弹性头痛、药物诱导性头痛和药物误用性头痛。

二、发病原因

　　现有证据表明，很多用于头痛急性对症治疗的药物可导致原发性头痛疾病患者出现 MOH。导致 MOH 的准确机制仍不明确，但似乎有多种因素发挥作用，包括遗传易感性、中枢敏化和生物行为因素。在偏头痛患者中，药物过度使用的概率随以下因素而增加：年龄较大、吸烟、焦虑和抑郁症状、皮肤触痛、偏头痛症状较严重、头痛较强烈。

　　很多用于治疗头痛的急性对症药物都可能引起 MOH，而风险程度的不同取决于具体药物或药物类别。根据文献和临床经验，阿片类、含布他比妥的复合镇痛药及对乙酰氨基酚-阿司匹林-咖啡因复合药物的风险似乎最高。曲普坦类药物引起 MOH 的估计风险在不同研究间有差异，风险为低至中等。关于 NSAID 的数据也不一致，大多数研究认为 NSAID 引起 MOH 的估计风险较低，但其他一些研究认为风险较高。一些研究提示，NSAID 用于预防每月头痛天数少于 10d 的患者时可能会导致发展为慢性偏头痛。

三、诊断标准

国际头痛疾病分类第 3 版（ICHD-3）中的 MOH 诊断标准如下：已有头痛疾病的患者每月头痛发作≥15d；规律过度使用 1 种或多种用于头痛急性和（或）对症治疗的药物超过 3 个月；持续 3 个月以上，每月≥10d 规律使用麦角胺类、曲普坦类、阿片类或复合镇痛药，或者联用麦角胺类、曲普坦类、非阿片类口服镇痛药、NSAID 和（或）阿片类中的任意组合但没有过度使用任何单一药物或药物类别或者不能可靠确定的过度使用情况；持续 3 个月以上，每月≥15d 规律使用非阿片类口服镇痛药（即对乙酰氨基酚或 NSAID）；不能用 ICHD-3 中的其他诊断更好地解释。对于既满足 MOH 又满足慢性偏头痛诊断标准的患者，可同时做出这两个诊断。

四、治疗方法

治疗 MOH 的方法首先是对患者进行治疗原理的教育。药物治疗包括开始有效的预防性治疗及停止过度使用的药物。对于大多数患者，应在停止过度使用的药物同时或之前开始给予预防性治疗，并对爆发性疼痛加用暂时性对症（挽救）药物。随访监测疗效有助于预防复发。

MOH 可能与精神疾病有关，临床医师必须就过度使用药物的有害作用对患者进行教育，或寻求精神科医师帮助。患者需了解，一些用于头痛急性期治疗的药物可能引起 MOH，过度使用可能会加重头痛症状，并导致药物不良反应或毒性。

停药策略包括下述几项。①从过度使用的药物转为其他对症治疗：停止过度使用的药物，同时开始或优化预防性治疗并提供其他对症药物（每周使用≤2d），可以实现快速停药。该策略可适用于存在过度使用药物毒性风险且突然停药无戒断风险的患者。②初始治疗期间继续使用过度使用的药物：对于一些不能或不愿意停止过度使用药物的患者，可能适合在初始继续使用该药的同时加用有效的预防性治疗。若不需要立即关注过度使用药物相关毒性或不良事件，可采用该策略。③加用其他暂时性药物过渡性治疗：过渡性治疗包括加用药物，以减少停止过度使用药物后初期出现的头痛频率和严重程度。

（耿　彪　于焕君）

参考文献

陈春富. 2022. 药物过度使用性头痛研究进展. 中国现代神经疾病杂志, 22(2): 110-115.

董钊, 王晓琳, 何绵旺, 等. 2022. 中国偏头痛诊治指南 (2022 版). 中国疼痛医学杂志, 28(12): 881-898.

贾建平, 陈生弟. 2018. 神经病学. 8 版. 北京: 人民卫生出版社.

卫生部合理用药专家委员会. 2009. 中国医师药师临床用药指南. 重庆: 重庆出版社.

Ailani J, Lipton RB, Goadsby PJ, et al. 2021. Atogepant for the preventive treatment of migraine. N Engl J Med, 385(8): 695-706.

Ashina M, Roos C, Li LQ, et al. 2023. Long-term treatment with lasmiditan in patients with migraine: Results from the open-label extension of the CENTURION randomized trial. Cephalalgia, 43(4): 3331024231161745.

Ashina M, Saper J, Cady R, et al. 2020. Eptinezumab in episodic migraine: a randomized, double-blind, placebo-controlled study (PROMISE-1). Cephalalgia, 40(3): 241-254.

Barbanti P, Egeo G, Aurilia C, et al. 2022. Fremanezumab in the prevention of high-frequency episodic and chronic migraine: a 12-week, multicenter, real-life, cohort study (the FRIEND study). J Headache Pain, 23(1): 46.

Blair HA. 2023. Rimegepant: a review in the acute treatment and preventive treatment of migraine. CNS Drugs, 37(3): 255-265.

Burch R. 2019. Antidepressants for preventive treatment of migraine. Curr Treat Options Neurol, 21(4): 18.

Caverni CN, da Costa AT, Simioni CG, et al. 2021. Evaluation of body composition in patients with migraine on prophylactic treatment with topiramate. Heliyon, 7(4): e06865.

Colman I, Friedman BW, Brown MD, et al. 2008. Parenteral dexamethasone for acute severe migraine headache: meta-analysis of randomised controlled trials for preventing recurrence. BMJ, 336(7657): 1359-1361.

Dorosch T, Ganzer CA, Lin M, et al. 2019. Efficacy of angiotensin-converting enzyme inhibitors and angiotensin receptor blockers in the preventative treatment of episodic migraine in adults. Curr Pain Headache Rep, 23(11): 85.

Driessen MT, Cohen JM, Thompson SF, et al. 2022. Real-world effectiveness after initiating fremanezumab treatment in US patients with episodic and chronic migraine or difficult-to-treat migraine. J Headache Pain, 23(1): 56.

Eigenbrodt AK, Ashina H, Khan S, et al. 2021. Diagnosis and management of migraine in ten steps. Nat Rev Neurol, 17(8): 501-514.

Gaul C, Förderreuther S. 2022. Sumatriptan 3 mg subkutan: klinische relevanz in der akuttherapie der migräne trotz dosisreduktion [sumatriptan 3mg subcutaneous : clinical relevance of acute treatment of migraine despite dose reduction]. Nervenarzt, 93(6): 612-617.

Hashimoto Y, Komori M, Tanji Y, et al. 2022. Lasmiditan for single migraine attack in Japanese patients with cardiovascular risk factors: subgroup analysis of a phase 2 randomized placebo-controlled trial. Expert Opin Drug Saf, 21(12): 1495-1503.

Hauser Chatterjee J, Hartford EA, Law E, et al. 2023. Sumatriptan as a first-line treatment for headache in the pediatric emergency department. Pediatr Neurol, 142: 68-75.

Herd CP, Tomlinson CL, Rick C, et al. 2019. Cochrane systematic review and meta-analysis of botulinum toxin for the prevention of migraine. BMJ Open, 9(7): e027953.

Lionetto L, Curto M, Cisale GY, et al. 2019. Fremanezumab for the preventive treatment of migraine in adults. Expert Rev Clin Pharmacol, 12(8): 741-748.

Lipton RB, Dodick DW, Goadsby PJ, et al. 2022. Efficacy of ubrogepant in the acute treatment of migraine with mild pain vs moderate or severe pain. Neurology, 99(17): e1905-e1915.

MacGregor EA, Komori M, Krege JH, et al. 2022. Efficacy of lasmiditan for the acute treatment of perimenstrual migraine. Cephalalgia, 42(14): 1467-1475.

Maideen NMP, Rajkapoor B, Muthusamy S, et al. 2021. A review on pharmacokinetic and pharmacodynamic drug interactions of adrenergic β-blockers with clinically relevant drugs-an overview. Curr Drug Metab, 22(9): 672-682.

Matsumori Y, Komori M, Tanji Y, et al. 2022. Rapid onset and sustained efficacy of lasmiditan among japanese patients with migraine: prespecified analyses of a randomized controlled trial. Neurol Ther, 11(4): 1721-1734.

Morgan KW, Joyner KR. 2021. Eptinezumab: a calcitonin gene-related peptide monoclonal antibody infusion for migraine prevention. SAGE Open Med, 9: 20503121211050186.

Nahas SJ, Hindiyeh N, Friedman DI, et al. 2021. Long term safety, tolerability, and efficacy of intracutaneous zolmitriptan (M207) in the acute treatment of migraine. J Headache Pain, 22(1): 37.

Nakamura M, Jang IS. 2021. Propranolol modulation of tetrodotoxin-resistant Na^+ channels in dural afferent neurons. Eur J Pharmacol, 910: 174449.

Pan LH, Wang YF, Ling YH, et al. 2022. Pain sensitivities predict prophylactic treatment outcomes of flunarizine in chronic migraine patients: a prospective study. Cephalalgia, 42(9): 899-909.

Pascual J, Vila C. 2019. Almotriptan: a review of 20 years' clinical experience. Expert Rev Neurother, 19(8): 759-768.

Shafiee M, Habibi P, Sakhabakhsh M, et al. 2022. A survey on the effect of adding aspirin to anti-migraine drugs on the severity of headache in patients with chronic migraine headaches with lateral venous sinus stenosis in MRV. Family Med Prim Care, 11(9): 5626-5632.

Silberstein SD, Kori SH. 2013. Dihydroergotamine: a review of formulation approaches for the acute treatment of migraine. CNS Drugs, 27(5): 385-394.

Singh A, Balasundaram MK. 2022. Atogepant for migraine prevention: a systematic review of efficacy and safety. Clin Drug Investig, 42(4): 301-308.

Smeralda CL, Gigli GL, Janes F, et al. 2020. May lamotrigine be an alternative to topiramate in the prevention of migraine with aura? Results of a retrospective study. BMJ Neurol Open, 2(2): e000059.

Takizawa T, Ohtani S, Watanabe N, et al. 2022. Real-world evidence of galcanezumab for migraine treatment in Japan: a retrospective analysis. BMC Neurol, 22(1): 512.

Tepper SJ, Sheikh HU, Dougherty CO, et al. 2022. Erenumab dosage for migraine prevention: an evidence-based narrative review with recommendations. Headache, 62(4): 420-435.

Tfelt-Hansen P. 2021. Naratriptan is as effective as sumatriptan for the treatment of migraine attacks when used properly. A mini-review. Cephalalgia, 41(14): 1499-1505.

Urits I, Yilmaz M, Charipova K, et al. 2020. An evidence-based review of galcanezumab for the treatment of migraine. Neurol Ther, 9(2): 403-417.

Wu SZ, Chen L. 2022. Efficacy and safety of ubrogepant for migraine: a meta-analysis of randomized controlled studies. Int J Neurosci, 134(2):124-130.

第九章　慢性偏头痛

第一节　慢性偏头痛的发病机制

慢性偏头痛（chronic migraine，CM），是一种神经系统疾病，由目前国际头痛疾病分类定义为每月头痛 15d 或以上超过 3 个月的头痛，其中每月至少有 8d 表现出典型的偏头痛特征的致残性疾病。

CM 在人群中的发病率为 0.5%～5%。与发作性偏头痛（episodic migraine，EM）相比，CM 不太常见。CM 一般被认为是从 EM 过渡而来，但有些患者可以在 EM 和 CM 之间波动。据统计每年约有 3% 的 EM 患者进展为 CM，其中女性 CM 患病率是男性的 3 倍，并在 18～29 岁和 40～49 岁之间出现两个峰值。

偏头痛慢性化在临床上表现为偏头痛频率持续增加，直至发展成偏头痛持续状态，并伴随频繁、致残性的头痛及相关的症状。EM 发展为 CM 的机制是比较复杂的，到目前为止，尽管有几个危险因素与偏头痛慢性进展相关，其具体发病机制并不是完全清楚。最近的研究已经确定了慢性偏头痛患者某些脑区的结构和功能发生改变，表明自上而下的疼痛调节不适应和随后的三叉神经系统敏化在慢性偏头痛的发病机制中可能是重要的。此外，随着科学技术的进步，偏头痛转变为慢性化的基础和临床研究也不断完善，偏头痛慢性化的机制研究在遗传学、分子生物学、神经生理学、动物模型、影像学等方面也取得了不同程度的进展。

一、EM 向 CM 转化的危险因素

并非所有 EM 患者都发展为 CM，因此认识 EM 转化为 CM 的相关危险因素可能为潜在机制提供重要信息。流行病学显示 EM 转化为 CM 的临床危险因素可分为不可改变和可改变的危险因素。不可改变的危险因素主要包括社会人口学特征；可改变的危险因素包括生活方式、共患病、头痛特征和不合理的治疗。

（一）社会人口学特征

发展为 CM 最重要的不可改变的人口学危险因素包括年龄、性别、种族、社会经济和教育状况。研究显示，女性患 CM 的风险比男性明显要高。类似的研究还有女孩患慢性每日头痛（chronic daily headache，CDH）和频繁偏头痛的发病率高于男孩。此外根据美国偏头痛患病率和预防研究（American Migraine Prevalence and Prevention Study，AMPP）和国际偏头痛负担研究（International Burden of Migraine Study，IBMS）发现，EM 和 CM 在女性和年轻人中更常见。最近的一项研究显示，典型的风险因素（人口统计学、头痛特征和共患病）预测男性偏头痛患者转化为 CM 的准确性较低，但在男性和女性中都观察到随着年龄从 18 岁到 50 岁 CM 患病率增加的模式。

受教育程度与 CM 之间的关系不太明显。大多数研究发现，CM 患者比 EM 患者的教育水平低。然而 AMPP 和 IBMS 的研究发现，教育水平并没有显著统计学差异。此外，CM 患者更有可能需要带病工作。在同一项研究中，关于婚姻状况的差异也有报道，但结果没有显著统计学意义。

调查显示：CM 患者与 EM 患者相比可能与较低的家庭经济地位和突发家庭经济困难有关。同时 CM 患者会比 EM 患者更加担忧经济问题，同时会不同程度地影响配偶的工作和生活。

（二）生活方式

为避免偏头痛慢性化，我们应该从生活方式中识别可改变的风险因素，包括咖啡因滥用、体重增加和睡眠障碍。研究已表明，不适当的高咖啡因摄入会增加进展为 CM 的风险。综合调查研究显示，女性的肥胖和头痛频率之间呈很强的正相关。此外，最近的一项荟萃分析研究表明，与正常体重受试者相比，肥胖和肥胖前期患者患 CM 的风险增加。

睡眠质量差和睡眠障碍被认为是偏头痛转化的危险因素。流行病学研究表明，CM 患者比 EM 患者更容易患睡眠呼吸暂停或处于睡眠呼吸暂停的"高风险"状态。与睡眠障碍、打鼾、呼吸急促、睡眠不足和睡眠充足的 EM 患者相比，CM 患者表现出了较差的睡眠质量。阻塞性睡眠呼吸暂停和偏头痛进展之间的关系尚不清楚，但存在一些生理性变化，如打鼾期间颅内和动脉压的波动、缺氧、高碳酸血症、睡眠中断和呼吸暂停期间觉醒状态肌肉活动增加等。

根据以上研究结果，提示生活方式很可能在偏头痛慢性化中起作用。因此，应尽量减少含咖啡因食物的摄入，通过饮食和运动做好体重管理，制订合理的睡眠调节策略以预防偏头痛的慢性化转化。

（三）共患病

CM 患者比 EM 患者更常合并共患病，如精神障碍、头颈部损伤、心血管疾病、代谢综合征、哮喘、睡眠呼吸暂停和其他疼痛综合征。如果不治疗，这些共患病会增加偏头痛慢性化和偏头痛相关残疾的风险，导致生活质量下降，并对治疗产生不利影响。此外，研究显示所有共患病类别都与进展为 CM 的统计学显著风险相关，其中共患病最多的受试者比共患病最少的受试者进展为 CM 的可能性高近 5 倍。

精神共患病在 CM 患者中尤其多见。研究表明，CM 在中度和重度抑郁女性中更常见，而且在抑郁、焦虑和肥胖之间形成了一种恶性循环。多种心理和人格特征也被认为是偏头痛进展的危险因素。当这些患者面临重大的生活变化，如离婚、结婚或改变就业状态，会加重症状和头痛频率，增加慢性化的风险。

慢性疼痛疾病，包括纤维肌痛、背痛和颈部疼痛，在 CM 患者中比 EM 患者更常见。非脑源性疼痛可用于识别有发生 CM 风险的 EM 患者和有持续性 CM 风险的 CM 患者。心血管疾病包括心脏病/心绞痛、脑卒中和心血管危险因素中的高血压和高胆固醇，在 CM 患者中发生的频率高于 EM 患者。

（四）头痛特征和不合理的治疗

头痛频率增加是 EM 发展为 CM 的一个重要的危险因素。随着头痛频率的增加，风险呈非线性增加，其中每月至少 3 次头痛与慢性头痛新发风险增加相关。尽管 CM 的阈值被设定为每月15 个头痛日，但一项临床研究显示，与头痛频率较低的患者相比，每月头痛 10d 或以上的患者与 CM 患者的临床差异较小，这表明慢性化在高频率 EM 患者中已经很明显。

CM 患者头痛的特征之一是皮肤异常性疼痛，这反映了对非伤害性刺激的痛觉感受，被认为是中枢敏化的临床标志。皮肤异常性疼痛影响着 63% 的偏头痛患者，并与偏头痛的频率、严重程度、残疾和相关症状相关。在一项前瞻性研究中显示异常性疼痛是偏头痛天数增加和偏头痛慢性化的独立预测因子，这在治疗上也有指导意义，提示发作期间出现异常性疼痛的偏头痛患者应在发作后 30min 内使用曲普坦类药物进行治疗。

众所周知，偏头痛慢性转化的风险因素之一是药物的不合理应用，包括药物过度使用和发作性偏头痛的无效治疗。研究显示，急性期的药物过度使用在从 EM 到 CM 的进展中起着主要作用。药物过度使用被定义为每月 10～15d 使用镇痛药，其不良后果可出现药物引起的反跳性头痛，从而将发作性偏头痛转化为慢性头痛。因此我们要避免过度使用急性期药物，以降低头痛发作的频

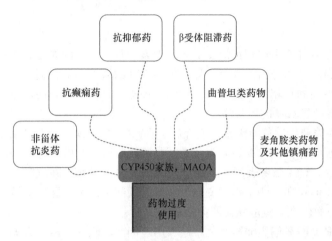

图 9-1　偏头痛预防用药和止痛药物之间存在相互作用

CYP450：细胞色素 P450（占处方药代谢的 70% 以上）；

MAOA：单胺氧化酶 A

率和减少偏头痛相关残疾的发生。在过度使用的药物中，阿片类药物和巴比妥类药物与剂量依赖性的新发 CM 风险增加有关，而曲普坦类药物仅在基线时头痛频率较高的患者中诱发偏头痛进展。有研究显示，偏头痛预防用药和急性偏头痛镇痛药物之间存在相互作用（图 9-1），由于这些药物存在相同的代谢途径，从而使药物疗效降低，导致偏头痛用药的过度使用。防止药物过度使用性头痛的最有效方法是识别有风险的患者，并告知他们使用有效的药物。经常头痛、使用阿片类药物和镇静药并伴有焦虑和抑郁的患者转化为 CM 的风险更高。

另外，偏头痛患者急性疼痛缓解不足会产生中枢敏化，从而进一步降低偏头痛发作的阈值并促进其慢性化，因此无效治疗增加了新发 CM 的风险。研究显示，使用曲普坦类药物治疗偏头痛比使用非甾体抗炎药和简单镇痛药可获得更好的治疗效果。此外，CM 患者的治疗效果远不如 EM 患者，CM 患者更容易出现严重的合并症，如异常疼痛、共患抑郁和药物过度使用性头痛等（图 9-2）。因此，快速而有效地治疗偏头痛发作是预防偏头痛慢性转化的重要干预措施。

简言之，CM 被认为是从 EM 过渡而来，慢性化相关临床危险因素较多的 EM 患者转化风险较高，因此筛选临床危险因素、控制和治疗可改变因素对防止偏头痛患者慢性转化具有重要意义。

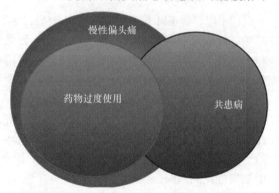

图 9-2　慢性偏头痛、药物过度使用和共患病之间的关系

二、CM 的潜在发病机制

CM 在全球人群中的患病率约为 2%，在亚洲人群中相对较低，其对药物的反应较差，更易存在心理或躯体的问题，如抑郁、焦虑、消化不良、前列腺疾病、肠易激综合征、癫痫、慢性鼻窦炎等多种疾病，给患者、家庭带来更为严重的经济和社会负担。

偏头痛是一种周期性疾病，在头痛发作前不久，患者对于发作触发刺激（诱因）的易感性增加；而在发作间歇状态，其感觉阈值是正常的，且对发作触发刺激的易感性相对较低。这种可能源自边缘系统的动态变化，使可增加患者对发作诱因易感性的周期性感觉阈值下降。当该阈值低于一定程度时，某些生理学改变，如应急事件、激素或睡眠节律改变等，就可能导致一次完整的偏头痛发作。

目前认为，偏头痛慢性化的过程可看作是一个阈值问题，如肥胖、抑郁和应激性生活事件等一般危险因素，可能会降低患者的头痛阈值，进而提高其头痛发作的易感性。此外，增加的头痛发作频率，可缩短患者的发作间期，并可能导致其头痛阈值还没有恢复到基线水平，就开始了另一次发作。这一理论的事实依据是，高发作频率本身就是偏头痛慢性化的一个风险因素。此外，头痛敏化过程也可能增加患者对于偏头痛触发因素的敏感性，并进一步降低其头痛阈值。与发作性偏头痛相比较，慢性偏头痛患者的三叉神经分布区皮肤异常性疼痛更常见，提示后者可能增加偏头痛的慢性化风险。

值得注意的是，高发作频率和疼痛程度是偏头痛患者皮肤异常性疼痛发生、发展的危险因素，可促进中枢的疼痛敏化。与接受有效急性期头痛治疗的患者相比，那些急性期治疗药物使用不足的患者，会有更长和更严重的疼痛感觉，并可能导致其更持久的中枢敏化和偏头痛进展。

（一）周围敏化

伤害性感受器痛觉阈值降低是周围敏化的关键。痛觉传导通路一级神经元——三叉神经节接受来自硬脑膜血管的伤害性感觉传入冲动。血管扩张造成痛觉冲动传入可引起头痛。反复刺激后，伤害性感受器阈值降低，分布于血管的三叉神经纤维敏感性增高，此过程为周围敏化。此过程中，局部组织内非神经细胞（成纤维细胞、肥大细胞、中性粒细胞、单核细胞和血小板等）和初级传入纤维末梢释放大量的化学物质，也参与了伤害性感受器的激活与敏化过程。伤害性感受器作为痛觉传导通路的起始，头痛发作前阈值降低、敏感性增加，头痛发作间期阈值恢复正常。在肥胖、抑郁状态、应激等各种情况影响下，偏头痛反复、高频发作，则令其敏感性及兴奋性无法恢复到起始水平，感受阈值降低并维持在某一较低水平，某些生理变化如压力、激素水平及睡眠节律变化，即可能诱发偏头痛发作。

瞬时受体电位香草酸亚型 1（transient receptor potential vanilloid subfamily1，TRPV1）是一种非选择性的阳离子通道，主要分布于伤害性感觉神经元，这些神经元的轴索主要是无髓鞘的 C 纤维。TRPV1 受体在感觉神经元中表达，引起降钙素基因相关肽和 P 物质释放，引起对致痛物质的敏感性增高，提示 CM 存在周围敏化。A 型肉毒毒素可使大鼠三叉神经节 TRPV1 阳性神经元减少，提示 TRPV1 可能是 CM 的潜在治疗靶点。

（二）中枢敏化

中枢敏化是偏头痛慢性化的机制核心概念，这一概念最早由 Woolf 教授提出，是神经反复损伤、炎症或疼痛刺激引起的，中枢神经系统痛觉信息传导通路中神经元发生可塑性变化，表现为三叉神经脊束核的阈值降低、兴奋性增高等。一级神经元激活后，冲动由一级神经元继续传至位于脑干的二级神经元——STN，此级神经元敏化可出现头皮疼痛或皮肤异常性疼痛。动物研究显示，在诱导 CM 大鼠模型过程中，通过注射炎症汤来模拟三叉神经血管或硬脑膜伤害性感受器反复激活，通过透射电子显微镜可观察到三叉神经脊束核尾侧亚核突触超微结构变化。冲动继续上传至位于丘脑的三级神经元——丘脑伤害感受性神经元，最终出现三级神经元普遍敏化，这一阶段会出现颅外痛觉超敏（即躯干或四肢的异常疼痛）。

一系列临床观察表明，与 EM 和其他原发性头痛相比，皮肤异常性疼痛在 CM 中更常见且更严重，这是偏头痛进展的危险因素。另外，通过定量感觉测试测量，CM 患者比 EM 患者具有更低的疼痛阈值。皮肤异常性疼痛是一种以对皮肤的普通非侵入性刺激引起的疼痛感觉为特征的状况，被认为是三叉神经敏化的结果。因此，三叉神经系统的敏化参与了 CM 的发展。

中枢敏化长期以来被认为是一种病理生理特征和慢性疼痛过程，表现为由反复伤害性感受输入触发的中枢伤害性感受通路中神经元兴奋性的延长，但这一过程是可逆的。中枢敏化的潜在机制包括突触可塑性、兴奋性和抑制性神经递质（谷氨酸/γ-氨基丁酸）之间的不平衡及单胺神经递质（5-HT、去甲肾上腺素和多巴胺）的紊乱。除了神经可塑性外，最近的研究表明慢性疼痛中存在神经胶质-神经元相互作用，未来的研究可以集中在神经胶质在偏头痛及其进展中的作用。

研究表明，在慢性疼痛对乙酰氨基酚暴露的大鼠中，观察到了皮质扩散性抑制诱发的 Fos 表达增加和三叉神经脊束核 5-HT$_{2A}$ 受体上调。持续用吗啡诱导大鼠会出现延髓背角神经元中较低的电和机械激活阈值；慢性硬脑膜炎症刺激和曲普坦类药物过度使用均可引起大鼠中的机械性异常性疼痛和三叉神经敏化。所有这些临床前研究表明，频繁的攻击和药物过度使用均可促进中枢敏化的发展。此外，共病情绪障碍也会影响痛觉过敏的形成，因为嗅球切除术或不可预测的慢性轻度应激诱导的抑郁模型都表现出更严重的伤害性行为和痛觉过敏状态。

同时丘脑可能参与偏头痛慢性化后头皮诱发痛的产生。丘脑可能是参与了偏头痛皮肤异常性疼痛发展的另一个大脑结构，并可能因此而导致偏头痛慢性化。慢性偏头痛的预防性治疗药物有很多，如托吡酯、丙戊酸钠和 CGRP 受体拮抗药等，由于这些药物都能调节丘脑功能，所以进一步证实了丘脑在偏头痛慢性化过程中的作用。动物模型研究表明，上述慢性偏头痛预防性治疗药物，可调节丘脑对于三叉神经无痛刺激输入信号的响应，也进一步证实了丘脑的上述作用。目前认为偏头痛慢性化过程与中枢敏化机制密不可分。

炎症反应可加速中枢致敏，研究发现偏头痛发作可产生多种炎症因子，如缓激肽、组胺、5-羟色胺、前列腺素 E 等，这些炎症因子可激活谷氨酸的兴奋性氨基酸受体并介导细胞毒性反应。尽管 N-甲基-D-天冬氨酸受体（N-methyl-D-aspartate receptor，NMDAR）作为一种广泛分布于中枢神经系统的兴奋性氨基酸受体，与生理性疼痛的关系不大，但在周围组织或神经受损时，NMDAR 尤其是 NR2B 受体处于一种长时程增强状态，在病理性疼痛中发挥了主要作用。有研究发现，偏头痛反复发作可造成由 NR2B 介导的 TNC 突触可塑性变化，加速中枢敏化，促进偏头痛慢性化及维持。

近年来周冀英教授团队研究发现，慢性偏头痛大鼠模型 TNC 区域小胶质细胞 P2X4 受体及 ASIC 受体的表达均上调，可能是通过影响神经元的激活，从而参与偏头痛慢性化过程中的中枢敏化，但其具体机制有待进一步研究。

除了频繁暴露于三叉神经系统分布区域疼痛的影响，急性头痛缓解不足和由此产生的急性治疗药物摄入量增加，还可能通过另一种机制造成偏头痛慢性化。有动物实验显示，每日摄入曲普坦类药物可导致中枢性头痛敏化，而且这种敏化程度可以通过皮肤异常性疼痛增加、对皮质扩散性抑制的易感性增强，以及静息状态下由 fMRI 评估的脑部网络中断率等指标来加以评估。因此，频繁摄入急性偏头痛治疗药物，本身也可能导致偏头痛慢性化。阿片类药物可通过激活神经胶质细胞，促进炎症细胞因子的释放和兴奋性神经递质的活性增加，致使中枢敏化，进而诱导药物过度使用性头痛。而急性发作时镇痛不足导致的急性治疗药物过量摄入也是偏头痛慢性化发展的原因之一。临床研究发现，长期过量使用曲普坦类镇痛药可引起 5-HT 受体表达下调和中枢抑制途径的改变，产生中枢敏化，导致持续性头痛。

（三）皮质兴奋性异常

越来越多的证据表明偏头痛是中枢神经系统疾病，而非单纯的血管性病变。CM 大多由无先兆偏头痛转化而来，皮质兴奋性异常，特别是枕叶皮质兴奋性升高，被认为是偏头痛慢性化的一种重要机制。无先兆偏头痛发作间期皮质适应性缺损，兴奋性、易感性升高，发作期皮质呈适应性改变，而 CM 发作间期亦呈适应性改变、兴奋性升高，与 EM 发作期改变相同，可能 CM 发作间期表现出视觉皮质持续的兴奋性改变与脑干功能异常有关，即与皮质下抑制环路活性降低有关。

有研究采用脑磁图定量分析了 CM 儿童在 5～2884Hz 范围的脑磁信号，分析其皮质兴奋性。与健康对照组相比，慢性偏头痛儿童低频（5～100Hz）运动诱发磁场的潜伏期明显延长，频率100～200Hz 和频率 2200～2800Hz 的运动诱发磁场频谱功率增加；磁源性分析显示，CM 和 EM 儿童均有第一躯体运动区和其他脑区的激活，但 CM 儿童同侧感觉运动皮质、辅助运动区、枕区和深部脑区激活比例明显高于 EM 儿童，进一步证明偏头痛是一种大脑皮质兴奋性异常所致的神经系统疾病，偏头痛的慢性化可能与皮质兴奋性升高、神经反应延迟和扩散以及大脑深部的异常激活有关。对八项观察脑结构变化的临床研究、五项观察脑功能变化的临床研究进行系统评价和荟萃分析，结果显示大脑多个区域存在皮质激活与灰质体积减小，其程度与偏头痛发作持续时间与发作频率相关。但是 CM 患者脑结构改变的机制仍有待阐明，这种功能/结构改变与偏头痛慢性化之间的因果关系有待进一步研究。

（四）下行痛觉调控网络异常

慢性偏头痛发展的潜在生理机制还不完全清楚。一个普遍的解释是，对无痛性刺激的反应增强，导致患者下行痛觉调制网络的活动增加、氧化应激反应升高和随后的疼痛调制障碍，而这些都可能进一步降低患者再次发生偏头痛的阈值。但最近的一项基因学研究，没有发现慢性偏头痛与氧化应激相关基因的多形性之间存在关联，而且支持上述解释的实验证据也很少。

事实上，重复的三叉神经无痛刺激可导致下行痛觉调制系统所有部分的激活。脑干改变，尤其是中脑导水管周围灰质（PAG），作为疼痛自上而下调节的一个重要部分，脑干可对与偏头痛相关的感觉和运动反应进行下行调节，并且还与其他皮质和皮质下区域相互作用。迄今为止，许多研究表明偏头痛与脑干内源性下行痛觉调节的改变有关，包括其中脑 PAG。PAG 是下行痛觉调节的中心，接收来自额叶皮质、下丘脑和其他脊髓上结构的输入投射到延髓腹内侧的神经，继续走行投射到脊髓和延髓背角来抑制或促进疼痛传递。几项临床观察表明，PAG 在偏头痛发生中的可能作用，并且该脑区的某些功能也可能与偏头痛转化相关。静息态 fMRI 证实，随着头痛频率的增加，偏头痛患者在 PAG 和伤害性和体感处理通路中的几个脑区之间表现出更强的联系。相比之下，PAG 和疼痛调节区之间的连接强度较弱。这些数据揭示了偏头痛在转化过程中下行痛觉调节回路的损伤，可导致疼痛抑制的丧失和伤害性感受区的过度兴奋。在反复脑膜炎症诱导的大鼠中，发现了类似的 PAG 与涉及伤害性感受、体感过程、情绪处理和疼痛调节的脑区的非典型功能连接，表明这种脑干功能障碍可能是反复头痛发作的结果。同时，药物过度使用也加重了下行痛觉调节的不适应。慢性吗啡暴露已被证明会导致弥漫性伤害抑制控制的丧失和促进下行痛觉增加。

除了这些功能改变外，PAG 参与偏头痛慢性化也已通过铁稳态损伤和灰质密度改变被证实。组织中铁含量增加代表了神经元功能紊乱状态，通过高分辨磁共振成像发现，与对照组相比，EM 和 CDH 患者的组织中铁水平均显著升高。EM 和 CDH 患者的 PAG 中铁稳态持续且渐进，表明 PAG 中铁的积累可能是反复发作引起的，可能是反复偏头痛发作产生的自由基引起的。同样值得注意的是，在偏头痛易感患者开始时，组织中的铁水平往往高于正常水平，表明了铁稳态损伤在偏头痛及其转化中的因果作用。此外，在最近的偏头痛 PAG 体积分析中，EM 患者的 PAG 体积大于健康对照组，CM 体积介于两者之间。有学者认为，PAG 区铁沉积是 EM 向 CM 进展的影像学标志。

因此，PAG 也是下行痛觉抑制系统的重要组成部分。简而言之，PAG 区脑干神经元在偏头痛频繁发作时反复激活，CGRP 等炎症因子基因过度表达，出现持续性、渐进性损害，导致 PAG 功能持续紊乱，头痛敏感性逐渐增高，疼痛抑制作用逐渐减弱，进而导致脑干二级神经元活动增强。

其他大脑区域除了体感过程，偏头痛还包括情绪、自主和认知方面。从这个角度来看，一些研究集中于前扣带回皮质（ACC），脑岛、海马、杏仁核和其他与边缘系统相关的脑区。

通过静息状态功能连接性分析，CM 与情感性疼痛区域的发作间期非典型功能连接性相关，情感性疼痛区域包括前岛叶、杏仁核、枕叶、中脑、颞中回皮质和 PAG，与疾病持续时间显著相关。这种非典型功能连接性可能与 CM 中异常的情感性疼痛处理和对疼痛刺激的非典型情感反应有关。结构上，CM 患者显示双侧 ACC、左侧杏仁核和双侧岛叶的局灶性灰质减少，特别是头痛频率和 ACC 改变之间有显著相关性。ACC 一直被认为参与疼痛的情感维度，而最近的证据也支持其在脊髓伤害性感受的下行调节中的作用。最近研究显示，在 CM 患者中发现了丘脑下部激素分泌的异常模式，如时间生物学失调，另外可能与高多巴胺能状态有关，证明下丘脑参与了 CM 的病理生理学。

尽管在海马和杏仁核的体积分析中，偏头痛患者和健康对照者之间没有发现显著差异，但在偏头痛患者中证实了头痛频率和这两个区域的体积之间的双向相关性，峰值出现在中等频率

（5～7d/月）。这种与头痛频率相关的结构可塑性可能代表了从适应到不适应的过程，包括偏头痛的疼痛和情绪方面。与 EM 相比，CM 患者还观察到双侧杏仁核的异常功能连接，这与睡眠质量评分相关，表明神经边缘疼痛调节在偏头痛慢性化中的可能作用。

上述脑区与痛觉调制有关，但在情绪、睡眠、内脏活动、学习等调节中更为重要。同时，CM 是一种复杂的综合征，伴有许多相关的疾病，包括急性药物过度使用、焦虑障碍、抑郁、失眠等。此外，通过给予枕叶下刺激发现了 CM 患者背侧脑桥、ACC 和左侧枕叶的局部脑血流的显著变化，这有可能是 CM 患者的有效治疗选择，提示这些结构在 CM 的病理生理学中发挥作用，也是 CM 治疗的可能靶点。因此，基于以上证据，可以推测频繁的头痛发作会导致边缘系统的这些区域适应不良，进而加重头痛相关的共病，如焦虑、抑郁、睡眠障碍等。

到目前为止，还没有完全了解偏头痛的病理生理过程，CM 也是如此。然而最近的研究数据表明，偏头痛是一种具有遗传背景和环境触发的大脑功能障碍的疾病，从 EM 转化而来，CM 的发病途径也与大脑有关。最近的证据证明了大脑结构和功能的改变，特别是大脑皮质的过度兴奋和脑干的异常。与 EM 患者相比，更大比例的 CM 患者报告了皮肤异常性疼痛，说明三叉神经系统的敏化参与了疾病的发展。此外，一些分子，如 CGRP 和 5-羟色胺，已被报道与偏头痛慢性化相关。偏头痛慢性化过程涉及多种机制（图 9-3），反复发作的头痛和偏头痛转化的其他危险因素（药物过度使用、焦虑和抑郁）都促进了自上而下的疼痛调节紊乱以及伤害性感受分子的非典型释放，这加剧了由反复伤害性感受输入诱导的三叉神经敏化。在这种高度敏感的状态下，发作性偏头痛最终发展成一种"永无止境"的状态，即偏头痛。值得注意的是，CM 危险因素诱导的神经可塑性反过来可能也影响自身。

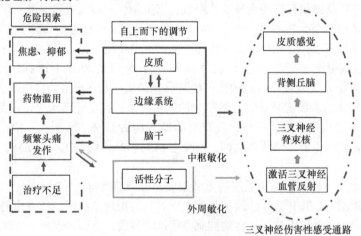

图 9-3　慢性偏头痛的病理生理过程

这一过程不仅是发作频率及持续时间的变化，而且是一个从量变到质变的过程，从多种生理生化机制开始，后续产生疼痛传导通路的一系列变化，进而出现形态学改变。这种形态学改变不仅可作为偏头痛慢性化过程的结果，反过来也对其生理生化基础产生一定的影响，而这一过程所涉及的是一个相互交叉、相互影响的功能网络，当然其中仍有很多问题需要进一步研究、明确。

三、CM 的基础和临床研究

随着科学技术的进步，偏头痛慢性化的基础和临床研究也在不断完善，本节分别从遗传学和表观遗传学、分子研究和生物标志物、神经生理学、动物模型等方面进一步阐明偏头痛慢性化的机制。

（一）遗传学和表观遗传学

遗传是有、无先兆偏头痛发病风险的一个重要因素，然而，遗传在 EM 向 CM 发展中的作用仍有待阐明。专门评估 CM 遗传学的研究非常少。根据已发表的关于偏头痛慢性化的可能遗传联系研究已经提出了 3 组基因：可能与偏头痛或疼痛进展相关的基因、可能与成瘾和镇痛药过度使用相关的基因，以及涉及神经元过度兴奋或氧化应激的其他基因。儿茶酚-*O*-甲基转移酶（catechol-*O*-methyltransferase，COMT）多态性可能与慢性疼痛的易感性有关。研究表明，COMT 多态性与 EM 的易感性相关，但没有进行过 CM 方面的具体研究。药物成瘾中的多种潜在候选基因已被证明可能在偏头痛慢性化中起作用，尤其是在过度使用镇痛药的患者中。

氧化应激在偏头痛病理生理学中起作用使很多研究者十分感兴趣。但是一项在小样本 CM 患者中的研究调查了 8 个氧化应激相关基因的 10 个多态性，没有发现与 CM 的关系。由于偏头痛被认为是一种具有多因素遗传的复杂疾病，全基因组关联分析（GWAS）似乎是研究偏头痛遗传背景更合适的方法。迄今为止，4 项 GWAS 和三元分析已在 EM 患者中进行，研究显示在与偏头痛相关的 38 个不同基因组位点上鉴定出了 44 个单核苷酸多态性，主要涉及血管和神经功能。尽管被鉴定为与 EM 相关的单核苷酸多态性的数量稳步增加，但我们对 CM 遗传学的了解仍然不多。几项单核苷酸多态性检测的遗传相关性研究未能为 CM 提供重要的遗传风险因素。有学者对慢性偏头痛和高频偏头痛的遗传关联进行了综合研究，检测了 1019 例慢性偏头痛和高频偏头痛患者的 48 个基因的 144 个单核苷酸多态性，发现了显著的关联。由于 CM 可能是一种具有多基因背景的复杂疾病，更多的基因变异可能会导致疾病的易感性，这表明需要更多样本的资料和对照来研究基因关联。

近年来，表观遗传过程在偏头痛等多因素疾病中发挥着重要作用。虽然到目前为止，还没有针对 CM 患者的具体研究，但有证据表明，皮质扩散性抑制过程中所发生的神经元活动可能会引起神经元可塑性、神经保护和基底突触活动调控的表观遗传发生变化。因此，可以推测出频繁发作的偏头痛患者的神经元活动增加可能会改变大脑表观基因组，从而促进偏头痛的后续发作，并形成一个周期。在这个周期中，兴奋性通路的表观遗传编程可向更敏感的基线改变。一些与偏头痛相关的单核苷酸多态性涉及了与表观遗传过程相关的基因，以及 CGRP 的表观遗传调控。这些证据均表明表观遗传过程在偏头痛的病理生理学和慢性过程中所起的作用。

（二）分子研究和生物标志物

生物标志物（biomarker）是指可以标记系统、器官、组织、细胞及亚细胞结构或功能改变或可能发生改变的生化指标，具有非常广泛的用途。分子的生物标志物水平可以在体液中进行测量。因此，一方面，诊断性生物标志物标志着一个致病过程，并与疾病风险有关；另一方面，严重程度和治疗性生物标志物指示了治疗反应，并可能预测干预措施的疗效。

偏头痛的临床异质性和偏头痛的"无特征性"给临床医师的诊断和治疗带来了巨大挑战。缺乏合适的生物标志物会延误诊断，阻碍更有效的偏头痛治疗方法的发展。最近的研究已经确定了几种与偏头痛的发展有关的标志物。

尽管已经做了一些研究来寻找偏头痛中的生物标志物，但目前还没有公认的生物标志物来诊断偏头痛。众所周知的标志物 CGRP 在体内含量丰富，广泛分布于中枢和外周神经系统。已知 CGRP 在偏头痛的病理生理学中起着重要作用。CGRP 是一种神经肽，广泛表达于三叉神经血管系统及许多疼痛处理和偏头痛症状相关的中枢神经系统部位。此外，它通过中枢前伤害性感受机制在外周敏化和增强异常疼痛敏感性的发展中起着关键作用。发作间期 CGRP 水平升高已被认为是 CM 的一种可能的诊断性生物标志物，但是并非所有的研究都显示 CM 患者的发作间期血清 CGRP 水平会持续升高。尽管如此，研究表明血清 CGRP 水平与 A 型肉毒毒素治疗反应相关，这引发了对预测治疗效果的潜在有价值的生物标志物的争论。因此，仍然需要进一步的研究来证实 CGRP 作为 CM 生物标志物的潜力。

第二种被提议作为 CM 生物标志物的神经肽是血管活性肠肽（vasoactive intestinal peptide，VIP）。与 CGRP 类似，VIP 也在三叉神经血管系统中存在。研究发现与健康对照组相比，CM 患者发作间期血清 VIP 水平显著升高；与 EM 患者相比，VIP 血清水平有所升高但并不显著。此外，研究表明血清 VIP 水平与 CM 患者的颅内自主副交感神经症状相关。对 A 型肉毒毒素有应答者的 VIP 水平明显高于无应答者。但是这些结果显示的特异性较差。与 CGRP 和 VIP 相比，另一种神经肽垂体腺苷酸环化酶激活肽（PACAP）也在三叉神经血管系统中释放，但在 CM 患者发作间期没有改变。已知一些脂肪因子（如瘦素和脂联素）、白细胞介素-6 和肿瘤坏死因子-α（tumor necrosis factor-α，TNF-α）可作为炎症过程的介质，与偏头痛的持续和发展有关。

炎症介质可能降低偏头痛发作的阈值，也可能有助于中枢敏化，就像其他促炎性细胞因子一样。研究显示，在 CM 患者中检测到血清瘦素增加，而且瘦素水平高低与体重指数、TNF-α 和白细胞介素-6 相关。此外，血清总脂联素和高分子量脂联素水平在 EM 和 CM 发作间期也升高。在难治性 CM 患者的脑脊液中发现促炎性细胞因子 TNF-α 水平升高，而 CM 患者的脑脊液中生长抑素和胶质细胞源性神经营养因子水平反而降低了。

另一个可能的 CM 生物标志物是谷氨酸盐。与对照组相比，CM 患者脑脊液中谷氨酸盐水平较高，与 EM 患者相比，CM 患者唾液中测量的谷氨酸水平显著增加。此外，使用托吡酯、阿米替林、氟桂利嗪或普萘洛尔的预防性治疗降低了血浆谷氨酸水平，可以减少每月头痛天数，预防类型之间没有差异。因此，谷氨酸可以作为 CM 的潜在生物标志物。

其他研究的偏头痛生物标志物包括血清素、S100β、神经激肽 A 和 P 物质。然而，这些研究大多集中在 EM 上，结果似乎并不一致。偏头痛特异性生物标志物不仅需要用于治疗方法的改进，也需要用于新的个性化治疗的开发。到目前为止，已经研究了多种潜在的 CM 生物标志物，但是仍然需要进一步对照临床试验来研究它们的诊断和治疗价值。

5-羟色胺主要从脑干释放，长期以来被认为与偏头痛的病理生理有关，尤其是在下行痛觉调节中。在外周，5-羟色胺分别通过 $5-HT_{1B}$ 和 $5-HT_{1D}$ 受体发挥血管收缩和抗炎作用，这是曲普坦类药物的治疗靶点。除了疼痛调节外，5-羟色胺还在睡眠病理生理和情绪障碍的发生中发挥着重要作用。根据临床和临床前研究，频繁的头痛发作和药物过度使用均可导致 5-羟色胺受体的减少和上调，从而增强痛觉过敏并促进头痛的慢性化。此外，异常 5-羟色胺相关代谢存在于 CM 和 MOH 患者中。

最近的研究报道了偏头痛患者发作期间 PACAP 水平较低，表明 PACAP 在偏头痛发病机制中可能起作用。特别是在 CM 队列中，发作间期血浆 PACAP 水平与发作持续时间呈负相关。此外，在反复慢性硬脑膜炎症刺激后，大鼠血浆和三叉神经节中的 PACAP 含量降低，三叉神经节中的 PACAP 相关受体表达增加。这种由频繁头痛发作引起的 PACAP 降低和相关受体随后的上调可能在偏头痛进展中起重要作用，并可能成为偏头痛治疗的新靶点。然而，在另一项对 CM 患者的分析中，与匹配的对照组相比，CM 女性患者的发作间期血清 PACAP 水平没有升高或降低。因为样本量有限，所以需要进一步的研究来证实这种神经肽在偏头痛和偏头痛慢性化中的确切作用。

（三）神经生理学

偏头痛中的神经元活动已经通过电生理学研究被广泛表征。电生理学研究可评估大脑自发活动并评估其对不同刺激的反应，包括对不同感觉方式（特别是感觉和视觉）的诱发电位、经颅磁刺激和脑磁图研究。尽管如此，偏头痛的病理生理学仍未完全了解。由于方法的差异、患者的异质性及对偏头痛发作周期的不同评估，不同研究的数据往往很难进行比较。

神经生理学研究已经发现了偏头痛的中枢兴奋状态，即所谓的偏头痛皮质"兴奋异常"。不同的病理生理机制可能在偏头痛中共存，可能是皮质反应性增加的表现，也可能是寻求稳定皮质兴奋性水平的代偿机制。

与 EM 相比，CM 患者通过定量感觉测试测量的疼痛阈值更低。使用瞬目反射的研究表明，通过辣椒素可激活 C 纤维的远程作用，从而选择性地抑制三叉神经下行核的伤害性神经元的作用，而在 EM 中却没有。CM 中最可重复的潜在特征是皮质兴奋性的增加，这已被不同的研究方法所证实。CM 患者的磁视觉诱发反应表现出较低的阈值、皮质抑制性降低和偏头痛发作期间视觉皮质持续发作样兴奋模式，这可能涉及中枢抑制功能障碍。CM 患者的视觉皮质反应模式与 EM 患者偏头痛发作时的反应模式相似，在习惯方面正常，在低频刺激后诱发反应振幅方面异常。但缓解到 EM 的 CM 患者再次出现习惯化缺陷，提示视觉皮质兴奋性反映了偏头痛的临床状态。同样，也有研究表明，CM 患者的躯体感觉皮质对重复的躯体感觉诱发电位的反应模式与 EM 患者在偏头痛发作时的反应模式相似，两者都正常适应，但有最初的致敏反应。与 EM 患者相比，CM 患者丘脑和皮质之间的联系增强。这些数据表明，丘脑皮质功能障碍可能与急性电生理改变的持续过度紧张有关，从而造成神经元活动的基础改变。

在 CM 患者中，应用于初级运动皮质的重复性经颅磁刺激显示出与发作间期评估的高发作频率 EM 患者相似的抑制性反应，在处于发作状态的患者中，这也可能是抑制性稳态反应减少的表现。

EM 和 CM 之间的区别可能并不主要局限于每月头痛的天数，而是存在很大的病理生理学区别。综上所述，大脑循环功能改变作为偏头痛病理生理学的显著特征已被神经生理学数据所证实，但进展机制仍未知，同时 CM 患者大脑弥漫兴奋性变化是偏头痛的原因还是结果尚未阐明。

（四）动物模型

CM 被认为是一种单独的疾病，因此模拟 CM 特征的特定动物模型已被开发用于测试预防性药物和研究偏头痛转化的病理生理机制。

目前有几种方法可以诱导动物头痛，但由于偏头痛的复杂性，还没有独特的动物模型可以复制 CM 的所有成分，因此现在的动物模型侧重于复制单一表型或内在表型特征。如硬膜外应用炎性汤剂或静脉输注三硝酸甘油（glyceryl trinitrate，GTN）来激活三叉神经伤害性感受器的重复刺激来模拟偏头痛发作。GTN 模型已被用于识别受慢性化影响的基因和生物过程当中。已经证实了经硝酸酯治疗后的三叉神经节和伏隔核中存在差异基因表达，包括与谷氨酸能和多巴胺能突触和节律过程相关的基因，以及可能参与 CM 病理生理学的其他基因。

CM 动物模型显示，啮齿类动物疼痛处理区域，如三叉尾状核的 CGRP 表达增加。GTN 诱导模型显示，动物疼痛感知的行为变化与延髓-脑桥区、颈脊髓和三叉神经节 CGRP 的表达增加相关。

偏头痛发作时血脑屏障的通透性已被广泛讨论，但对 CM 患者的血脑屏障通透性知之甚少。一项研究使用炎症汤于大鼠三叉神经痛模型以确定反复硬膜炎症刺激对血脑屏障通透性的影响，研究表明反复输注后的慢性阶段，三叉神经尾状核中血脑屏障通透性、星形胶质细胞和小胶质细胞活化显著增加。这些发现可能与炎症性疼痛状态一致，炎症性疼痛状态会导致血脑屏障通透性的显著变化，但仍需进一步证实。

在偏头痛反复发作期间，持续刺激三叉神经细胞会导致与疼痛相关的细胞内信号分子的活性发生变化并增加其炎症细胞因子的表达，从而促进慢性化过程。在使用炎症模型研究的结果表明，炎症途径和伤害性感受神经元中 CGRP 的过度表达可能参与疼痛超敏反应。研究显示，CM 大鼠模型中中枢敏化与某种蛋白质表达增加突触的效率有关，也就是说这种蛋白质与中枢敏化中突触可塑性的调节有关。

动物模型的临床前研究为预防性治疗的作用机制提供了有价值的信息。对偏头痛患者有效的治疗方法，应用在动物模型中可以预防机械性痛觉过敏。例如，肉毒毒素可以通过外周作用抑制多种神经递质的释放，这些神经递质是包含 CGRP 在内的 CM 的关键信号分子，因此用肉毒毒素对动物进行预处理可以抑制外周三叉神经血管神经元的机械伤害性感受，防止机械性痛觉过敏。例如，在炎症汤模型中也研究了无创迷走神经刺激治疗偏头痛的作用机制，该模型显示去迷走神经刺激后眶周敏感性降低。

总之，目前只有少数 CM 模型可以模拟临床偏头痛的某些特征。这些动物模型只能显示出独特的 CM 表型特征，如异常性疼痛或畏光，并不能够显示偏头痛患者出现的广泛症状。因此，目前的 CM 模型并不是很理想。

目前遗传学和表观遗传学、分子研究和生物标志物、神经生理学、动物模型等方面的很多研究已证明 CM 患者和 EM 患者之间存在着功能和结构上的差异，但慢性化现象中涉及的关键结构和联络以及偏头痛转化的病理生理学尚未完全明确，仍需各位学者继续努力探索。

第二节　慢性偏头痛的治疗

慢性偏头痛的治疗方法与急性偏头痛有很多相似之处，如需要控制偏头痛的诱发和加重因素、急性疼痛时应用镇痛药物、使用预防偏头痛发作的药物，但也存在差异，慢性偏头痛更容易合并情绪障碍和失眠，必要时需要加用抗抑郁、抗焦虑、改善睡眠的药物。具体治疗方法如下。

首先要控制头痛的诱发和加重因素。偏头痛的诱发因素有精神压力、乙醇、咖啡因、富酪氨酸食品、亚硝酸盐、误餐或减肥、睡眠不足或过多、闪光及强光、噪声、刺激性气味、月经前后、某些药物等。偏头痛可以控制的恶化因素有肥胖、打鼾、生活压力、镇痛药过度使用、咖啡因、抑郁焦虑等。建议控制头痛的诱因和使其加重的因素，合理的饮食、健康的睡眠、适度的运动、避免食用加重头痛的食物或药物对于预防慢性偏头痛发作很关键。

其次要限制或停止过量使用的急性镇痛药。应选用预防性治疗药物，从小剂量开始，逐渐加量，单药或联合用药，常用的药物有 β 受体阻滞药（如普萘洛尔、美托洛尔）、钙通道阻滞药（如氟桂利嗪）、抗抑郁药（如阿米替林）、抗癫痫药（如丙戊酸钠、托吡酯）及二氢麦角碱等。

在治疗的同时要关注共病，如并发的精神疾病，很多慢性偏头痛的患者往往容易合并抑郁、焦虑、睡眠障碍，可予以药物及非药物治疗，首选非药物治疗，如针灸、按摩、放松训练、生物反馈及认知行为治疗等。在非药物治疗无法解决的情况下，除了头痛的预防用药和急性期用药外，还可以加用抗焦虑、抗抑郁和改善睡眠的药物，以帮助缓解头痛发作，必要时可住院治疗。

（张群英　胡冬梅）

参 考 文 献

Agostoni EC, Barbanti P, Calabresi P, et al. 2019. Current and emerging evidence-based treatment options in chronic migraine: a narrative review. J Headache Pain, 20(1): 92.

Anapindi K, Yang N, Romanova EV, et al. 2019. PACAP and other neuropeptide targets link chronic migraine and opioid-induced hyperalgesia in mouse models. Mol Cell Proteomics, 18(12): 2447-2458.

Benemei S, De Cesaris F, Fusi C, et al. 2013. TRPA1 and other TRP channels in migraine. J Headache Pain, 14(1): 71.

Buse DC, Rains JC, Pavlovic JM, et al. 2019. Sleep disorders among people with migraine: results from the chronic migraine epidemiology and outcomes (CaMEO)study. Headache, 59(1): 32-45.

Chen Z, Chen X, Liu M, et al. 2017. Volume expansion of periaqueductal gray in episodic migraine: a pilot MRI structural imaging study. J Headache Pain, 18(1): 83.

Edvinsson L, Haanes KA, Warfvinge K, et al. 2018. CGRP as the target of new migraine therapies-successful translation from bench to clinic. Nat Rev Neurol, 14(6): 338-350.

Liang X, Wang S, Qin G, et al. 2017. Tyrosine phosphorylation of NR2B contributes to chronic migraines via increased expression of CGRP in rats. Biomed Res Int, 2017: 7203458.

Lionetto L, Borro M, Curto M, et al. 2016. Choosing the safest acute therapy during chronic migraine prophylactic treatment: pharmacokinetic and pharmacodynamic considerations. Expert Opin Drug Metab Toxicol, 12(4): 399-406.

Martelletti P. 2018. The journey from genetic predisposition to medication overuse headache to its acquisition as sequela of chronic migraine. J Headache Pain, 19(1): 2.

May A, Schulte LH. 2016. Chronic migraine: risk factors, mechanisms and treatment. Nat Rev Neurol, 12(8): 455-464.

Scher AI, Wang SJ, Katsarava Z, et al. 2019. Epidemiology of migraine in men: Results from the Chronic Migraine Epidemiology and Outcomes (CaMEO)Study. Cephalalgia, 39(2): 296-305.

Su M, Yu S. 2018. Chronic migraine: a process of dysmodulation and sensitization. Mol Pain, 14: 1744806918767697.